Dr. med. Egbert Asshauer

Heilkunst vom Dach der Welt

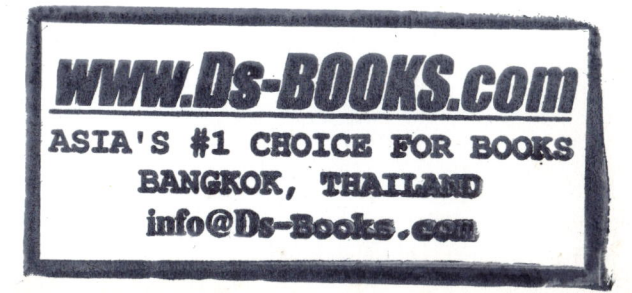

Dr. med. Egbert Asshauer

Heilkunst vom Dach der Welt

Tibets sanfte Medizin

Herder Freiburg · Basel · Wien

Für Sigrun

Alle Rechte vorbehalten – Printed in Germany
© Verlag Herder Freiburg im Breisgau 1993
Satz: Barbara Herrmann, Freiburg
Belichtung: Johannes Schimann, Ingolstadt
Druck und Bindung: Freiburger Graphische Betriebe 1993
Gedruckt auf umweltfreundlichem, chlorfrei gebleichtem Papier
ISBN 3-451-22989-7

Inhalt

Vorwort	8
Einleitung	11
Die tibetische Medizin: Ein Juwel der tibetischen Kultur	12
Die traditionellen Medizinsysteme Europas und Asiens	15
Tradition und moderne Medizin heute	16
Die Medizin der Griechen von Hippokrates bis Galen	17
Die Erweiterung und Modernisierung der antiken Heilkunde durch die Araber	24
Die ayurvedische Medizin Indiens – Gestern und Heute	27
Die traditionelle Medizin in China	33
Medizin und Buddhismus in Tibet	43
Wunderheiler, Übersetzer und buddhistische Heilige	44
Der König der aquamarinfarbenen Lichtes verkündet die Heilkunde	49
Die Vier Tantras als Grundlage des Medizinstudiums	53
Die medizinphilosophischen Grundlagen	57
Die Drei Gifte des Geistes als Ursache menschlichen Leidens .	58
Karma und Wiedergeburt	60
Fünf Elemente verbinden Mensch und Kosmos	61
Vom Bardowesen zum Embryo	63
Der feinstoffliche Körper als Träger der Lebensenergie	66
Die Physiologie und Anatomie der tibetischen Medizin	71
Die Harmonie der Säfte erhält die Gesundheit	72

Der Verdauungsprozeß steuert die Körperenergie   78
Der Körper und seine Organe   81

Die Krankheitslehre   85
Falsches Denken, falsches Verhalten und böse Geister als
Krankheitsursachen   86
Von der Störung der Säfte zur manifesten Krankheit   89
Traditionelle Lehre in moderner Zeit: Das Aids–Syndrom . .   96

Die Diagnostik der tibetischen Medizin 101
Gesundheit und Krankheit lassen sich an den Pulsen ablesen 102
Blasen auf dem Urin: Die Urindiagnose der Tibeter 109
Zungendiagnose und Diagnostik bei Kindern 112

Die tibetische Arzneimittellehre 115
Die Eigenschaften der Elemente bestimmen die Heilkraft der
Arznei 116
Die heilende Droge erkennt man am Geschmack 118
Probleme bei der Arzneimittelherstellung 121
Das Sammeln und Mischen der Heilpflanzen 123

Tibetische Medizin im Exil 131
Dharamsala und die traditionelle Medizin 132
Das Delek Hospital in Dharamsala 138
Sprechstunde mit Dr. Choedrak und Lady Doctor Lobsang . 140

Richtiges Denken und richtiges Verhalten
als Vorbedingung der Heilung 147
Die Stufenordnung der Therapie 148
Die richtige Ernährung 150
Umwelt – und Körperhygiene 154

Die Behandlung mit Kräuterpillen 159
Heilkräuter als Basis der inneren Therapie 160
Die wunscherfüllenden Juwelenpillen 164

Die äußere Therapie 171
Heilende Nadeln und brennende Kräuter 172
Tibetische Massage und andere physiotherapeutische
Techniken 181

Die religiösen Heilmaßnahmen 187
   Die tantrische Lehre vom feinstofflichen Körper 188
   Chakra-Heilung.. 193
   Yoga, Meditation und Atemübungen 196
   Gebete, Mantras und die Visualisation des Medizin-Buddha . 199
   Exorzistische Riten 202

Rituale bei Geburt und Sterben 207
   Ein Kind wird geboren 208
   Das Klare Licht des Todes 210

Sanftes Heilen mit tibetischer Medizin in Ost und West? 213
   Das Krankheitsspektrum der Tibeter im Exil 214
   Traditionelle Medizin zur Gesundheitsversorgung der
   Dritten Welt 217
   Padma 28: Die sanfte Kräuterpille aus der Schweiz 220
   Tibetische und westliche Medizin im Vergleich 225

Der Weg der tibetischen Medizin in die Zukunft 231
   Die Ethik des tibetischen Arztes 232
   Buddhistischer Fundamentalismus und die Medizin 235
   Traditionelle Medizin in der Autonomen Region von Tibet .. 237

Literaturverzeichnis 243

Register 245

Bildnachweis 251

Vorwort

Genau wußte ich nicht, worauf ich mich einließ, als die Zeitschrift STERN mir antrug, in meiner Eigenschaft als Schulmediziner beratend an einer Reportage über tibetische Wunderheiler im Himalaya mitzuwirken. Aber da Reisen zu meinen Lieblingsbeschäftigungen gehört, zögerte ich keinen Moment mitzufahren. Ich fühlte mich durchaus prädestiniert für diese Aufgabe, praktizierte ich doch schon seit Jahren die chinesische Akupunktur und hatte somit einige Erfahrung auch mit traditioneller asiatischer Medizin.

Dieser erste Besuch im Himalaya 1984 veränderte meine Einstellung nicht nur zu meiner beruflichen Tätigkeit. Ich war anfangs überaus skeptisch, ob die tibetische Säftelehre, die damals noch unberührter von westlichem Denken war als heute, denn überhaupt funktionieren könne und wußte auch wenig Konkretes darüber. Tibet, seine Religion und seine Medizin waren ja bis 1959 fast hermetisch von der Außenwelt abgeriegelt gewesen, und in den ersten Jahren des Exils galt die ganze Sorge der Tibeter der Erhaltung ihrer Existenz. Es war schließlich der Dalai Lama selbst, der den Blick in die bisher streng gehüteten Bereiche tibetischer Kultur freigab. Wohl auch, um das Interesse des Westens am Schicksal der Tibeter zu wecken; vor allem aber aus der Überzeugung, daß die Tibeter – auch ihre Ärzte – der Welt vieles zu geben hätten.

Meine beiden Freunde Peter Hannes Lehmann und Jay Ullal (Autoren des Buches *Tibet. Das stille Drama auf dem Dach der Welt*) brachten mich mit den führenden Ärzten im Exil zusammen. Ich konnte an ihrer Arbeit teilnehmen und mit ihnen Diagnosen nach ihrer und meiner Methode erstellen. Meine Faszination wuchs, als ich immer wieder feststellen konnte, daß sie mit diesem völlig anders funktionierenden System letztendlich zu den gleichen Ergebnissen kamen, wie ich mit

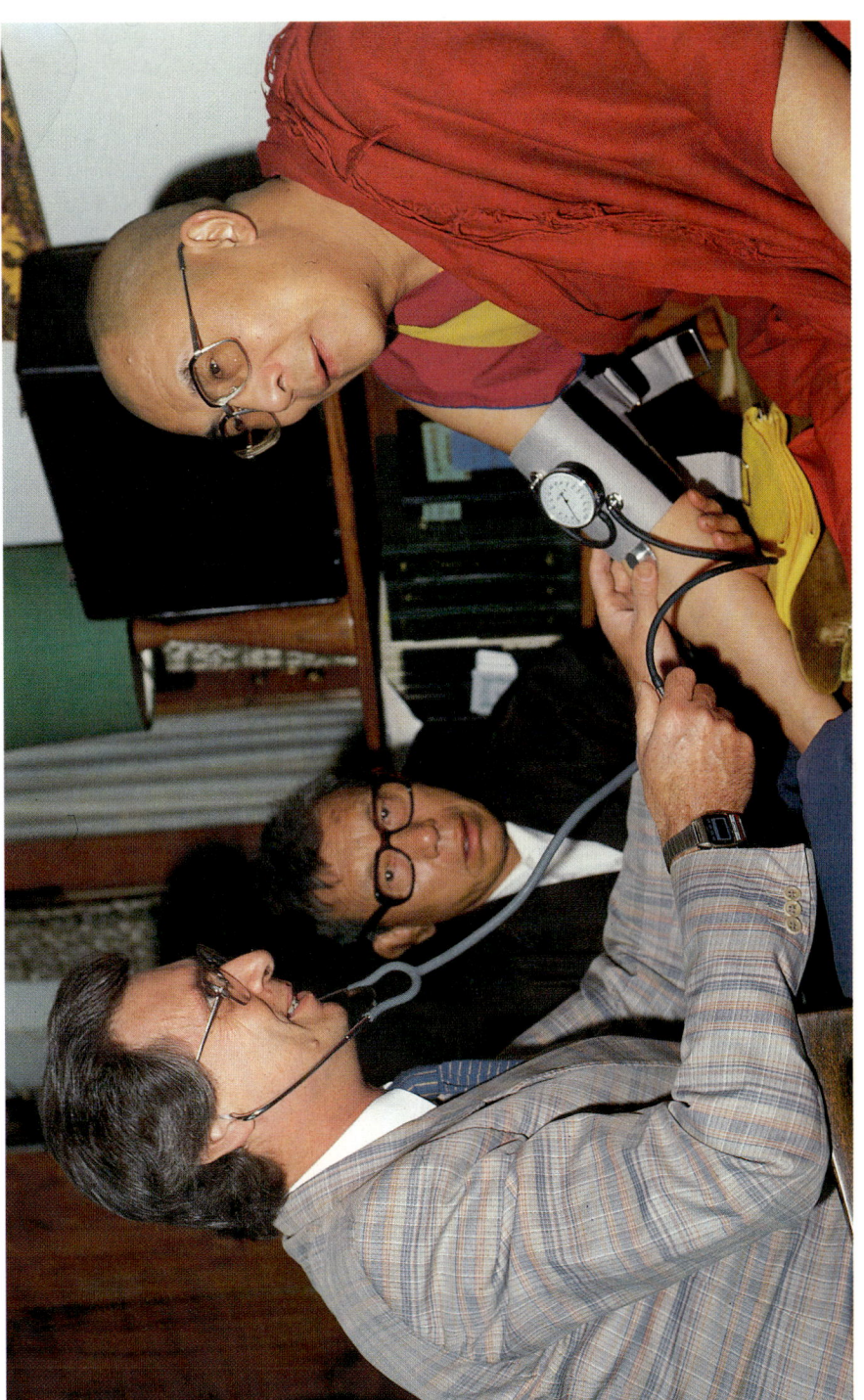

Egbert Asshauer mißt den Blutdruck des Dalai Lama

meiner westlichen Schulmedizin. Seitdem ließ es mich nicht mehr los, immer tiefer in diese fremde Materie einzudringen und damit auch in den Buddhismus.

Nicht zuletzt war es die Begegnung mit Seiner Heiligkeit dem Dalai Lama, die mich tief beeindruckte. Beim ersten Treffen in Dharamsala (Nordindien) kam er uns in seinen Privatgemächern lachend mit ausgestreckten Armen entgegen und ließ sich von mir, als gehöre es zu seinem morgendlichen Ritual, den Blutdruck messen. Ich sollte ihm dann auf meinen jährlichen Reisen nach Indien noch öfter begegnen.

Schließlich geschah es 1989 in Oslo, anläßlich der Verleihung des Friedensnobelpreises an Seine Heiligkeit, daß die letzte Skepsis, die ich trotz aller Erfahrungen mit dieser so ganz anderen Welt tibetischer Kultur immer noch hatte, plötzlich wie weggewischt war. Als ich beim abendlichen Fackelzug inmitten der tief bewegten, schluchzenden Menschenmenge stand und im Händedruck des Dalai Lama seine Rührung spürte, da war ich mir plötzlich ganz sicher, daß er wirklich ist, was er nach der Überzeugung aller Tibeter verkörpert: Die Inkarnation des Avalokitesvara, des Bodhisattvas des allumfassenden Mitleids.

Un wo könnte sich das Mitleid besser verdeutlichen als in der Arbeit des Arztes? Dies erklärt das Interesse, das der Dalai Lama stets der tibetischen Medizin entgegengebracht hat und erklärt auch, warum dieses Buch geschrieben wurde.

Hamburg, April 1993 *Egbert Asshauer*

Einleitung

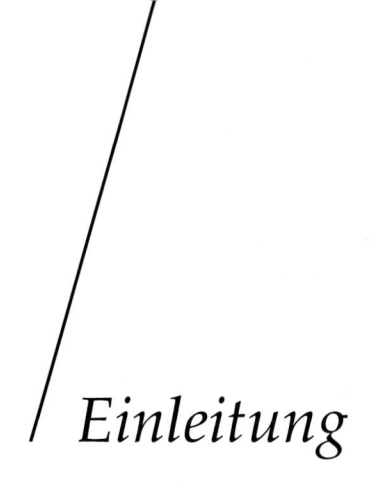

Die tibetische Medizin:
Ein Juwel der tibetischen Kultur

Mit der Annexion Tibets durch die Chinesen 1959 und der Flucht des Dalai Lama in das indische Exil, zusammen mit etwa 100 000 Tibetern, hat ein neues Kapitel in der Geschichte Tibets begonnen.

Bis dahin war Tibet, dessen Kultur wie keine andere Asiens vom Buddhismus geprägt ist, aufgrund seiner geographischen Abgeschlossenheit auf dem Dach der Welt über Jahrhunderte hinweg weitgehend isoliert von seinen Nachbarn und unzugänglich für die Fremden aus dem Westen. Während der Kulturrevolution 1966–1976 wurden über 3 000 der tibetischen Klöster, die der Hort des tibetischen Kulturerbes waren, vollkommen zerstört. Eine freie Religionsausübung hat es bis in die zweite Hälfte der 80er Jahre nicht gegeben und gibt es auch heute nur bedingt. Die Bevölkerungspolitik der Chinesen hat dazu geführt, daß inzwischen mehr Han-Chinesen – 6 Millionen sollen aus dem chinesischen Mutterland umgesiedelt worden sein – in Tibet leben als Tibeter. Dies ist eine schwere Hypothek für die Zukunft, sollte Tibet wieder ein selbständiger Staat werden.

Die Exilregierung des Dalai Lama hat alles ihr nur Mögliche getan, um die kulturelle Identität der Exiltibeter zu bewahren. Daß dies bisher gelungen ist, obgleich die Tibeter in kleinen und größeren Ansiedlungen entlang des Himalaja und in Südindien verstreut leben, ist allein der Autorität des Dalai Lama zu danken, der heute einer der spirituellen Führer dieser Welt ist und von jedem Tibeter tief verehrt wird. Dies gilt auch für die im Exil geborene Generation, welche die Politik der Gewaltlosigkeit des Dalai Lama in der Nachfolge Gandhis durchaus nicht immer akzeptiert.

Es mag sein – und das ist wohl das Ziel der Chinesen –, daß der tibetischen Kultur der Todesstoß versetzt worden ist. Man kann es aber auch anders sehen. Das erstarrte Feudalsystem des damaligen Tibet ist zerbrochen und für immer dahin. Das Gleiche gilt sicher auch für den übermächtigen Einfluß der religiösen Institutionen. An ihre Stelle ist ein neues Demokratieverständnis getreten, eine Sprengung der engen Grenzen, die dem einzelnen früher gesetzt waren. Das einigende Band der Religion ist nicht zerschnitten worden, offenbar auch nicht im besetzten Tibet. Ganz im Gegenteil hat der tibetische

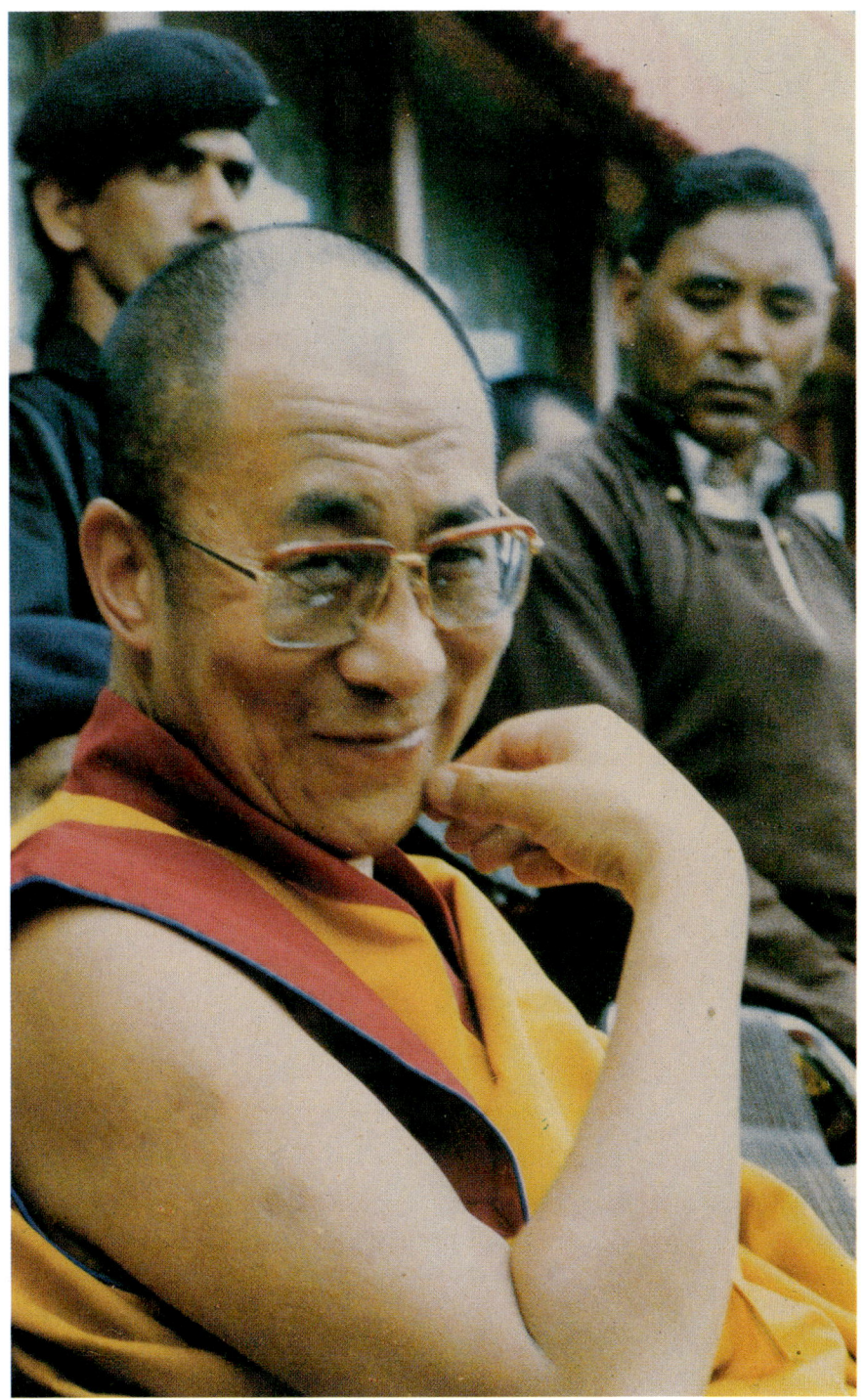

S. H. Tenzin Gyatso, der 14. Dalai Lama

Buddhismus im Westen eine immer noch zunehmende Anhängerschaft gewonnen.

Niemand bei uns käme auf die Idee, wenn er über die westliche Kultur berichten soll, auch die Medizin mit einzubeziehen. Für die Tibeter ist das etwas ganz anderes. Die tibetische Medizin ist ein Juwel der tibetischen Kultur und aufs engste mit dem Buddhismus verbunden. Diesen Schatz dem westlichen Leser zu erschließen, ist das Anliegen dieses Buches. Wenn es darüber hinaus gelingt, den Leser davon zu überzeugen, daß er im Sinne der tibetischen Ganzheitsmedizin selbst verantwortlich für seine Gesundheit ist und nur gesund bleiben kann, wenn er in Harmonie mit sich und seiner Umwelt lebt, dann, so hoffe ich, wird sich diese Einsicht in ihm verfestigen und weiter wachsen. Sie wird ihm einen Gewinn bringen, der weit größer ist als sie wohlgemeinte Ratschläge zur Selbstbehandlung mit diesem Mittel oder jener Technik je verschaffen könnten.

*Die traditionellen
Medizinsysteme
Europas und Asiens*

Tradition und moderne Medizin heute

Heilverfahren der östlichen Medizin werden bei uns immer beliebter. Sie werden in die sogenannte *alternative Medizin* eingebunden, die gern als *sanfte Medizin* bezeichnet wird.

Natürlich gibt es aber auch im Osten drastisch wirkende Medikamente und Techniken, z. B. quecksilberhaltige Pillen und das Abbrennen bestimmter Kräuter direkt auf der Haut. Dies könnte dem Arzt hier bei uns, sollte die Behandlung mißlingen und der Patient ihn verklagen, leicht ein Gerichtsverfahren wegen Körperverletzung einbringen.

Aufs Ganze gesehen sind die Methoden der traditionellen Medizin und hier ganz besonders die Therapie mit Pflanzenheilmitteln aber sicher sanfter zu nennen, insofern sie den Körper und insbesondere sein Immun- und Abwehrsystem weniger belasten als unsere allopathischen Medikamente; letztere werden häufig auch abwertend als „chemische Keulen" bezeichnet, sicher nicht immer zu Recht. Die Tatsache allein, daß man Pflanzenheilmittel einnimmt, besagt noch gar nichts, denn sie können – im Übermaß genommen – genauso als Gift wirken wie unsere Medikamente. In der richtigen Dosierung stimulieren sie aber die Selbstheilungskräfte des Körpers und wirken damit zwar langsamer, aber eben sanfter.

Solche Übernahmen aus der östlichen Medizin erfolgen durch die Anbieter – die Ärzte – aber immer nur punktuell. Wir verwenden die Akupunktur, bestimmte östliche Massagetechniken, Yoga oder Atemübungen, kaum aber je Pflanzenheilmittel: Diese kann man aufgrund der hiesigen Gesetzgebung leider nur schwer oder gar nicht importieren. Die verschiedenen Heiltechniken werden aus dem soziokulturellen Kontext der jeweiligen Tradition herausgenommen und in die westliche Medizin eingepaßt. Man nimmt, was sich aus der Sicht der Schulmedizin mehr oder weniger gut erklären läßt und sich als effizient erweist. Der Rest der traditionellen Lehre bleibt für den Arzt obskur, unverstanden und wird als magisch-mystisches Relikt beiseite gelassen. Diese Verfahrensweise hat sicher eine gewisse Berechtigung, solange sie dem Patienten nutzt.

Die traditionellen Medizinlehren stehen aber jede für sich in einer jahrhundertelangen Überlieferung und haben in ihren Anfängen durchaus in einem gewissen Austausch miteinander gestanden. In den letzten hundertfünfzig Jahren sind sie durch den Kontakt mit der westlichen Medizin – als Folge der Kolonialisierung der Dritten Welt – wiederum zu einer gewissen Anpassung, wenn nicht ihrer theoretischen Grundlagen, so doch in ihrer praktischen Ausübung gezwungen worden.

Im Vergleich zur griechisch-arabischen, zur indischen und zur chinesischen Heilkunde hat die tibetische Medizin – als jüngstes der traditionellen Medizinsysteme – wesentlich stärker an allen drei genannten Systemen partizipiert. Sie ist insofern synkretistischer (zusammengesetzter, vermischter) als jene, die über Jahrhunderte gegenüber äußeren Einflüssen verschlossen geblieben sind, trotz mancher Ergänzungen, Erweiterungen und Vermischungen, die auch ihnen zuteil wurden. Wie wir sehen werden, ist es den Tibetern aber gelungen, die verschiedenen Übernahmen von außen – unter Anpassung an die ganz anders gearteten klimatischen, soziokulturellen und epidemiologischen Gegebenheiten des tibetischen Hochlandes – zu einem eigenständigen Ganzen zu verschmelzen. Vor allem der Buddhismus in seiner tibetischen, tantrischen Form hat hier eine bedeutsame, weil verbindende Rolle gespielt.

Die Medizin der Griechen von Hippokrates bis Galen

Die Länder um das Mittelmeer haben immer in einem regen wirtschaftlichen und kulturellen Austausch gestanden. Das gilt ganz sicher auch für die Medizin, ohne daß man heute einigermaßen genau sagen könnte, wer hier wen mehr oder weniger beeinflußt hat.

Die Heilkunde wurde bis etwa zum Ende des 6. Jahrhunderts v. Chr. von Priestern ausgeübt, meist gebunden an den Tempel des jeweiligen Schutzgottes der Medizin. Es war immer eine magische Heilkunde: Krankheit war die Folge von Verfehlungen des Menschen, der dafür von Dämonen heimgesucht wurde. Opfergaben, Gebete und Beschwörungen waren die wichtigsten Heilmaßnahmen. Erst daneben oder danach kam dann die Behandlung mit Heilkräutern, um die von den Dämonen hinterlassenen Schäden auszukurieren.

Älteste schriftliche Aufzeichnungen gibt es für die Ägypter und die Babylonier erst aus der zweiten Hälfte des 2. Jahrtausends v. Chr. mit Fallberichten, Behandlungsanweisungen und auch Rezeptsammlungen. So sind zum Beispiel von den Ägyptern genau 877 Rezepte erhalten, von den Babyloniern 250. Man mischte verschiedene Heilkräuter zusammen und verwendete auch Mineralien, Halbedelsteine und tierische Bestandteile. Vor allem die Rezepturen der Babylonier sind sehr detailliert, mit genauen Angaben, wie man die Arzneien herstellt und bei welchen Krankheiten sie zu verwenden sind. Es gibt Rezepte mit 60–90 Ingredienzien und wir werden später sehen, daß auch die Tibeter solche Rezepte kennen, die eine ganz besondere Wirksamkeit haben. Es ist anzunehmen, daß die Babylonier nicht irgendwelche Kräuter zusammengemixt haben und man kann eine hochentwickelte Arzneikunst schon in dieser Frühzeit der Medizin unterstellen.

Verglichen mit der magischen Heilkunst der Ägypter und Babylonier ist die griechische Heilkunde eine methodisch ausgearbeitetes, in sich logisch begründetes und rationales System. Der Priesterarzt wurde vom Laienarzt abgelöst. Er ging zunächst bei einem Meister-Arzt in die Lehre, den er dafür bezahlen mußte. War die Ausbildung abgeschlossen, verdiente er in der Regel sein Geld damit, daß er von Ort zu Ort wanderte. Dieses System des Wanderarztes hat sich übrigens in Italien bis heute, wenn auch in modifizierter Form erhalten: Dort halten bestimmte Fachärzte jeden Tag in einer anderen Stadt ihre in den Medien angekündigte Sprechstunde ab.

Wir sprechen heute meist pauschal von der „hippokratischen Medizin", wissen aber kaum etwas über *Hippokrates* (ca. 460–375 v. Chr.) Er hat auf der Insel Kos gelebt und gewirkt und muß ein berühmter Arzt gewesen sein. Das meiste, was über ihn überliefert worden ist, gehört allerdings in den Bereich der Legende. Er gilt als der ideale Arzt schlechthin, dessen Ethik im hippokratischen Eid zusammengefaßt und bis in unsere Tage hinein verbindlich für den abendländischen Arzt geblieben ist.

Die Ablösung der magischen Medizin durch ein auf Beobachtung und Erfahrung begründetes rationales System hat sich im 5. und 4. Jahrhundert v. Chr. vollzogen. Aus dieser Zeit stammt die Mehrzahl der etwa 60 Schriften des *corpus hippocraticum*, von denen die wenigsten von Hippokrates selbst geschrieben worden sind, wenn er denn überhaupt eine dieser Schriften verfaßt hat. In diesen größtenteils nur fragmentarisch erhaltenen Traktaten ist das medizinische Wissen der Antike aufgezeichnet worden.

Bis zur endgültigen Systematisierung der Heilkunde durch *Galen*, die dann allerdings bis ins 19. Jahrhundert hinein Bestand haben sollte, vergingen noch einmal 600 Jahre. Galen (129–199 n. Chr.) war der Schöpfer des wohl umfassendsten Lehrgebäudes, das die Medizin kennt.

Er lebte in Pergamon in der römischen Provinz Asia minor, zu der auch Kos gehörte, später in Rom. Vom römischen Statthalter zum Arzt der Gladiatoren berufen, besaß er eine sehr gute Kenntnis der menschlichen Anatomie. Wenn es nicht zu makaber klänge, könnte man ihn auch als den ersten Sportarzt der Medizingeschichte bezeichnen.

Die antiken Philosophen, die sogenannten *Vorsokratiker*, haben auf der Suche nach dem Urgrund aller Dinge schon früh die Elemente Wasser, Luft und Feuer jeweils einzeln oder in verschiedenen Kombinationen als Urprinzipien benannt. Auch das Warme und das Kalte, das Trockene und das Feuchte wurden als solche Prinzipien angesprochen. Daraus leitete sich dann die Lehre von den Gegensätzen in der Natur ab, deren Gleichgewicht die Harmonie alles Seienden aufrechterhält.

Sie wurde vor allem von den Pythagoräern – *Pythagoras*, der Gründer dieser Schule, wurde etwa um 570 v. Chr. geboren – vertreten. Ihnen war die Zahl Vier heilig und sie lehrten, daß jeder Planet bei seiner Kreisbewegung einen einzigen Ton erzeuge und alle diese Töne zusammen eine Harmonie, die *kosmische Harmonie* bilden. Sie schrieben deshalb der Musik eine heilende Wirkung auf die Kräfte der Seele und der Gemütsbewegungen zu und forderten eine Schulung der Sinneswahrnehmung zur Erhaltung des seelischen Gleichgewichtes schon von Kindheit an. Neben der Musik legten sie besonderen Wert auf eine richtige Ernährung.

Empedokles (495–435 v. Chr.) faßte frühere Spekulationen in der Lehre von den vier Elementen Feuer, Luft, Wasser und Erde als den Bausteinen der Natur zusammen. Er ordnete ihnen vier Körperorgane, vier Grundfarben, vier Lebensalter und vier Tageszeiten zu. Damit war das sogenannte *Viererschema* begründet, das sich durch die ganze antike Philosophie zieht und auch in die Medizin Eingang fand.

Plato (427–347 v. Chr.) lehrte seinerseits, daß der Mikrokosmos und der Makrokosmos, also Mensch und Welt aus den gleichen Bausteinen bestehen, die alle ein harmonisches Verhältnis zueinander haben.

Aristoteles schließlich (384-322 v. Chr.), ein Schüler Platos, ordnete den Elementen die vier Grundqualitäten warm, kalt, trocken und feucht zu.

Mit den Lehren vom Gleichgewicht der Gegensätze, von der Entsprechung von Makro- und Mikrokosmos, von den Elementen und ihren Eigenschaften und mit der Entwicklung des Viererschemas waren alle Bausteine gegeben, die Galen später als medizinphilosophische Grundlage seines heilkundlichen Systems benutzte. Wir werden sie alle in den traditionellen Systemen Asiens wiederfinden.

Man könnte darüber spekulieren, ob hier das eine System vom anderen etwas geborgt hat oder ob es sich um einen Bewußtseinssprung in den Kulturländern der damaligen Welt gehandelt hat: Alle heilkundlichen Systeme wurden etwa im gleichen Zeitraum schriftlich fixiert. Man könnte auch die Frage stellen, ob die zeitgleiche Entwicklung identischer medizinphilosophischer Grundlagen schlichtweg die eine Bedeutung hat, daß hier naturgesetzliche „ewige Wahrheiten" in einer vorwissenschaftlichen Sprache beschrieben wurden.

Die theoretische Grundlage der griechischen Medizin – ihre Physiologie – ist eine Säftelehre. Als ihr Vater gilt *Polybos*, der Schwiegersohn des Hippokrates; Galen ist ihr Vollender. An ihrer Ausformung sind die Philosophen offensichtlich nicht beteiligt gewesen, denn sie wird von ihnen nicht erwähnt.

Polybos hatte zunächst eine *Zwei-Säfte-Lehre* entwickelt, nach welcher der Körper sich aus warmer Galle und kaltem Schleim zusammensetzt. Dazu kommt später als dritter Saft das Blut und schließlich etwa um 400 v. Chr. die schwarze Galle. Man vermutet, daß dieser vierte Saft eine Konstruktion gewesen sei, um die heilige Vierzahl zu erfüllen, so wie erst Mitte des 5. Jahrhunderts die drei Jahreszeiten Winter, Frühling und Sommer durch den Herbst als vierte Jahreszeit ergänzt worden sind.

Später wurden den Säften die Qualitäten warm und kalt zugeordnet; man unterschied somit letztendlich Blut und gelbe Galle als Säfte von warmer Qualität von Schleim und schwarzer Galle mit kalter Qualität und damit, wie die Asiaten heute noch, warme und kalte Krankheiten. Den Säften wurden später vier Organe, die vier Jahreszeiten, vier Farben usw. zugeordnet, aber erst Galen übernahm auch die Elementenlehre in die Medizin und fügte sie in sein System der Vier-Säfte-Lehre ein.

Makro- und mikrokosmische Korrespondenzen im System des Galen			
Blut	*Gelbe Galle*	*Schwarze Galle*	*Schleim*
Luft	Feuer	Erde	Wasser
warm, feucht	warm, trocken	kalt, trocken	kalt, feucht
süß	bitter	sauer, scharf	salzig
rot	gelb	schwarz	weiß
Herz	Leber	Milz	Hirn
Kindheit	Jugend	Erwachsenenalter	Greisenalter
Frühling	Sommer	Herbst	Winter

Wahrscheinlich ist die antike Säftelehre keine rein gedankliche Konstruktion, sondern aufgrund empirischer Erfahrung durch die Beobachtung der Ausscheidungen bei Tier und Mensch entstanden. Die Wirkung der Säfte war nach Meinung der griechischen Ärzte durchaus an den Ausscheidungen der vier Körperöffnungen Nase, Mund, After und Harnröhre nachweisbar. Sammelte sich ein Saft im Übermaß an, so konnte das Zuviel durch Abführen, Erbrechen, Aderlässe, Schröpfen, Schwitzen und andere Methoden reduziert werden. Die anatomischen Kenntnisse der Griechen waren oberflächlich und spekulativ, wohl auch eher unwichtig. Die Säftelehre implizierte ja eine Erkrankung des ganzen Organismus und nicht nur eines seiner Organe. Dabei konnte sich natürlich eine Unreinheit in diesem Organ mehr, in jenem weniger festsetzen.

Obgleich das Problem von Geist und Materie und deren Abstufungen von hauchartiger bis zur groben Materie die griechischen Philosophen über ein halbes Jahrtausend und länger beschäftigt hat, hat sich in ihrer Medizin dennoch kein spekulatives System eines feinstofflichen Körpers oder Meridiansystems als Träger der Lebensenergie entwickelt, wie es die asiatischen Medizinlehren kennen.

Die Diagnostik des griechischen Arztes wird von der unseren, wenn wir einmal die technischen Hilfsmittel ausklammern, nicht so sehr verschieden gewesen sein. Befragung und körperliche Untersuchung waren die wesentlichen Techniken. Lediglich für *Praxagoras* (4. Jahrhundert v. Chr.) ist belegt, daß er die Störung der Säfte am Puls und aus dem Urin diagnostizierte. Für die griechischen Ärzte war der Mensch eingebettet in die Harmonie des Kosmos. Krankheit bedeutete dagegen den Verlust dieser Harmonie. Es war deshalb das Ziel der ärztlichen Kunst, das Gleichgewicht der Säfte zu erhalten, also der Krankheit vorzubeugen. Im Vordergrund des ärztlichen Wirkens stand der Appell an die Eigenverantwortlichkeit des Individuums, sich gesund zu erhalten: Dies konnte durch eine richtige Ernährung und durch eine richtige Körper- und Umwelthygiene erreicht werden.

Die damaligen Ärzte verstanden sehr viel von Diät, von den Nahrungsmitteln und ihrer Veränderung durch die jeweilige Zubereitung. Auch die Qualität des Trinkwassers wurde überprüft. Man kannte auch eine Sexualhygiene und mechanische Verhütungsmittel, die Abtreibung war erlaubt. Ein weiteres Mittel zur Gesunderhaltung des Körpers war die Gymnastik unter Berücksichtigung des Alters des Patienten und der Jahreszeit: Der Arzt sollte ihn, den Kranken, zu körperlichen Übungen anleiten und sie überwachen. Schließlich mußten auch die klimatischen Umwelteinflüsse, denen der Mensch an einem gegebenen Ort ausgesetzt ist, bei den Bemühungen, die Säfte stabil zu halten, berücksichtigt werden. Man darf voraussetzen, daß diese ausgefeilte Gesundheitslehre, so muß man sie wohl nennen, nur der Oberschicht zugute kam, nicht aber der Mehrheit der großenteils versklavten Bevölkerung. Aber daran hat sich letztlich auf der ganzen Welt bis heute nicht so sehr viel geändert.

War der Mensch erst einmal krank geworden, dann bestand die ärztliche Kunst darin, die gesamte Lebensführung zu regulieren. Das war die eigentliche Arznei. Krankheit bedeutete für den Griechen nicht eine Strafe für moralisches oder religiöses Fehlverhalten. Es waren vielmehr ganz konkrete, sehr modern anmutende Ursachen, die ihn krank machten und an denen er letztlich immer selbst schuld war: Zuviel Essen, zuviel Trinken, zuwenig Bewegung, falsches Verhalten in den verschiedenen Jahreszeiten, falsche Kleidung, Überanstrengung und mangelnde Körperhygiene. Aus dieser Aufzählung ergibt sich von selbst, was der Kranke unter Anleitung seines Arztes tun mußte, um gesund zu werden. Wir werden diese Krankheitsursachen alle in der tibetischen Medizinlehre wiederfinden.

Da auch die Emotionen den Säften zugeordnet waren, erübrigte sich eine besondere seelische Therapie. Gleichwohl kannte man die Musik als heilendes Prinzip, entsprechend der Vorstellung der Pythagoräer. Auch Plato hat Musik gegen Angstzustände empfohlen. Tanz und Musik waren zudem wesentliche Bestandteile der verschiedenen Massenkulte, so z. B. im Dionysoskult. Man erzeugte durch Tanzen zu Flöten und Trommeln eine Art kontrollierter Massenhysterie und besaß damit die Möglichkeit, aufgestaute Ängste und irrationale Triebe abzuleiten. Solche Kulte gab es seit dem späten 5. Jahrhundert.

Die Pharmakologie spielte dagegen eine untergeordnete Rolle. Die Behandlung mit Heilkräutern hatte einen wesentlich geringeren Stellenwert als die vorgenannten Maßnahmen. Die erhaltenen Rezeptsammlungen mit etwa 300 bis 400 Einzeldrogen sind keineswegs so detailliert wie die babylonischen Rezepte. Meist handelt es sich um Präparate aus Pflanzen und Wurzeln: Die Kräutersammler wurden auch Wurzelgräber genannt.

Wie schon die Babylonier kannten auch die Griechen keine Pillen und gaben zur inneren Behandlung zwei bis drei, maximal fünf Drogen als Trank in Wein oder Wasser. Viel wichtiger waren die Kräuter zur äußeren Behandlung, um unreine Säfte auszutreiben. Sie wurden in Form von Salben, Umschlägen, Pudern, Tampons, Einläufen usw. verwendet. Man kannte auch Räucherungen, Bäder und Inhalationen mit heilkräftigen Pflanzen.

Die Grundlage der Behandlung mit Heilkräutern bestand in der Erkenntnis, daß Mensch und Natur durch die gleichen elementaren Eigenschaften verbunden sind. Die gleichen Eigenschaften kennzeichnen die Elemente, die Säfte, die Organe und auch die Pflanzen, die zu Arzneien verarbeitet werden. Dies machte die griechische Medizin im Vergleich zu ihren magisch betonten Vorläufern zu einer prinzipiell berechenbaren Heilkunde. In der Behandlung dominierte das Prinzip, ein Zuviel des gestörten Saftes oder einer bestimmten Qualität auszuscheiden. Die theoretisch andere Möglichkeit, die Bildung des gegensätzlichen Saftes oder einer bestimmten Qualität zu fördern, wurde praktisch nicht angewendet.

Pflanzenheilmittel wurden nach dem Prinzip gegeben, daß die dem jeweils gestörten Saft gegensätzliche Qualität eine heilende Wirkung hat. War ein bestimmter Saft, sagen wir „Schleim", mit seinen kalten und feuchten Qualitäten im Übermaß vorhanden, so mußte man Arzneien geben, die warme und trockene Qualitäten besaßen. Woran man genau eine Verschiebung im Gleichgewicht der Säfte erkannte, bleibt jedoch unklar.

Es ist schon sehr interessant zu sehen, daß die alten Griechen Rezepte zur Gesunderhaltung hatten, die höchst modern sind. Nur, daß in unserer Medizin die Gewichtung genau umgekehrt ist. Wir versuchen zu retten, was zu retten ist, wenn das Kind schon in den Brunnen gefallen ist. Auch die Parallelen zwischen der antiken abendländischen Heilkunst und der traditionellen Medizin der Tibeter sind unübersehbar: Vielleicht sollte der Leser, wenn er sich bis zum Kapitel *Die äußere Therapie* dieses Buches durchgelesen hat, noch einmal zurückblättern, um sich darüber selbst ein Urteil zu bilden.

Die Erweiterung und Modernisierung der antiken Heilkunde durch die Araber

Die Römer haben nichts Eigenes zur Entwicklung der Heilkunde beigetragen bis auf das berühmte Heilpflanzenbuch des *Dioskurides* aus dem 1. Jahrhundert n. Chr., das 1485 zuletzt aufgelegt wurde. Während die abendländische Medizin in einem durch das galenische System vorgegebenem Formalismus allmählich erstarrte, nahm die Entwicklung im Vorderen Orient einen ganz anderen Verlauf.

Die Länder des Vorderen Orients waren etwa von der Zeit Alexanders des Großen (356–323 v. Chr.) an bis zur Eroberung durch den Islam Mitte des 7. Jahrhunderts n. Chr. durch den griechischen Einfluß geprägt. Zunächst übernahmen die Syrer und später, als Bagdad 763 die Hauptstadt des islamischen Imperiums geworden war, auch die Araber die griechische Medizin und übersetzten die vorhandene Literatur. Um 780 lag das gesamte Wissen der Antike in ausgezeichneten Übersetzungen vor. Sie wurden staatlich gesteuert und nur durch Fachleute, sprich Mediziner, durchgeführt. Damit kam es zu einer Uniformität der medizinischen Nomenklatur, die später bei den Übersetzungen aus dem Arabischen ins Mittelalterlich-Lateinische nicht wieder erreicht wurde. Gleichzeitig wurden die oft weitschweifigen Abhandlungen der Griechen systematisiert und methodisch geordnet, angereichert und ergänzt mit dem eigenen Erfahrungsschatz.

Die islamische Medizin entwickelte sich zwischen dem 7. und 12. Jahrhundert zu einer ungeahnten, im Abendland lange nicht erreichten Höhe. Bereits Ende des 8. Jahrhunderts wurde der Berufsstand des Apothekers geschaffen, zugleich mit einer offizinell-amtlichen Rezeptformelsammlung. Sie war für den Apotheker, der von nun an anstatt des Arztes die Arzneimittel mischte, verbindlich. Damit wurde die Arzneimittelherstellung zum erstenmal in der Geschichte standardisiert. Diese Rezeptformelsammlung ist bis in die erste Hälfte des 19. Jahrhunderts die Grundlage der abendländischen Pharmakopoe geblieben.

Besondere Beachtung fand auch die öffentliche Hygiene. So gab es eine Gesundheitspolizei zur Lebensmittelüberwachung einschließlich einer Fleischbeschau. Um 900 wurden zentrale Arztprüfungen durch eine Ärztekammer eingerichtet, welche die Ausbildung der Mediziner steuerte. 931 gab es allein in Bagdad 860 Ärzte und zahlreiche Hospitäler. Wenig später hatte Cordoba in Spanien 50 Krankenhäuser, während es im damaligen Europa dagegen noch kein einziges gab und auch für die nächsten 200 Jahre nicht geben sollte.

Die medizinischen Hochschulen der Araber waren berühmt. Sie waren keine geistigen Elfenbeintürme, sondern große Hospitäler, in denen Praktiker neben der Theorie ihr praktisches Wissen vermittelten. Die anatomischen Kenntnisse waren auf einer Höhe, wie sie wahrscheinlich in Asien bis in die Neuzeit hinein nie erreicht worden ist: Dort nämlich waren nicht nur Sektionen, sondern auch Operationen verboten, weil sie zu grausam waren.

Es gab eine ausgefeilte Chirurgie zu einer Zeit, als im Abendland dieser Zweig der Medizin eines anständigen Arztes als unwürdig erachtet und von den Hohen Schulen der Medizin noch 1173 durch Konzilsbeschluss als Lehrfach ausgeschlossen wurde. Die Erfolge der Chirurgie waren durch die Erfindung der Inhalationsnarkose möglich geworden. Man hielt dem Patienten einen mit Haschisch, Bilsenkraut und Wicken imprägnierten Narkoseschwamm vor die Nase. Tausend Jahre später, Mitte der 50er Jahre hat der Autor als Student selbst noch Narkosen durchgeführt, indem er Chloroform auf eine Gesichtsmaske tröpfelte. Solange hat es gedauert, bis die modernen Narkosetechniken Einzug in die Medizin gehalten haben. Dazu kam die Entdeckung der eiterungslosen Wundbehandlung durch Herstellung von Antibiotika aus Schimmelpilzen, ähnlich dem Penicillin, das hierzulande ebenfalls erst in den 50er Jahren eingeführt wurde.

Zudem wurde eine Augenheilkunde entwickelt, die bis Ende des 18. Jahrhunderts unübertroffen blieb. Die Araber waren deshalb auch nicht von ungefähr führend in der Entwicklung der Optik. Große Fortschritte gab es außerdem in der Geburtshilfe und in der Orthopädie. Psychosen und Geisteskrankheiten wurden mit Heilschlaf behandelt, wozu man Opium verabreichte. *Avicenna* (981–1037) forderte zur erfolgreichen Behandlung psychisch Kranker die Stärkung der geistigen und seelischen Kräfte des Patienten. Die Umgebung solle freundlich und gefällig gestaltet sein, der Kranke solle guter Musik lauschen und mit Leuten zusammenkommen, die er liebe. Wir werden dies fast wörtlich bei den Tibetern wiederfinden.

Ein unvorstellbarer Fortschritt über die Antike hinaus war die Erkenntnis, daß die großen Volksseuchen, die Infektionskrankheiten wie Pest, Lepra, Masern usw. ansteckend sind und daß man sich durch die Isolierung der Kranken schützen und der Epidemie Herr werden kann. Schon in der vorislamischen Zeit hatten die Araber die Pockenimpfung eingeführt.

Auch die Pflanzenheilkunde wurde perfektioniert. Die Araber haben die Herstellung von Pillen eingeführt, welche die Griechen nicht gekannt hatten. Zur Geschmacksverbesserung wurden sie mit einer Art Bonbonmasse umhüllt. Die Einnahme von Medizin in Form eines Sirups ist ebenfalls ihre Erfindung.

Einer der größten Ärzte aller Zeiten war *Rhases* (865–929), ein arabisch sprechender Perser, dessen Werke wie die Galens viele Jahrhunderte überdauern sollten. Er lebte in Bagdad. Ein anderer großer Arzt war der schon erwähnte Avicenna, ebenfalls ein Perser, dessen Lehrbuch der Medizin das meist studierte Werk der Medizingeschichte werden sollte. Er war der Vollender des sogenannten *Galenismus*, stilistisch brillant, der das gesamte Wissen der theoretischen und praktischen Medizin seiner Zeit zusammengefaßt hat. Die letzte Auflage seines Buches ist in der zweiten Hälfte des 17. Jahrhunderts erschienen, 700 Jahre nach seinem Tode.

Ein weiterer berühmter Arzt war *Ibn al Baikar* (1197–1240). Er hat das gesamte pharmakologische Material, über das die Medizin bis dahin verfügte, gesammelt und 1400 pflanzliche Drogen in allen Aspekten beschrieben. Die letzte Auflage seines Buches ist 1758 erschienen.

Die arabische Medizin hat über Spanien im Mittelalter die abendländische Medizin neu befruchtet, ohne daß sie jedoch den gleichen Entwicklungsstand wie die arabische Medizin erreichen konnte. Es bleibt dahingestellt, warum dies so war, ob es am hemmenden Einfluß kirchlicher Institutionen oder am Fehlen einer zentralen Gesundheitsverwaltung gelegen hat. Jedenfalls scheint mir letzteres jedoch die wahrscheinlichere Ursache gewesen zu sein.

Die islamische Medizin wurde natürlich auch in Persien praktiziert. Hier blieb das Arabische lange die medizinische Fachsprache, nachdem Persisch schon längst die Sprache der Dichter geworden war. Es gibt leider keine zuverlässigen Zeugnisse, inwieweit die arabisch-islamische Medizin schon vor der Islamisierung Indiens über Persien auf Indien und – via Seidenstraße – in den Fernen Osten oder nach Tibet ausgestrahlt hat. Es wäre aber mehr als unwahrscheinlich, wenn es solche Kontakte nicht gegeben hätte. Andererseits ist bekannt, daß das große ayurvedische Standardwerk des *Susruta*, das *Susruta samhita* ins Persische und Arabische übersetzt worden ist, so daß von daher auch Übernahmen aus der indischen Medizin durchaus möglich gewesen sind.

Mit der Islamisierung Indiens – Delhi wurde 1206 ein Sultanat und der letzte Mogulherrscher starb 1862 in der Verbannung – kam die islamische Medizin auch nach Indien und lebt dort als *Unani-Medizin* weiter. Sie ist im Laufe der Jahrhunderte ein Gemisch aus indischer und arabischer Medizin geworden. Ihre medizinischen Texte sind auf Arabisch und Urdu abgefaßt. Die wichtigsten diagnostischen Methoden eines Unani-Arztes, eines Hakims, sind wie bei den Tibetern die Puls- und die Urindiagnose, auf die wir hier aber nicht weiter eingehen wollen.

Die ayurvedische Medizin Indiens – Gestern und Heute

Vor mehr als 3 000 Jahren soll *Brahma* den Menschen die Heilkunde in 100 000 Versen offenbart haben. Gesichert ist, daß die Wurzeln der indischen Medizin bis in die Zeit der Veden (1500–500 v. Chr.), den heiligen Schriften der Brahmanen, zurückzuverfolgen sind. Aber erst im 5. Jahrhundert v. Chr. wurde die Lehre vom krankheitsfreien, langem Leben in Übereinstimmung und im Austausch mit den zeitgenössischen philosophischen Systemen schriftlich formuliert. Dies wenigstens ist die offizielle Darstellung der ayurvedischen Ärzte bis heute.

In den Veden sind bereits chirurgische Techniken erwähnt wie z. B. die Herstellung künstlicher Gliedmaßen, künstlicher Augen und Zahnersatz, die später offenbar wieder verloren gegangen sind. Auch Susruta (ca. 500 v. Chr.), dessen Sammelband über das zeitgenössische Wissen der Medizin auch heute noch zitiert wird, soll Chirurg gewesen sein. Möglicherweise ist das *Susruta samhita* aber auch, ähnlich dem *corpus hippocraticum*, eine zusammenfassende Darstellung der Lehren indischer Wanderärzte, an der über lange Zeit hinweg viele unbekannt gebliebene Autoren gearbeitet haben.

In diesem Zusammenhang soll aber auch eine ganz andere als die offizielle Darstellung der Entwicklung der indischen Medizin aus neuester Zeit nicht unerwähnt bleiben: In der vedischen Zeit wurden die Ärzte aus der brahmanisch geprägten Gesellschaft ausgegrenzt, da sie als unrein galten. Die Ärzteschaft war wie in Griechenland eine Gilde wandernder Ärzte, die möglicherweise in engem Kontakt mit ihrerseits andersgläubigen Wanderasketen standen. In dieser Phase, etwa in der Zeit zwischen 900 bis 500 v. Chr., erfolgte wahrscheinlich der Übergang von einer magisch betonten Medizin zu einer rational begründbaren Erfahrungsmedizin, aus der sich später der Ayurveda entwickelte. Dieser wäre somit nicht von Anfang an eine brahmanische Wissenschaft gewesen, als die er heute dargestellt wird; vielmehr wurde er demzufolge erst sehr viel später, vermutlich in den ersten nachchristlichen Jahrhunderten, hinduisiert.

Die erste schriftliche Fixierung dieser neuen Medizin erfolgte zwischen 500 v. Chr. und der Zeitenwende möglicherweise in den frühen buddhistischen Klöstern, in denen sich Gemeinschaften herausgebildet hatten, die stationäre Ärzte brauchten und ärztliche Hilfe auch den Laien gaben, welche für die materielle Existenz der Klöster sorgten. Solche Klöster mit ihren Hospizen wurden zunächst in Nordindien gegründet und folgten dann den alten Handelsstraßen bis nach Zentralasien: Die Medizin war von Anfang an ein integraler Bestandteil der buddhistischen Lehre. Besonders im *Mahayana*, aus dem sich später der tibetische Buddhismus entwickelte, war die Verpflichtung, Kranke zu heilen, fest verankert und wurde als einer der möglichen Wege zur Befreiung angesehen.

Es ist eine offene Frage, wann sich die Drei-Säfte-Lehre des Ayurveda herausgebildet hat. Sie folgte sicher erst spät der empirischen Erfahrung. Folgt man der beschriebenen Hypothese, dann wäre der Ayurveda in seinen Anfängen mit dem Buddhismus verbunden gewesen und erst später als orthodoxe indische Lehre hinduisiert worden. Ein anderer Zweig hätte sich mit dem Mahayana nach Zentralasien ausgebreitet und sich dort im Kontext mit buddhistischer Metaphysik zu dem ausgebildet, was wir in diesem Buch als tibetische Medizin kennenlernen werden.

Aber zurück zum *Susruta samhita*: In ihm sind 1 120 Krankheiten oder besser Krankheitssymptome beschrieben und auf modern anmutende Weise in allgemeine Krankheiten, Augen-, Kinder-, psychiatrische und Frauenkrankheiten, Toxikologie, Chirurgie und Behandlung von Sterilität und zur Lebensverlängerung unterteilt worden. Diese achtfache Einteilung gibt es im Ayurveda bis heute und wurde auch von den Tibetern übernommen. Die Chirurgie wurde im übrigen später durch den Kaiser Ashoka (264–227 v. Chr.) verboten, weil sie zu grausam sei.

Caraka, ein anderer Arzt, dessen Werke bis heute überlebt haben, lebte im 2. Jahrhundert n. Chr. und war der Internist unter den ayurvedischen Autoren. Er teilte die Heilmittel in solche vegetabilischer, mineralischer und animalischer Art ein, führt 2 000 Pflanzendrogen mit Angaben über die Jahreszeit auf, in der sie gesammelt werden sollen, und beschreibt ihre Wirksamkeit und Zubereitung.

Der Dritte im Dreigestirn berühmter Ärzte war *Vagbhata*. Er lebte in der ersten Hälfte des 7. Jahrhunderts und hat ein weithin zitiertes Buch über „Therapie und Diagnostik von Krankheiten" geschrieben. Manche Autoren meinen, daß auch die *Vier Tantras* der Tibeter auf eines seiner Werke oder ihre Kommentierung zurückgehen.

Schließlich sei noch *Dhava Misra* (ca. 1550 n. Chr.) erwähnt, der in einem bekannten Buch über Anatomie und Physiologie den Blutkreislauf beschrieben hat. Es ist immerhin auffallend, wie die Medizin im Westen und im Osten sich in Schüben fortbewegt hat. Die ersten Zusammenfassungen älterer Lehren stammen jeweils aus der Zeit um 500 v. Chr. Ihre endgültige Form erhielten sie etwa um das 2. Jahrhundert n. Chr. und wurden im 7. Jahrhundert auf den neuesten Stand gebracht. Im Mittelalter war die Entwicklung jeweils abgeschlossen. Die Systeme erstarrten. Dies gilt auch für die chinesische und die tibetische Medizin.

Der Ayurveda ist eine Säftelehre, die ohne größere Abweichungen von den Tibetern übernommen wurde. Insofern soll sie hier nicht weiter beschrieben werden. Er hat – genau wie die griechische Medizin – zwei Ziele: Die Gesunderhaltung des Menschen in Harmonie mit dem Kosmos und die Therapie im Krankheitsfall. Die diagnostischen Methoden einschließlich Puls-, Urin- und Zungendiagnose sind die gleichen wie in der tibetischen Medizin. Allerdings wird die Pulsdiagnose erst um 1300 n. Chr. erstmals erwähnt und nach Aussage eines bekannten ayurvedischen Arztes können die meisten ayurvedischen Ärzte damit allenfalls heiße und kalte Krankheiten unterscheiden. Auch die Pharmakologie und die verschiedenen Heilverfahren sind in ihren Grundlagen den tibetischen gleich. Diätvorschriften machen über 50 % der Therapie aus.

Heute praktizieren in Indien 120 000 Mediziner ayurvedische Medizin gegenüber 100 000 Ärzten mit westlicher Ausbildung. Bei einer Bevölkerung von 850 Millionen wahrlich eine geringe Zahl. Die ayurvedischen Ärzte werden an 22 Universitäten und an weiteren 120 Zentren ausgebildet, einschließlich einer mehr oder weniger fundierten naturwissenschaftlichen Unterrichtung. 1979 wurde der Ayurveda von der Weltgesundheitsorganisation (WHO) als Gesundheits- und Therapiekonzept anerkannt und für Entwicklungsländer offiziell empfohlen. Es werden heute etwa 600 Heilpflanzen in 8 000 Rezepturen verwendet. Die Behandlung mit Pflanzenheilmitteln überwiegt im Norden des Landes. Im Süden wird eher mit physiotherapeutischen Methoden therapiert: Mit Reinigungskuren, Aderlässen, Schwitzen, Brech- und Niesmitteln, Einläufen, Massagen und Yogaübungen. Diese Behandlungen sind teuer, werden nur an einzelnen Zentren angeboten und sind für die Masse der Bevölkerung nicht erschwinglich. Dafür werden sie zunehmend im Westen für eine zahlungsfähige Klientel praktiziert.

Eine wichtige Stellung in der Therapie nimmt die Diät ein, doch auch diese ist für die überwiegend arme indische Bevölkerung in der Regel nicht anwendbar. Das muß man sich stets vor Augen halten, wenn man Bücher liest, die eine westliche Leserschaft über den Ayurveda informieren wollen, womit aber der Ayurveda als Ganzheitsmedizin hier in keiner Weise disqualifiziert werden soll.

Ayurveda hatte seine goldene Zeit in den Jahrhunderten nach der Zeitenwende, entwickelte sich seit dem 13. Jahrhundert nicht mehr weiter und kümmerte ab dem 16. Jahrhundert, nach der Eroberung des indischen Subkontinents durch den Islam, vor sich hin.

Mit der Kolonisierung Indiens durch die Engländer traten die ayurvedische und auch die islamische Medizin in eine Konkurrenzsituation nicht nur zur westlichen, naturwissenschaftlichen Medizin, sondern auch zur Homöopathie. Diese kam 1839 als Import aus dem Westen nach Indien und hat seither vor allem in den großen Städten eine gewisse Bedeutung als Alternative zur Schulmedizin behalten. Ayurveda, Unani-Medizin und Homöopathie sind in einer Verwaltungseinheit zusammengefaßt. Sie werden als kühlende der hitzenden Medizin der Allopathen gegenübergestellt.

Im Süden Indiens, in dem überwiegend Tamilen leben, die von der dravidischen, vorarischen Bevölkerung abstammen, wird die *Siddha-Medizin* praktiziert. Ihre ersten schriftlichen Zeugnisse stammen aus dem 7. Jahrhundert n. Chr., wobei ihre Ärzte alle praktizierende Yogis gewesen sein sollen. Die Erhaltung und Verlängerung des Lebens auf dem Wege zur spirituellen Vollkommenheit ist ihr Ziel. Die Siddha-Ärzte benutzen die Pulsdiagnose in weit größerem Umfang als ayurvedische Doktoren und meinen, daß sie in vorarischer Zeit bereits bekannt gewesen sei. Freilich ist dies wohl mehr eine spekulative Behauptung.

Wenn man bedenkt, daß die Lebenserwartung eines Inders heute um ein Drittel unter der eines Abendländers liegt, dann mag man an der Effizienz der Lehre vom langen Leben etwas zweifeln. Aber natürlich kann die beste Medizintheorie die sozialen Verhältnisse Indiens nicht ändern. Im Vergleich mit der allopathischen Medizin soll der Ayurveda eine größere Erfolgschance vor allem bei Asthma, Leberleiden, Allergien, Epilepsie, Diabetes und vor allem bei rheumatischen Erkrankungen haben, sowie bei Lähmungen, psychosomatischen und chronischen Erkrankungen. Ähnliche Postulate werden wir bei den Tibetern wiederfinden. Schlüssige Beweise für diese Aussagen gibt es bis heute jedoch nicht, nur einzelne Erfahrungsberichte. Es ist dort letztlich wie hier bei uns: Wer alternative Medizin praktiziert, hat meistens weder die Ausbildung noch die Zeit oder das Geld, um entsprechende Studien durchzuführen.

Ein großes Problem sind die ayurvedischen Medikamente. Es gibt nämlich keine verbindlichen, standardisierten Richtlinien für ihre Herstellung, was bedeuten würde: Gleiche Pflanzen in gleicher Mischung und gleicher Qualität. Eine zentrale Überwachung der Arzneimittelproduktion gibt es nicht. Viele Rezepte stammen noch aus den Jahrhunderten um die Zeitenwende. Die Beschreibung der Pflanzen darin ist sehr ungenau. Auch wenn man sich heute in einzelnen Zentren um eine Qualitätssicherung bemüht, so muß man doch gewärtig sein, daß allopathische Bestandteile wie Cortison oder Penicillin vor allem den für den Export bestimmten Heilmitteln beigemischt sind.

Der Ayurveda ist zu einer Billigmedizin für die Armen geworden. Man nimmt an, daß 80 – 90 % der indischen Bevölkerung auf sie angewiesen sind, was ihren Wert gerade für diesen Bevölkerungsteil aber durchaus nicht schmälert. Auch die Anerkennung durch die Weltgesundheitsorganisation hat ganz gewiß dem Ayurveda einen neuen Auftrieb gegeben und es gibt durchaus Bestrebungen, den Standard der ayurvedischen Medizin anzuheben.

*Die traditionelle
Medizin in China*

Die Anfänge der chinesischen Medizin verlieren sich im Nebel vorzeitlicher Mythen. Im alten China ging die Legende, daß im chaotischen Anfang Himmel und Erde wie das Eiweiß und der Dotter eines Eis waren. Daraus wurde der Riese *P'an ku* geboren, der Himmel und Erde schuf. Seine Tränen flossen zu Boden und benetzten als Flüsse das Land der Gelben Erde. Als er starb, wurden seine Augen zu Sonne und Mond. Aus seinem Leib formten sich die Berge, seine Haare schlugen Wurzeln und dichte Wälder wuchsen daraus hervor.

Danach regierten drei mythische Kaiser. Der zweite war der Rote Kaiser, der etwa im 5. Jahrtausend v. Chr. lebte. Rot ist die Farbe des Elementes „Feuer". Er soll den Chinesen die Heilkräuterkunde gebracht und das erste Buch über Medizin geschrieben haben. So wurde er zum Schutzgott der Heilkunde.

Der dritte Kaiser war *Huang Di*, der Gelbe Kaiser. Gelb ist die Farbe des Elementes „Erde". Seine Regierungszeit wird in die erste Hälfte des 3. Jahrtausends v. Chr. datiert. Er gilt als Vater der Akupunktur und als Verfasser des ältesten Lehrbuches der Medizin, der „Lehre vom Inneren" oder „Kanon der Medizin" (*Neijing*). Dieses heute noch benutzte Lehrbuch ist aber wohl erst in der Ära der sich bekämpfenden Staaten (475–221 v. Chr.) geschrieben worden und enthält eine Zusammenfassung sehr viel älterer Lehren.

Die Pulslehre ist spätestens im 3. Jahrhundert n. Chr. in die Medizin eingeführt worden und im „Klassiker der schwierigen Probleme" (*Nanjing*) beschrieben worden. Aus dem gleichen Jahrhundert stammen eine Reihe anderer Lehrbücher, die über viele Jahrhunderte hinweg bestimmend für die Praxis der chinesischen Medizin geblieben sind.

Wenn auch die ältesten historischen Belege – Grabbeilagen aus dem 2. Jahrtausend v. Chr. – die Akupunktur betreffen, so erschöpft sich die chinesische Medizin jedoch keineswegs nur darin. Vor allem die Pflanzenmedizin, die mit der Pulslehre und der Akupunktur keineswegs von Anfang an verbunden war und eigene Wege gegangen ist, war schon sehr früh ausgereift. Sammelwerke über die Herstellung und Wirkung von Pflanzenheilmitteln, die im 6. und 7. Jahrhundert n. Chr. erschienen sind, werden zum Teil noch heute in ganz Ostasien benutzt. Sie enthalten Rezepte, in denen bis zu 1740 Einzeldrogen verarbeitet sind.

Bereits im 6. Jahrhundert wurden in China schon vereinzelt Hospitäler errichtet und am Ende dieses Jahrhunderts wurde die erste kaiserliche

Ärzteschule eröffnet. Ab 639 gab es in allen Präfekturen Ausbildungsstätten für Ärzte. Ab 1076 wurde das Gesundheitswesen zentralisiert und von einem kaiserlichen Medizinalamt verwaltet.

Im 7. Jahrhundert stellte eine kaiserliche Ärztekommission eine Enzyklopädie der Differentialdiagnose und Prognose von 1720 Krankheiten zusammen. In anderen Werken werden Pulsdiagnostik, Akupunktur, Massagetechnik, Sexualhygiene, Gymnastik und Atemübungen behandelt. Letztere hatten mit der Verbreitung des Buddhismus, der in diesem Jahrhundert in China seinen Höhepunkt erreichte, Eingang in die chinesische Medizin gefunden und werden bis heute praktisch von jedermann geübt. Die Tibeter haben dagegen diese Tradition verloren. Es gibt aus dieser Zeit, in welcher die tibetische Medizin von China her stark beeinflußt wurde, auch Bücher über richtige Ernährung, richtiges Wohnen und über die Ethik des Arztes.

Ihren Höhepunkt erreichte die chinesische Medizin etwa im 13. Jahrhundert, um dann zunehmend zu erstarren. Die westliche Medizin fand seit dem 18. Jahrhundert vereinzelt Eingang durch Vermittlung von Jesuiten, von denen einige als Leibärzte den Ming-Kaisern dienten. Im 19. Jahrhundert begann dann der Siegeszug der westlichen Medizin in ganz China, bis schließlich in den 20er Jahren dieses Jahrhunderts die Ausübung der traditionellen Medizin regelrecht verboten wurde.

Erst Mao Tse Tung stellte die Forderung auf, die traditionelle Medizin wieder zu studieren und von ihr zu verwenden, was noch nützlich sei. Er sah ganz richtig, daß ihre Methoden billig und in vereinfachter Form von den sogenannten Barfußärzten leicht erlernbar sind. So kamen nach der Gründung der Volksrepublik China die Pflanzenheilkunde und auch die Akupunktur zu neuen Ehren. Westliche und traditionelle Medizin existieren heute pragmatisch nebeneinander; hilft die eine nicht, versucht man es mit der anderen.

Die Medizinphilosophie der Chinesen ist nicht religiös eingefärbt, sondern ganz von der Vorstellung durchdrungen, daß Natur, Mensch und Gesellschaft – entsprechend den Lehren des *Konfuzius* (551–479 v. Chr.) – in einem harmonischen Zusammenhang stehen. Das chinesische Weltbild wird durch Zyklen bestimmt, in denen es keine absolut unerklärbaren Phänomene gibt. Zeit und Raum werden diskontinuierlich vorgestellt mit Zeiten und Räumen größerer und geringerer Dichte, geordnet durch den Kalender.

Zur Ordnung des Kalenders wurden etwa seit dem 5. vorchristlichen Jahrhundert die Begriffe *Yin* und *Yang* herangezogen, die auch in der Medizin eine große Rolle spielen. Sie geben den Rhythmus an, der kosmische Abläufe ebenso wie das gesellschaftliche Leben regelt und beschreiben Entsprechungen und Gegensätze in Natur und Gesellschaft. Es sind Embleme einer alles umfassenden Ordnung, nicht aber kosmische Prinzipien. Zu den Begriffen Yin und Yang gehört auch der Begriff des *Tao*, der nicht übersetzt oder näher definiert werden kann und eine Ganzheit aus der Vereinigung der Gegensätze bezeichnet. Das Symbol von Yin und Yang ist die Monade: In der höchsten Phase des Yang ist bereits der Beginn des Yin enthalten.

Die Vorstellungen von Yin und Yang sind im 3. bis 2. vorchristlichen Jahrhundert im *I-Ging*, einem auf der Symbolik der Zahl beruhendem Orakelbuch in der *Lehre von den Fünf Wandlungsphasen* zusammengefaßt worden. Letztere ist die Grundlage der Akupunktur und – damit verbunden – der Pulslehre und mit dieser von den Tibetern übernommen worden. Darin werden Entsprechungen zwischen den fünf Elementen Holz, Feuer, Metall, Wasser und Erde und inneren Organen, Emotionen, Farben, Tönen, Geruchs- und Geschmacksrichtungen, Jahreszeiten und Himmelsrichtungen hergestellt. Mensch und Welt, Mikrokosmos und Makrokosmos werden dadurch verbunden. Alles Werden und Vergehen wird durch das Gesetz von den Fünf Wandlungsphasen bestimmt: Weiß man die Regeln, dann besitzt man das Wissen um die Ordnung und kann Gestörtes wieder in den Zustand der Harmonie zurückbringen.

Eine große Rolle spielt in der Medizin der Begriff der Energie: *Ch'i*. Dieses chinesische Wort ist schwer zu übersetzen und bedeutet Wind, Luft, auch Geist, hat aber nichts mit physikalischer Energie zu tun. Es entspricht dem Begriff „Wind" bei den Tibetern und ist das bewegende Prinzip, die Lebensenergie schlechthin. Sie zirkuliert im Körper auf bestimmten Bahnen, den Meridianen (unsichtbaren feinstofflichen Kanälen): Die Chinesen kennen wie die Inder und Tibeter den Begriff der feinstofflichen Materie, d.h. von Materie, die sich bis zur Gestaltlosigkeit verfeinern kann.

Ch'i hat verschiedene Charaktere, je nachdem, ob es sich um Yin- oder Yang-Energie bzw. um ein Yin- oder ein Yangorgan handelt. Es besteht auch eine Abhängigkeit von der Tages- und der Jahreszeit. So gibt es Zeiten und Orte größerer oder geringerer Energiefülle im zyklischen Zirkulieren oder Pulsieren, ganz in der Entsprechung zu den

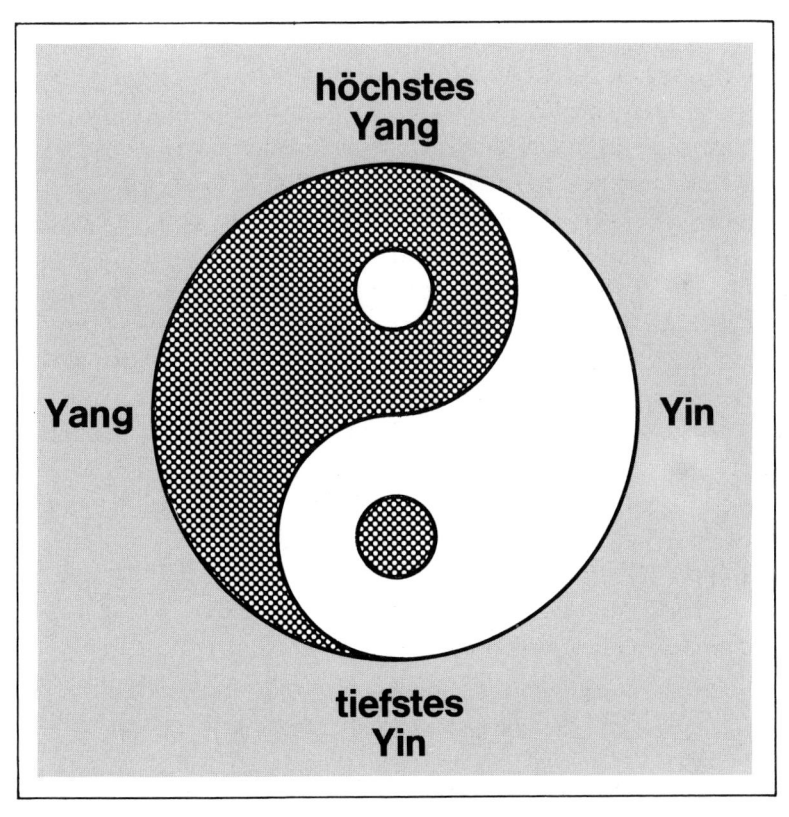

Die Monade, das Symbol von Yin und Yang

Vorstellungen chinesischen Denkens im makrokosmischen Bereich. Durch äußere Einflüsse wie Hitze und Kälte, Nässe und Wind, falsche Ernährung und fehlendes Gleichgewicht der Gefühle kann das Energiegleichgewicht gestört werden.

Eine Störung des Ch'i und damit die Blockade der vitalen Energie ist die wichtigste Krankheitsursache. Das Ziel der Behandlung ist letztenendes die Wiederherstellung der Harmonie im menschlichen Körper, um das Individuum wieder in die Harmonie von Natur und Gesellschaft einzufügen.

Aufgrund der Korrespondenzen nach der Lehre von den Fünf Wandlungsphasen sind der psychologische und der physische Bereich vollkommen eins. Seelische und somatische Erkrankungen können am Puls erkannt und in gleicher Weise über den Körper behandelt werden: Die Diagnose erfolgt bei den Chinesen durch Befragen, Zungen-

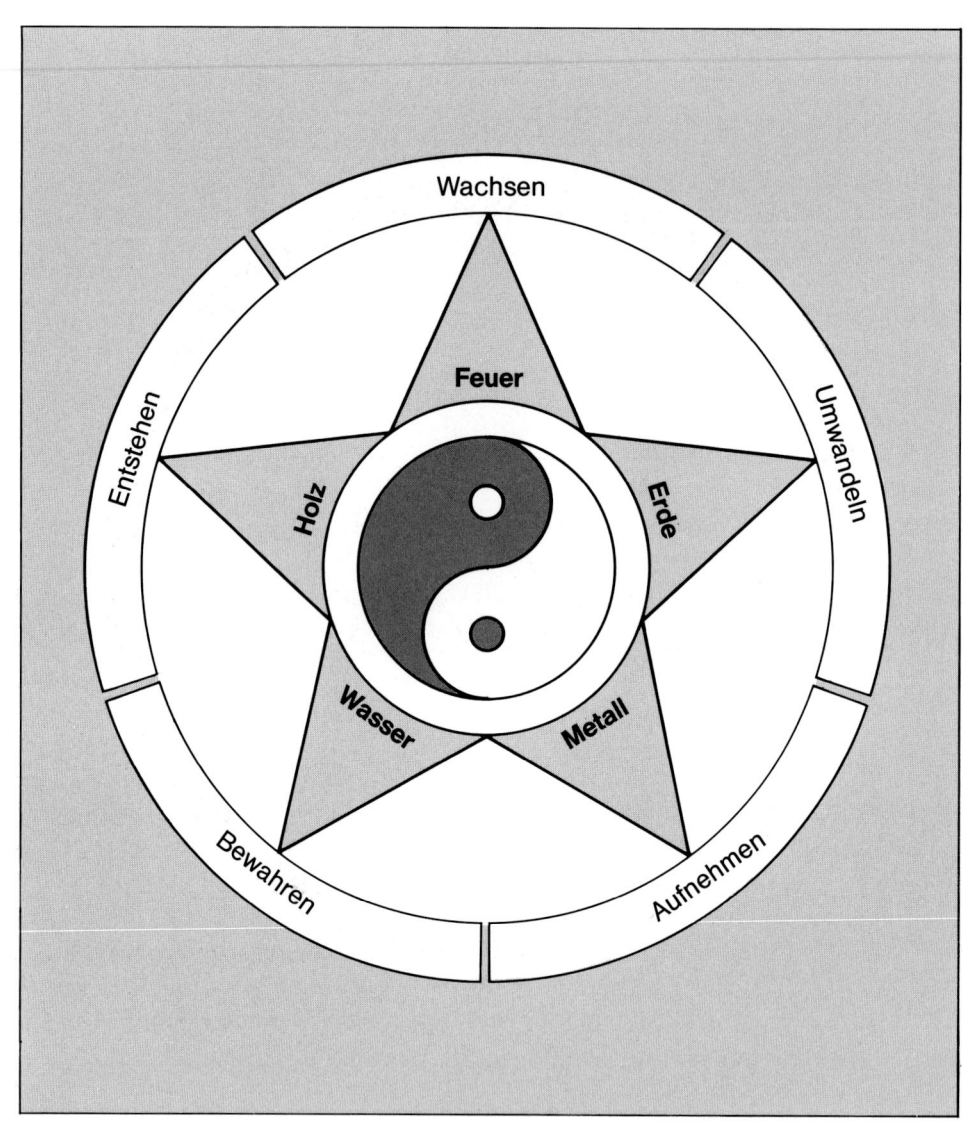

Das Gesetz der Fünf Wandlungsphasen: Das Werden

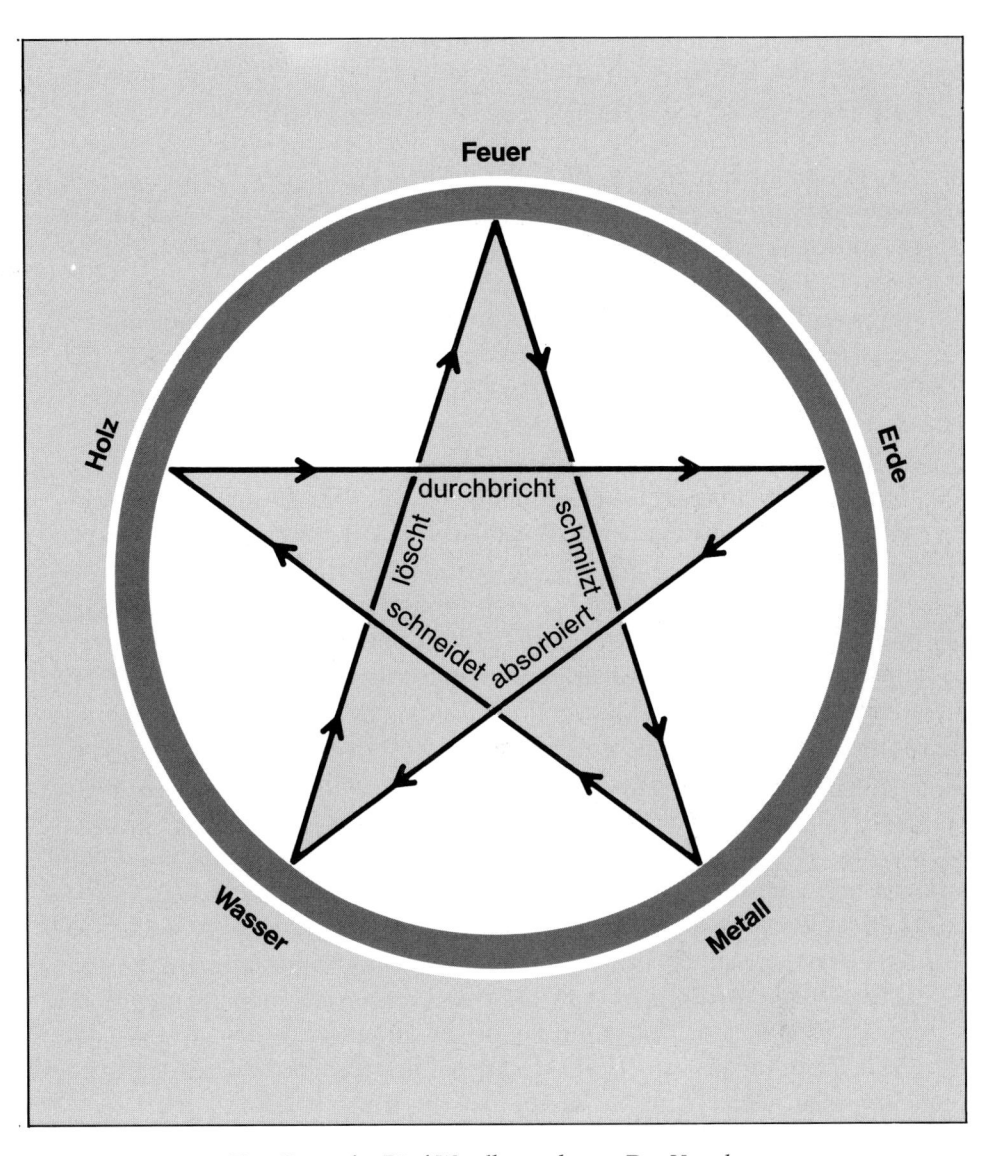

Das Gesetz der Fünf Wandlungsphasen: Das Vergehen

betrachtung und Pulstastung. Eine Urindiagnose kennt die chinesische Tradition nicht.

Die Chirurgie spielte auch in China aus religiösen Gründen eine untergeordnete Rolle, weil die Unverletzlichkeit des Körpers wichtiger war als der Wissensdurst der Ärzte. Die erste öffentliche Autopsie fand in China erst um 1860 statt. So sollen die anatomischen Kenntnisse der chinesischen Ärzte sehr oberflächlich gewesen sein, trotzdem war ihnen das Prinzip des Blutkreislaufes schon in der vorchristlichen Zeit bekannt. Es wird zwischen sechs Speicherorganen – welche die gesamte Energie des Organismus speichern und Sitz der geistig-seelischen Kräfte sind – und fünf Hohlorganen unterschieden, die der Nahrungsaufnahme, der Bereitstellung und Verteilung der Lebensenergie, der Trennung und der Ausscheidung von Nahrungsrückständen und der Bildung von Körperflüssigkeiten dienen. Die Namen der Organe, soweit sie mit den uns bekannten Organen identisch sind, stehen für bestimmte Funktionen, die sich aus ihrer Stellung im System der Fünf Wandlungsphasen ergeben. Sie sind deshalb nur in grober Annäherung identisch mit den Funktionen, welche die westliche Medizin ihnen zumißt.

In der Therapie wird zwischen der inneren Therapie durch Drogen und der äußeren, vor allem durch Akupunktur und Moxibustion, unterschieden. Dazu kommen ergänzend Massagen, Gymnastik mit Atemübungen, Dampfbäder, Inhalationen und Räucherungen und nicht zuletzt Ratschläge zur Diät und zur Änderung der Lebensweise.

Das Behandlungsziel lautet: Ausgleich von Energieleere und Energiefülle, von einem Zuviel oder Zuwenig an Yin oder Yang, was man am Puls erkennt und durch Stechen von Nadeln und Abbrennen von Kräutern auf bzw. über Akupunkturpunkten, die auf den Yin und Yang zugeordneten Meridianen liegen, erreicht. Dadurch werden Blockierungen im Ch'i gelöst, das nach einem bestimmten Tages- und jahreszeitlichem Rhythmus im Körper pulsiert. Das kann man sehr einfach und schematisch an einer sogenannten *Organuhr* ablesen. Im Westen nennt man das *Chronobiologie*, über die man allerdings noch sehr wenig weiß.

Dieser Art der Behandlung entspricht eine Reihe von Behandlungstechniken der tibetischen Medizin, die auf Blockierungen des Energieflusses im feinstofflichen Körper abzielen.

Die Drogenkunde hat sich, ausgehend von der Suche nach dem *Kraut der Unsterblichkeit* und gefördert durch die Taoisten, in den Jahrhunderten um die Zeitenwende entwickelt. Man hat versucht, sie in Übereinstimmung mit dem System der Fünf Wandlungsphasen zu bringen. So werden seit dem 12. Jahrhundert sogenannte *Leitdrogen* angegeben, welche die Meridiane beeinflussen können. Diese abstrakte Pharmakologie hat zu vielen Differenzen geführt, da die geforderten Kriterien nicht eindeutig festzulegen waren. Deshalb findet sich in allen Arzneibüchern auch ein Abschnitt mit einer einfachen Symptombehandlung nach dem Schema: Bei Kopfschmerzen nehme man die Droge XY, welche theoretische Komplikationen umgeht.

Die Arzneimittel werden nach fünf Qualitäten: Heiß, warm, kühl, kalt und temperaturneutral unterschieden und entsprechend den *Fünf Wandlungsphasen* in fünf Geschmacksrichtungen differenziert; es fehlt hierbei die Geschmacksrichtung „herb" der Inder und Tibeter. Je nach Geschmack und Qualität werden sie bei Hitze- und Kältekrankheiten angewendet. Eine Einteilung, die man überall in Asien findet.

Neben Pflanzen verwendet man auch Mineralien, Edelsteine und animalische Produkte. Es gab auch eine *Pille der Unsterblichkeit*. Heute beziehen die chinesischen Funktionäre ihre Verjüngungspillen – so sagt man jedenfalls – ironischerweise via Hongkong aus der Pharmazie des Dalai Lama. Offenbar sind diese Pillen sehr wirksam, wenn man sich einmal das Alter der chinesischen Führungsschicht betrachtet.

Es gibt also erstaunlich viele Parallelen zwischen dem Ayurveda und der tibetischen Medizin einerseits und der chinesischen Medizin andererseits, die meines Wissens bisher nicht systematisch erforscht worden sind. Auch hierzu sei dem interessierten Leser deshalb empfohlen, dieses Kapitel nochmals zu lesen, wenn er sich mit der tibetischen Medizin erst einmal vertraut gemacht hat.

*Medizin
und Buddhismus
in Tibet*

Wunderheiler, Übersetzer und buddhistische Heilige

Tibet taucht erst im 7. Jahrhundert aus dem Dunkel der Geschichte auf, um sich zu einem Staat zu formieren. Über die Jahrhunderte zuvor ist wenig Verlässliches bekannt: Der erste König Tibets soll ein indischer Prinz gewesen sein, der um 127 v. Chr. nach einer verlorenen Schlacht sein Heil auf den Hochebenen jenseits der Schneeberge suchte. Der 32. König Tibets war *Song Tsen Gampo* (617–649). Er hat das erste und letzte tibetische Großreich gegründet, das sich von den Grenzen Chinas bis zum Hindukusch, dem heutigen Grenzgebiet zwischen Pakistan und Afghanistan und von den Oasen des Tarimbeckens im Norden – der Seidenstraße – bis zum Südhang des Himalaja erstreckte.

In dieser Zeit kommt Tibet erstmals in enge kulturelle und wirtschaftliche Verbindung mit seinen Nachbarn. Die Seidenstraße spielte dabei eine wichtige vermittelnde Rolle: Sie führte von China durch das Tarimbecken über Turkistan, das nördliche Afghanistan und Südrußland bis zum heutigen Rumänien und fand über eine südliche Route über Persien und Mesopotamien (Irak) den Anschluß an das Mittelmeer. Die alte Handelsstraße existierte schon im ersten Jahrtausend v. Chr., den Fernen Osten und den Mittelmeerraum verbindend. Auch der Kriegszug *Alexanders des Großen* von 336–324 v. Chr., der ihn über Südrußland und das Oxustal bis zum Hindukusch und weiter in das Industal, also in das heute Afghanistan und Pakistan bis Rawalpindi führte, hatte Griechen und Inder in engen und langdauernden Kontakt gebracht. Die ersten verlässlichen Berichte über die indische Medizin jener Zeit stammen von dem griechischen Historiker *Megasthenes*, der um 300 v. Chr griechischer Botschafter am Hofe der Maurya-Könige im heutigen Patna war.

Im Tarimbecken in Ostturkistan, allen Lesern Sven Hedins wohl vertraut, blühte eine buddhistische Kultur vom 1. Jahrhundert v. Chr. bis zur Mitte des 11. Jahrhunderts n. Chr., die sich von Nordindien aus, den uralten Handelsstraßen folgend, über Zentralasien bis nach Korea und Japan ausbreitete. Aber auch die islamischen Perser im Westen, die asiatischen Steppenvölker im Norden und natürlich die Han-Chinesen und die Tibeter hinterließen hier ihre Spuren. Soweit es die Medizin betrifft, konnten die Tibeter im 7. Jahrhundert an diesem Kreuzweg der Kulturen die großen traditionellen Medizinlehren der damals bekannten Welt kennen und nutzen lernen. Die erste Staatsgründung in Tibet fällt nicht nur mit dem Höhepunkt der Ausbreitung des *Mahayana-Buddhismus* zusammen, sondern auch mit der Reifezeit der islamischen, der indischen und der chinesischen Medizin.

König *Song Tsen Gampo* hatte zwei Frauen, eine chinesische und eine nepalische Prinzessin, die beide Anhänger des Buddhismus waren und den König zu dieser Religion bekehrten. In seiner Regierungszeit wurde erstmals eine tibetische Schrift entwickelt. Zahlreiche ausländische Gelehrte kamen an den Königshof, darunter auch Mediziner, und es begann eine Zeit reger Übersetzertätigkeit, vor allem aus der indischen, aber auch aus der chinesischen Literatur.

Bis dahin kannte Tibet wahrscheinlich nur eine bodenständige, mit der einheimischen *Bön-Religion* verbundene schamanistische Heilkunde. Sie war beherrscht von Dämonenglauben und exorzistischen Riten, wie dies weiter oben für die archaischen Medizinlehren des Vorderen Orients beschrieben wurde. Erst jetzt, nachdem eine tibetische Schrift eingeführt und Übersetzungen ausländischer Literatur möglich waren, konnte sich eine, von Anfang an buddhistisch geprägte Medizin etablieren.

Tri Song Detsen (ca. 742–798), der 37. König Tibets, leitete die zweite große Welle von Übersetzungen ein. Sie sind nach heutigem Wissen sehr exakt gewesen, wurden sie doch immer in Zusammenarbeit zwischen einem indischen Pandit, der das Tibetische gut kannte und einem Tibeter, der Sanskrit beherrschte, vorgenommen. Über 100 Übersetzungen dieser Zeit aus dem Sanskrit wurden in den *Kanjur* (Übersetzungen der Worte Buddhas), über 200 weitere in den *Tanjur* (Übersetzungen der Kommentarliteratur) aufgenommen, die beiden großen Sammlungen klassischer Literatur, die auch heute wieder in den großen Klöstern Tibets nach ihrem teilweisen Wiederaufbau als Holzdrucke vollständig vorhanden sind. Eine so umfangreiche Übersetzertätigkeit in wenigen Jahrzehnten ist nur denkbar, wenn man einen heute nicht mehr vorstellbaren, intensiven kulturellen und wirtschaftlichen Austausch zwischen Tibet und Indien voraussetzt.

Der 42. König war *Lang Darma* (Regierungszeit 836–842). Er versuchte, die Bön-Religion wieder aufzurichten, verfolgte die Anhänger des Buddhismus und löschte die neue Staatsreligion praktisch aus. Nach seiner Ermordung zerbrach jedoch das tibetische Großreich. Während der Buddhismus 1042 durch *Atisa*, der aus Indien nach Tibet kam, erneuert wurde und diesmal für immer, blieb das Land bis zum 17. Jahrhundert politisch zerrissen. Die letzte Phase der großen Übersetzungen religiöser Literatur setzte Ende des 11. Jahrhunderts mit dem berühmten Übersetzer *Marpa* ein und dauerte bis zum 13. Jahrhundert. Danach kam, bedingt durch den Niedergang des Buddhismus in Indien, nichts Neues mehr; vielmehr trat die tibetische Kultur in eine Phase der Integration des übernommenen Wissens ein.

Doch zurück zur Medizin. Von dem Zusammenbruch des ersten Zentralstaates soll die medizinische Tradition unberührt geblieben sein. Es gab verschiedene Zweige der medizinischen Überlieferung, in deren Beginn jeweils mythisch überhöhte, weise Ärzte standen, die einen großen Ruf als Wundertäter hatten. Die Medizinlehre wurde vor allem in den großen Klöstern weitergegeben, aber, zumindest in späteren Jahrhunderten, auch über Generationen hinweg vereinzelt in Arztfamilien aus dem Laienstand. Es gab viele medizinische Schulen, viele Übersetzungen und Kommentierungen vor allem indischer, aber auch chinesischer Texte. Es gab Arzneibücher, Handbücher für den Praktiker und Rezeptbücher der tibetischen Medizin, die später, nach der Übernahme des Buddhismus durch die Mongolen im 13. Jahrhundert, ihren Weg in die Mongolei bis nach Sibirien zu den buddhistischen Burjäten und in die asiatischen Steppen Südrußlands fanden.

Insgesamt wurden 22 Übersetzungen medizinischer Texte mit insgesamt 47 000 Versen aus dem Sanskrit in den Tanjur aufgenommen. Dazu gehört erstaunlicherweise nicht das Standardwerk der tibetischen Medizin, die sogenannten *Vier Tantras* (*Gyushi*, gesprochen: Güschi), die bis heute der wichtigste Text der Medizinliteratur sind. Sie sollen die Übersetzung eines verlorengegangenen indischen Werkes sein, enthalten aber auch die aus China übernommene Pulslehre und andere Elemente der chinesischen Medizin, die in keinem ayurvedischen Lehrbuch beschrieben worden sind. Wahrscheinlich handelt es sich also um eine Kompilation verschiedener Elemente aus späterer Zeit.

Die erste Übersetzung des Gyushi aus dem Sanskrit wurde nach der offiziellen tibetischen Darstellung von dem berühmten Übersetzer *Vairocana* vorgenommen. Er war ein Schüler des tantrischen Meisters *Padmasambhava*, der 810 aus Indien nach Tibet gekommen war und einer der großen Heiligen des tibetischen Buddhismus ist. Die Vier Tantras wurden durch den berühmten wundertätigen Arzt *Yuthok Yontan Gonpo* (708–833) der das Werk in Indien im Original studiert haben soll, kommentiert. Dieser Kommentar ging verloren, wurde 1543 wiederentdeckt und einige Jahrzehnte später auf Holzblöcken gedruckt. Der Überlieferung nach hat Padmasambhava 883 die Vier Tantras zusammen mit anderen wertvollen religiösen und philosophischen Schriften im Kloster Samye versteckt, weil die Zeit noch nicht reif sei, sie zu verstehen. Gemäß einer alten Weissagung wurden sie 1038 wiedergefunden. Ein anderer berühmter Wunderheiler, *Yuthok der Jüngere*, eine Art Doppelgänger des älteren Yuthok, hat in den folgenden Jahrzehnten möglicherweise die ursprüngliche Version umgeformt und erweitert.

Von *Yuthok dem Älteren* ist eine Biographie erhalten, die zur Zeit des 5. *Dalai Lama* (1617 bis 1862) gedruckt wurde, aus der Familie des großen Arztes stammen soll und damit sehr viel älteren Datums sein muß. Sie ist die Quelle aller Mythen und Legenden aus der Frühzeit der tibetischen Medizin und spiegelt die perfekte Verzahnung von Religion und Medizin vortrefflich wieder.

Yuthok gilt als die Inkarnation des Medizinbuddha. Dieser hatte der Mutter Yuthoks in einem Traum verkündet, sie werde die Inkarnation seiner Sprache gebären und diese werde die Heilkunde in ganz Tibet verbreiten: Als der Zeitpunkt der Geburt herankam, ertönte aus den Himmeln eine liebliche Musik, es donnerte und blitzte, ein Regenbogen erschien am Himmel, und die Erde bebte.

Schon der Fünfjährige war berühmt für sein tiefes religiöses Wissen und bereits mit 10 Jahren besaß er eine solche Kenntnis der Medizin, daß ihn neun tibetische Ärzte als Lehrmeister erkoren. Der König Trisong Deutsen und Yuthok waren gleichaltrig. Als sie beide 20 Jahre alt waren, fand das statt, was die heutigen Tibeter die erste internationale Konferenz über tibetische Medizin nennen. Es wurden neun Ärzte aus Indien, China, aus der Mongolei, Nepal, Turkistan, Persien und anderen Ländern eingeladen. Sie tauschten ihr Wissen aus und erlernten von Yuthok die tibetische Medizin.

Yuthok lebte 125 Jahre. Er machte mehrere Reisen nach Indien und China und verbreitete die Lehre der Medizin in ganz Tibet. Seine Kenntnisse der zeitgenössischen traditionellen Medizinlehren müssen so umfassend gewesen sein, wie es seine religiöse Hingabe war. Es sind viele ans Unglaubliche grenzende Heilungen von ihm berichtet worden und er ist, wie es sich für die Inkarnation eines Medizinbuddhas von selbst versteht, der große Wunderheiler schlechthin. Allein aufgrund seiner Reisetätigkeit und der Erfahrungen, die er dabei gemacht hat, wird verständlich, daß durch ihn die tibetische Medizin zu dem ausgeformt wurde, was sie noch heute ist: Eine Verschmelzung der zeitgenössischen Medizinlehren Asiens mit dem Mahayana-Buddhismus.

Der große Wundertäter heiratete, als er bereits über 100 Jahre alt war. Er war bis dahin ein Mönch gewesen, wollte aber Söhne haben, die seine Lehre weitertragen könnten. Als die Stunde seines Todes gekommen war, sammelten sich seine Frau, seine drei Söhne und seine Schüler um ihn. Der Himmel öffnete sich und darin wurde in der Form eines Mandalas die mythische Stadt Tanadug mit dem juwelenglänzenden Palast des Medizinbuddha sichtbar. Dieser selbst erschien den Versammelten in den drei Körpern eines Buddhas. Dann füllte sich der ganze Himmel mit Regenbögen und Lichtern. Der Körper Yuthoks löste sich vollkommen in regenbogenfarbenes Licht auf und schwebte nach oben in den Palast des Medizinbuddha. Auch seine Frau verwandelte sich in Licht und jedermann sah es und war sehr erstaunt.

Fahren wir nach diesem Exkurs in die Legende fort mit der Medizingeschichte Tibets: Im Laufe der Jahrhunderte gingen viele der Übersetzungen und Kommentare verloren. Die Lehre wurde letztendlich nur noch mündlich weitergegeben, viele falsche Interpretationen hatten sich eingeschlichen.

Dies änderte sich erst nach dem Regierungsantritt des Fünften Dalai Lama 1642, unter dessen Herrschaft Tibet wieder zu einem zentralistisch regierten Staat ausgebaut wurde, wenn auch bei weitem nicht in der Ausdehnung, die das tibetische Großreich im 7. Jahrhundert gehabt hatte. Der Große Fünfte regte zahlreiche Übersetzungen indischer Medizinliteratur an und förderte die Herstellung der sogenannten *Juwelenpillen*; auch Augenoperationen sollen damals durchgeführt worden sein. Mit seinem Tod 1682 endet ein Jahrtausend kontinuierlicher Tradierung medizinischen Wissens aus China – nur anfangs – und aus Indien.

Der Regent *Sangye Gyatso* (1653–1705) – ein Regent übt die Herrschaft vom Tode eines Dalai Lama bis zum Amtsantritt von dessen Nachfolger aus – gründete 1696 in Erfüllung eines Wunsches des Fünften Dalai Lama das *Chakpori-Medizininstitut* in Lhasa, das bis zur chinesischen Kulturrevolution weiter bestehen sollte. Er überarbeitete die Vier Tantras, ordnete sie neu und schrieb einen ausführlichen Kommentar (*Vaidurya sNon po*, d.h. „blauer Lapis Lazuli") dazu, der die Vier Tantras, die ansonsten fast unverständlich und nur eine Art Lehrgerippe sind, aufs klarste ergänzt. Damit die Lehre nicht wieder falsch interpretiert werde, gab er auch eine Serie von 79 *Thangkas* (Rollbilder) in Auftrag, auf denen sie bildhaft und unmißverständlich dargestellt ist – ein Unikum in der Medizingeschichte! Diese Systematisierung der Vier Tantras und ihre Kommentierung sind bis heute unverändert und die Basis des Medizinstudiums geblieben. Die Medizin wurde als das bestätigt, was sie schon in der Frühzeit der buddhistischen Klostergründungen in Indien gewesen war und bis zum Beginn dieses Jahrhunderts bleiben sollte: nämlich als eines der fünf klassischen Fächer, in denen höhere Lamas unterrichtet wurden. Manche Klöster, wie das schon erwähnte Samye, waren darüber hinaus Sitz regelrechter medizinischer Akademien.

1916 wurde eine weitere Medizinschule in Lhasa von dem 13. Dalai Lama (1895–1933), der *Mentse Khang* gegründet, die bis heute, allerdings an anderer Stelle und in anderer Organisationsform weiter besteht. Über hundert Studenten konnten dort früher Medizin, Astrologie und buddhistische Literatur studieren. Nach dem damals üblichen Verfahren wurde die Hälfte der Studenten von den Klöstern zum Studium delegiert, die anderen waren Laien, je einer aus den verschiedenen Bezirken Tibets. Die Gründung des Mentse Khang war der Beginn einer Laisierung der Medizin, die ihren bisherigen Höhepunkt im heutigen Tibet erreicht hat.

Nach der Emigration des 14. Dalai Lama 1959 wurde 1961 in Dharamsala in Nordwest-Indien, dem Sitz der tibetischen Exilregierung das *Tibetan Medical Institute* gegründet. Es führt die Tradition der tibetischen Medizin auch im Exil weiter und wurde 1967 mit einer Astrologieschule zum *Tibetan Medical & Astro Institute* vereint.

Der König des aquamarinfarbenen Lichtes verkündet die Heilkunde

Die Fundamentalisten unter den Tibetern meinen heute, daß ihre Medizinlehre auf den *Buddha Sakyamuni* zurückgehe. Von dort aus habe sie sich über ganz Asien bis nach Japan verbreitet, als Vorreiter des Buddhismus: Erst kamen die Ärzte, dann die Lamas. So unrecht mögen sie nicht haben, wenn man sich die neueren Hypothesen über die Entstehung der buddhistischen Medizin in den frühen Klostergründungen vor der Zeitenwende, wie sie weiter oben erörtert wurden, vor Augen führt.

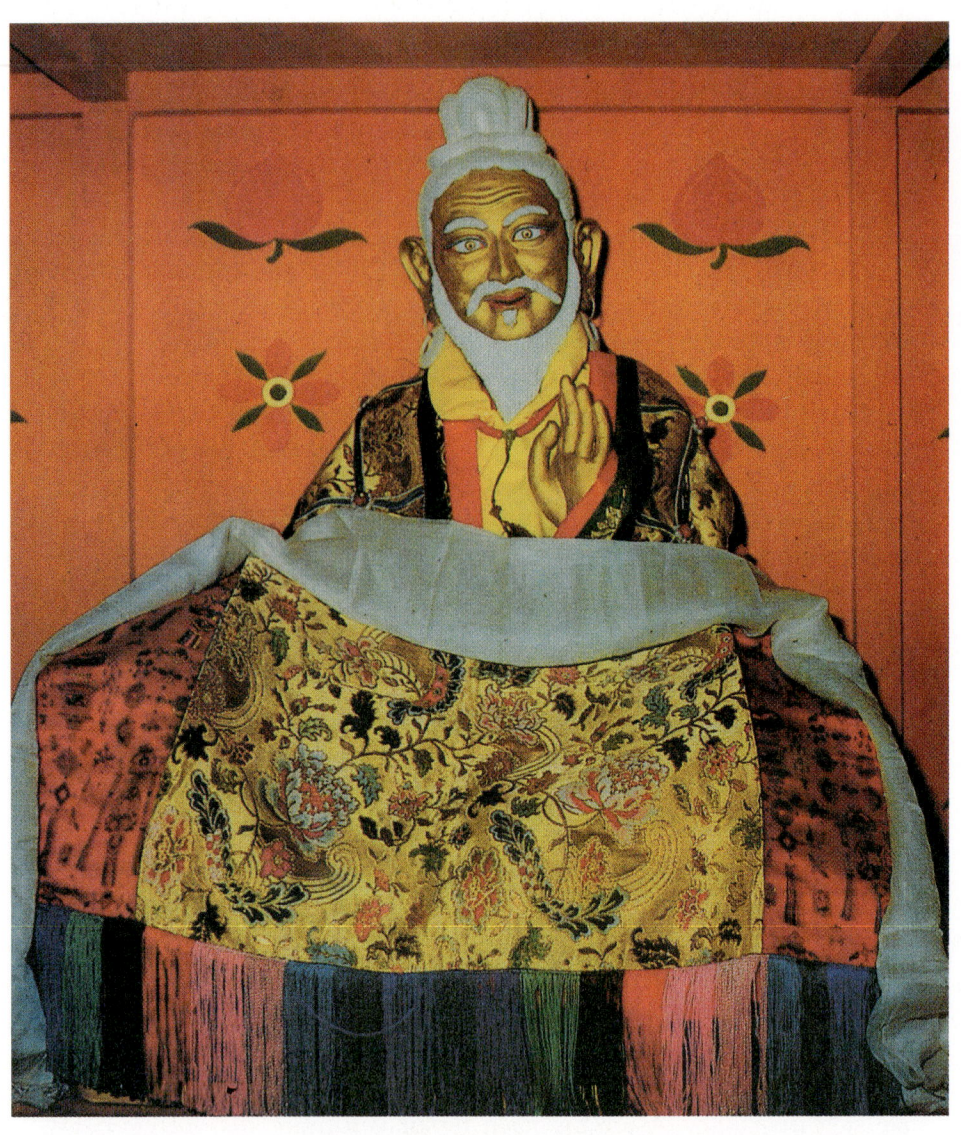

Yuthok Yontan Gonpo der Ältere (Statue im Mentze Khang, Lhasa)

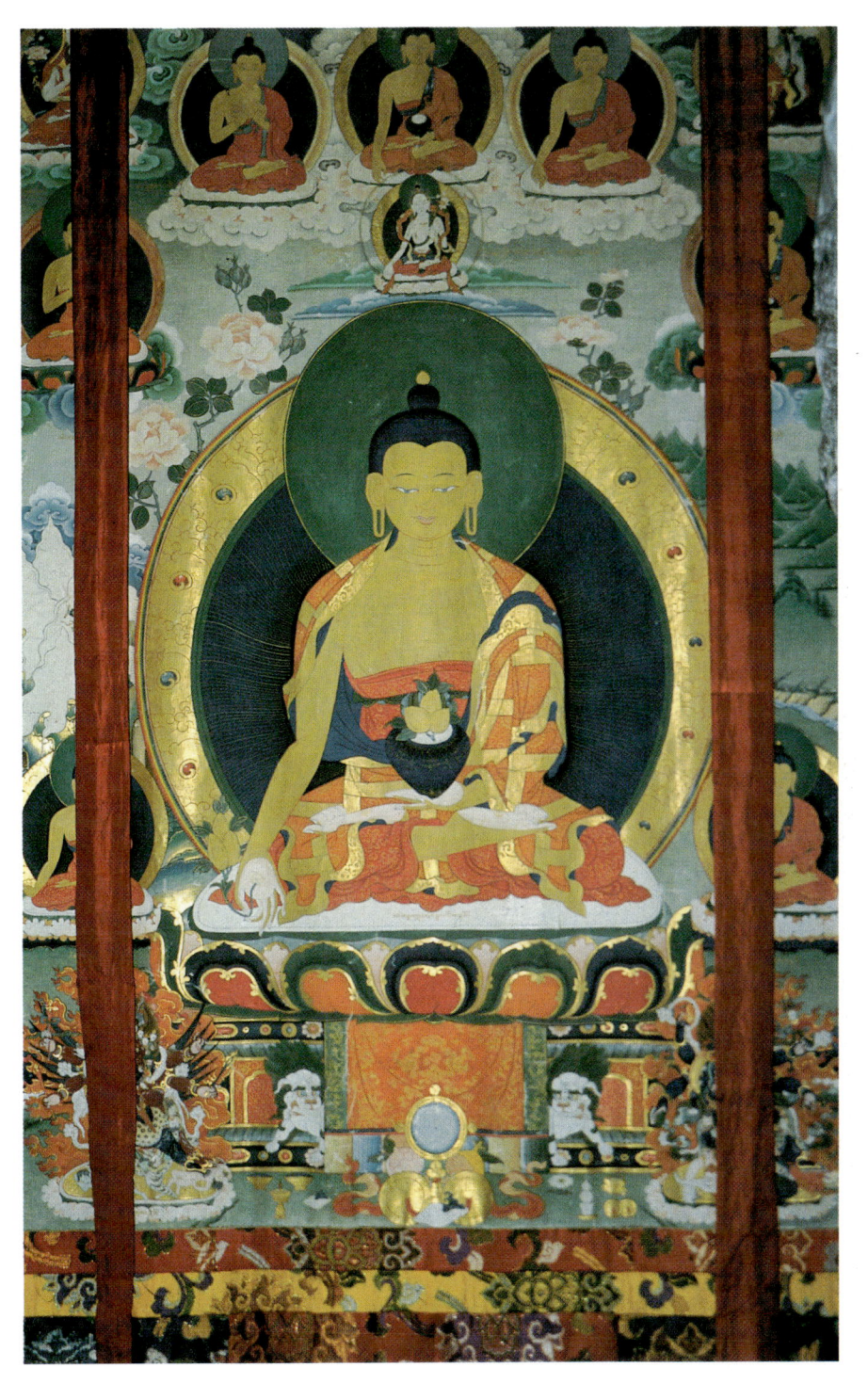

Buddha Sakyamuni als Medizin-Buddha

Wie immer es sich auch mit der historischen Wahrheit verhalten mag, die Legende besagt jedenfalls, daß bereits in einem vergangenen Äon der Vorgänger des Buddha Sakyamuni, der *Buddha Kasyapa* die Medizin verkündet habe. Diese Lehre nahm *Brahma* auf und schrieb sie in 100 000 Versen nieder. Über seine Schüler kam sie zu *Indra* und über Generationen von anderen göttlichen Heilern schließlich in die Welt der heutigen Menschen. Der Buddha dieses Äons soll die Vier Tantras in der mythischen Stadt Tanadug in Form von Rede und Gegenrede verkündet haben: Auch die ersten Standardwerke der indischen und der chinesischen Medizin sind, das ist immerhin bemerkenswert, in Dialogform geschrieben worden.

Der Buddha in seinem Aspekt als Lehrer der Medizin heißt *Baisajyaguru*, der „strahlende König", weil von seinem Körper vielfarbige Strahlen ausgehen, die alle Krankheiten vernichten können. Sein Körper hat die Farbe des Himmels wie ein blauer Halbedelstein: *Vaidurya*. Je nachdem, wie man das Wort übersetzt, meint es die dunkelblaue Farbe des Lapislazuli oder die blaugrüne des Aquamarins. Der Medizinbuddha wird deshalb auch *Vaidurya*, „König des aquamarinfarbenen Lichtes" genannt, der oberste Wohltäter und Heiler.

Tanadug, die Stadt der Medizin, ist umgeben von Bergen, auf denen alle Arten von Heilpflanzen und -bäumen wachsen. Man findet dort auch alle heilenden Mineralien und von den Bergen entspringen heiße Quellen, in denen Kranke genesen können. In den dichten Wäldern um die Stadt leben Tiere wie Elefanten, Bären und Rhinozerosse, deren Organe ebenfalls zu Arzneien verarbeitet werden.

Inmitten der Stadt steht der himmlische Palast, der aus vielen Arten wertvoller Juwelen erbaut ist. Sie können die 404 Krankheiten, welche die tibetische Medizin kennt, heilen. Im Zentrum des Palastes sitzt der Medizinbuddha auf einem Juwelenthron, angetan mit den 30 Merkmalen der Vollendung und den 84 Zeichen der Schönheit. Er ist umgeben von Göttern und Weisen, Brahmanen, Buddhisten und Nichtbuddhisten, den acht Göttinnen der Medizin und den drei Großen Beschützern: Den Bodhisattvas *Manjushri*, *Avalokitesvara* und *Vjrapani*. In der rechten Hand hält er eine Myrobalane als Zeichen des Schutzes vor den Krankheiten der drei Säfte und in der linken Hand eine Bettelschale, die mit dem Nektar der Unsterblichkeit gefüllt ist.

Sobald der Buddha, so geht die Legende, in tiefe Meditation versunken war, kamen aus seinem Herzen vielfarbige Strahlen, welche die geistigen Befleckungen aller Wesen reinigen und alle Krankheiten heilen, die durch die Drei Gifte des Geistes verursacht worden sind. Nachdem der Buddha die Strahlen wieder in sein Herz zurückgezogen hatte, entsprang diesem eine Emanation, der Weise *Rigpe Yeshe*: Er ist von blauer Farbe und hält einen *Vajra* (Donnerkeil) und eine Bettelschale in seinen Händen.

Darauf entsprangen dem Medizinbuddha wiederum tausende vielfarbiger Strahlen, diesmal seiner Zunge. Sie reinigen alle Befleckungen durch Sprache und heilen die Krankheiten, die durch Störungen der drei Säfte, durch Dämonen und Geister oder aufgrund eines schlechten Karmas entstehen. Nachdem die Strahlung erloschen war, entsprang eine andere Emanation des Buddha seiner Zunge, der Weise *Yile Kye*: Er ist von roter Farbe und hält einen Lotus und eine Bettelschale in seinen Händen. Sodann verkündete der Medizinbuddha den Versammelten in Form eines Dialoges zwischen seinen beiden Erscheinungsformen die Vier Tantras. Sie wurden später in Versen mit einer Tinte aus Lapislazuli auf Blättern aus purem Gold aufgeschrieben und sind heute noch im Mentse Khang in Lhasa ausgestellt.

Man mag nun ermessen, welche Bedeutung der Medizinbuddha, der Höchste Heiler und König der Ärzte in der tibetischen Medizin hat und es wird auch verständlich, warum der große Arzt-Heilige, Yuthok der Ältere, als Emanation der Sprache des Buddha gilt. Er war es ja, der den Tibetern konkret und in geschichtlicher Zeit die Lehren der Vier Tantras vermittelt hat. In späteren Jahrhunderten wurden aus dem einen Medizinbuddha acht, denen sich acht Medizingöttinnen, kenntlich an einem Lederbeutel in den Händen, hinzugesellen. Seine größte Entfaltung hatte der Kult des Medizinbuddha übrigens in China gefunden und dies wohl schon vor der Einführung des Buddhismus nach Tibet.

Die Vier Tantras als Grundlage des Medizinstudiums

Die tibetische Medizin ist das Wissen vom Heilen – auf tibetisch *gSo ba Rig-Pa*. Im Gegensatz zum Ayurveda, der Lehre zur Gesunderhaltung und vom langen Leben, liegt die Betonung hierbei jedoch mehr auf der Therapie. Aber die tibetische Medizin ist durch ihre enge Verflechtung mit dem Buddhismus auch eine Heilslehre im religiösen Sinne.

Die Vier Tantras – auf tibetisch *Rgyud bzhi* – heißen auch „die geheime mündliche Unterweisung über die acht Zweige der Wissenschaft von der Medizin". Sie sind in vier Bücher gegliedert:
- Im ersten, dem Wurzeltantra, wird die Krankheitslehre als Baum mit seinen Verästelungen dargestellt. Die Zweige sind die körperlichen Krankheiten, die Kinder-, Frauen- und Männerkrankheiten, die Krankheiten durch Geister und durch Verletzungen, die Alterskrankheiten und die Störungen der Fortpflanzungsfähigkeit. Sie werden ohne detaillierte Symptomatik klassifiziert. Übersichtsweise werden die allgemeinen Ursachen von Krankheiten, nämlich die Lehre von den drei Säften, sodann die 38 Methoden der Diagnose, die im wesentlichen auf drei zu reduzieren sind und die allgemeinen Behandlungsgrundlagen geschildert. Die diagnostischen Methoden sind Beschauen (Zunge, Urin), Fühlen (Puls) und Befragen.
- Das zweite Buch, erklärendes Tantra, enthält die Krankheitslehre im Detail. Sie beginnt mit der Embryologie, mit der Darstellung von Empfängnis und Schwangerschaft und der Möglichkeit der pränatalen Geschlechtsumwandlung durch magische Techniken. Es folgen Anatomie und Physiologie sowie eine Typenlehre, die auf den drei Säften basiert. Ein Kapitel über Traumdeutung beschreibt böse Omen und physische Zeichen des nahenden Todes.

Im Mittelpunkt der Lehre von den Krankheiten stehen die Symptome, die als Folge einer Verschiebung im Gleichgewicht der drei Säfte auftreten. Neben der Einteilung in Krankheiten aus dieser Ursache gibt es eine Unterteilung in Geistes- und körperliche Krankheiten und, geordnet nach deren Sitz, in Krankheiten der Kopf- und Sinnesorgane, der inneren Organe, in Tumore, Hautkrankheiten, Infektionskrankheiten etc. Außerdem werden Vergiftungen durch Pflanzen, Metalldämpfe, Nahrung und Tiere erörtert, sowie „Substanzen, die aus der Luft kommen": Letztere werden heute zur Erklärung der neuen Umweltkrankheiten herangezogen. Andere Kapitel enthalten Anweisungen zur Ernährung, zur Sexual- und Körperhygiene und zu ethischen Normen.
- Vom dritten Buch, dem Tantra der mündlichen Überlieferung, liegt nur ein kleiner Teil in Übersetzungen vor. Es ist der Therapie gewidmet und zwar einerseits den Krankheiten der drei Säfte und andererseits der Therapie von Fieber- und Magenkrankheiten; darüber hinaus der Behandlung von Krankheiten der oberen Körperhälfte und der Sinnesorgane, der Genital- und der inneren Organe (Speicher- und Hohlorgane), von Krankheiten der Kinder und Frau-

en, der Nerven und anderer Krankheiten durch böse Geister, durch Verletzungen und Vergiftungen und schließlich der Krankheiten der Alten und Fortpflanzungsunfähigen sowie von vermischten Krankheiten wie Verstopfung, Hämorrhoiden u. a. Des weiteren werden hier auch die Beziehungen der tibetischen Medizin zum Buddhismus beschrieben. Dieser Teil liegt aber nicht in einer Übersetzung vor.

– Das Thema des letzten Buches, des Folge-Tantra, sind die Untersuchungstechniken von Puls und Urin, die Auf- und Zubereitung der Heilmittel, die Behandlung mit Aderlaß, Moxibustion und anderen Methoden. Es gibt davon keine zusammenhängenden Übersetzungen: Es sind die sogenannten „geheimen Lehren", speziell für den Bereich der Pharmakologie, die Außenstehenden nicht mitgeteilt werden.

Insgesamt kennt die tibetische Medizin 84 000 Störungen. Praktisch heißt das, daß es genau so viele Krankheiten wie Kranke gibt. Sie werden zusammengefaßt in 404 Krankheitstypen, die auf Störungen der drei Säfte zurückgeführt und als heiß oder kalt klassifiziert werden. Dazu gibt es 3 mal 360 Hindernisse, die auf die Einwirkung von Geistern zurückgeführt werden und den *Drei Giften des Geistes* entsprechen.

Die 404 Krankheitstypen kommen nach zwei verschiedenen Klassifizierungen zustande: Nach der ersten sind 101 Krankheiten karmisch bedingt und tödlich, wenn sie unbehandelt bleiben. Sie sind oft durch eine rein medizinische Behandlung nicht zu heilen; spirituelle Techniken und eine Änderung des „falschen Denkens" müssen unbedingt hinzutreten. 101 Krankheiten sind solche des jetzigen Lebens, 101 werden durch Geister verursacht, zu denen auch viele „Nervenkrankheiten" zählen und 101 Krankheiten sind oberflächlicher Art, die auch durch richtige Ernährung und richtiges Verhalten allein reguliert werden können.

Nach einer anderen Einteilung gibt es 42 Wind-Krankheiten, 46 Galle-Krankheiten und 33 Schleim-Krankheiten, zusammen also 101 Krankheiten der drei Säfte. Dazu kommen 101 sogenannte „Hauptkrankheiten", 101 Krankheiten geordnet nach ihrem Sitz und 101 Krankheiten geordnet nach verschiedenen Gesichtspunkten. Es werden 110 heiße und 42 kalte Krankheiten unterschieden, 32 Nervenkrankheiten, 33 Augenkrankheiten, 11 verschiedene Tumorkrankheiten, zu denen auch Steinbildung in der Galle und Niere rechnen usf.

Man kann es nicht oft genug betonen, daß die Terminologie der tibetischen Medizin der unsrigen kaum je entspricht. Unter den tibetischen Krankheitsbezeichnungen werden die verschiedenen Symptome, die wir mit Befragen und Betasten feststellen können, mit Änderungen der Pulsqualitäten und der Verschiebungen im Gleichgewicht der Säfte zu Krankheitseinheiten zusammengefaßt, die keine Entsprechung in der westlichen Medizin haben. Das gilt auch für scheinbar so eindeutige Begriffe wie Krankheiten der Nerven, der Augen oder Tumorkrankheiten und in ganz besonders eklatanter Weise für die karmisch verursachten Störungen. Wenn tibetische Ärze in Vorträgen und Büchern „Diabetes", „Tuberkulose" oder „Stoffwechselstörung" sagen, dann ist das bereits eine Übernahme westlicher Terminologie, die keine Entsprechungen in der tibetischen Medizinlehre finden.

Ein Beispiel sind die Fieber-Krankheiten, die hier für andere Krankheitsbegriffe der Tibeter stehen sollen. Es gibt ein „allgemeines Fieber", das am ehesten unserem Begriff entspricht. Dann ein „unreines Fieber", ein „voll entwickeltes Fieber", ein Fieber, das beschrieben wird als: „Punkt des Wiedereinschmelzens von dem, was schon gefroren war". Es gibt ein „leeres Fieber" (eine Windstörung), ein „verstecktes Fieber" (Wind und Schleim wirken zusammen) sowie ein „chronisches Fieber" (bei dem brauner Schleim und eine Vergiftung eine Rolle spielen, das aber auch aufgrund unzureichender Behandlungen fortbesteht). Bei einem anderen Fieber spielt eine Störung der Lymphe eine Rolle, eines breitet sich durch den ganzen Körper aus, eines entsteht durch vermehrte Bluthitze: Insgesamt gibt es elf verschiedene Fieberkrankheiten, die alle gemeint sein können, wenn ein tibetischer Arzt vor einem westlichen Patienten oder einer westlichen Zuhörerschaft von „Fieber" spricht.

Die Vier Tantras sind in 5 900 Versen geschrieben und in 156 Kapitel eingeteilt. Sie werden von den Studenten in den ersten vier Jahren des Studiums auswendig gelernt, ergänzt und erklärt durch den Kommentar des Regenten *Sangye Gyatso* aus dem 17. Jahrhundert, von dem es allerdings bisher keine Übersetzung in eine westliche Sprache gibt. Im fünften Jahr wird die gesamte Theorie wiederholt. Das theoretische Studium wird dann mit einem Examen abgeschlossen. Im sechsten und siebten Jahr werden die Jungärzte in der Pharmakologie und in der Forschung ausgebildet, ehe sie schließlich als Ärzte in die tibetischen Siedlungen oder in die Zweigkliniken des *Tibetan Medical Institute* entlassen werden. Die Ausbildung im heutigen Tibet ist im Prinzip die gleiche.

Die medizin- philosophischen Grundlagen

Die Drei Gifte des Geistes als Ursache menschlichen Leidens

Ein zentrales Axiom des Buddhismus ist die Lehre von den *Vier Edlen Wahrheiten*: Alles Leben ist leidvoll. Die Ursache des Leidens ist unwissendes Begehren. Die Aufhebung des Leidens kann erreicht werden. Der Weg besteht im *Edlen Achtfachen Pfad* – der rechten Anschauung, der rechten Gesinnung, dem rechten Reden, dem rechten Handeln, der rechten Lebensführung, dem rechten Streben, dem rechten Aufmerken und der rechten Versenkung.

Die Vier Edlen Wahrheiten führen zu der Erkenntnis, daß Leiden ein Teil unseres Wesens und durch unsere eigene innere Haltung mitbedingt ist, weil uns die Illusion einer unveränderlichen Ichheit den Blick auf die Wirklichkeit verstellt. Das führt zum Haften an der Sinnenwelt und damit zu immer neuen Wiedergeburten.

Unwissenheit im buddhistischen Sinne bedeutet, daß wir nicht wissen, daß nicht nur die Welt, wie wir sie mit unseren Sinnen erfassen, sondern auch unsere eigene Existenz nur eine Kette voneinander abhängiger Glieder ist: Dahinter gibt es kein unveränderliches, ewiges Selbst. Diese Leugnung eines Selbst unterscheidet den Buddhismus von allen anderen Religionen und religiösen Philosophien.

Unwissenheit ist damit die Ursache jeglichen Leidens, weil sie uns die Welt als real existierende und letztlich nicht weiter auflösbare Wahrheit erscheinen läßt. Sie ist untrennbar mit menschlicher Existenz verbunden, denn wir alle sind Unwissende, solange wir uns nicht auf den *Achtfachen Pfad* begeben, der zur Erkenntnis der Wahrheit und damit zur Erleuchtung führt.

Das falsche Denken, das aus dem Nichtwissen um die wahre Natur der Dinge herrührt, wird auch als „geistige Verdunklung" bezeichnet. Die Wurzeln dieser unheilvollen Geistesverfassung sind die Drei Gifte des Geistes: Nämlich die Begierde nach der Erfüllung des Lebensdurstes, der Widerwille oder Haß gegen alle Hindernisse, welche dieser Erfüllung entgegenstehen und die Verblendung, die sich als Ich-Wahn manifestiert, weil sie sich mit einem ewigen Selbst identifiziert.

In der Nabe des Lebensrades (*Bhavachakra*) werden die Drei Gifte symbolisch als roter Hahn, grüne Schlange und schwarzer Eber dargestellt, die ineinander verbissen sind und einen Kreis bilden. Gier, Haß und Wahn bedingen sich gegenseitig. Sie sind die Wurzeln unerleuchteten Daseins und halten das Rad der Wiedergeburten in Schwung.

Die tibetische Medizin ordnet die Drei Gifte den drei Säften Wind, Galle und Schleim zu, welche die physiologische Grundlage des Körpers bilden und deren harmonisches Gleichgewicht über Gesundheit und Krankheit entscheidet.

Die Drei Gifte sind demnach die wichtigsten Krankheitsursachen, obschon sie metaphysisch sind. Falsches Denken und eine falsche religiöse Einstellung wiegen eben schwerer als konkret faßbare äußere oder gar soziologisch unscharf definierte Ursachen wie z. B. „gesellschaftliche Zwänge". Für den Tibeter ist Krankheit eine Möglichkeit, die in jedem Menschen schlummert. Sie kommt von innen und nicht von außen und ist nicht – wie in anderen Traditionen – Ausdruck eines Fluchs der Götter, einer Besessenheit durch Dämonen oder von individueller Sünde. Ein Leben in der Nachfolge Buddhas, also eine rechtschaffene, tugendhafte und religiöse Lebensführung ist deshalb der beste Weg, um in eigener Verantwortung Krankheiten zu verhindern oder zu bewältigen.

Ein einklagbares Recht auf Gesundheit, die durch die Weltgesundheitsorganisation als Freisein von physischen, psychischen und sozialen Störungen definiert wird, ist jedenfalls für einen Tibeter undenkbar. Im Umkehrschluß könnte man allerdings sagen, daß der idealen Definition der WHO kein lebender Mensch vollkommen entspricht. Irgendwo hapert es immer: Also ist jeder Mensch krank – und damit sind wir der buddhistischen Auffassung wieder sehr nahe.

Die besten Voraussetzungen, den Weg der rechten Lehre (*Dharma*) zu gehen und verdienstvolle Taten anzuhäufen, sind aber ein gesunder Körper und ein langes Leben. Deshalb und weil eine Wiedergeburt als Mensch sehr schwer zu erlangen und unendlich kostbar ist, ist die Gesunderhaltung des Körpers die Pflicht eines jeden Buddhisten. Eben deswegen hat die Medizin im Buddhismus einen so anderen Stellenwert als im Westen und geht mit dieser metaphysischen Zielsetzung auch weit über die ganzheitlichen Bestrebungen der früher beschriebenen traditionellen Medizinsysteme hinaus.

Lediglich in der christlich geprägten Medizin des abendländischen Mittelalters hat es etwas Vergleichbares gegeben. Das Heil des Leibes stand hier in enger Beziehung zum Heil der Seele. Die Ordnung des Lebens war eingebettet in eine göttliche Ordnung, einen Heilsplan, der allem Leben seinen Sinn gab. Auch die Christen wußten, daß Leiden, Angst und Trauer jeden erwarten, der Christus nachfolgt. Aber sie wußten auch, daß die Belohnung im Reiche Gottes kommen würde.

Hier hatte der Mensch nur einmal, nämlich ein einziges Leben lang, die Chance, durch gute Taten, deren Voraussetzung auch ein gesunder Körper war, sich das Heil der Seele am Ende aller Zeit zu erwerben.

Karma und Wiedergeburt

Die Lehre von den Drei Giften des Geistes, die den Menschen in immer neue Wiedergeburten treiben, enthält schon einen grundlegenden Begriff, der auch in der Medizin eine Rolle spielt: Nämlich den des *Karma*. So gibt es in der tibetischen Medizin 101 karmisch bedingte Krankheiten, die oft unheilbar sind. Das Karma begründet auch die Menschwerdung. Sie setzt bereits ein erhebliches Maß an gutem Karma voraus, da, wie schon erwähnt, eine Wiedergeburt als Mensch schwierig zu erlangen sein soll.

Nach buddhistischer Auffassung ist der individuelle Organismus materialisiertes Bewußtsein vergangener Daseinsmomente. Wer die Welt, wie sie ihm durch seine Sinneseindrücke vermittelt wird, als real akzeptiert und entsprechend handelt, der bewirkt Karma. Karma ist wirkende Tat. Man kann auch sagen: Der wiedergeborene Körper ist die Frucht vergangener Taten, ob sie nun gut oder böse waren. Der Wiedergeborene hat es jedenfalls nicht geschafft, die Drei Gifte, die sein Bewußtsein an der Sinnenwelt haften lassen, zu überwältigen. Somit ist der Körper einerseits ganz Vergangenheit, andererseits aber als potentieller Träger des Erleuchtungsbewußtseins gewissermaßen auch „Scheck auf eine Zukunft", die frei von Karma ist. Karma ist nicht eine statische Altlast, sondern ein dynamischer Prozeß. Jeder bildet sich sein Karma in jedem Moment seines Daseins neu und ändert es zum Guten oder Bösen. Wer den tantrischen Lehren des tibetischen Buddhismus folgen kann – es sind sicher nur sehr wenige und sie bedürfen immer eines Meisters, dem sie sich bedingungslos unterwerfen müssen –, der kann sich schon in diesem Leben von den Fesseln des Karma befreien.

Die Lehre vom Karma muß keineswegs eine pessimistische Lebenssicht nach sich ziehen. Man muß das Karma vielmehr als Chance sehen, durch ein Leben in der rechten Gesinnung schlechtes Karma aus früheren Leben zu verbrennen. Irgendwann einmal wird sich für den, der diese Chance zu nutzen weiß, das Rad der Wiedergeburt nicht mehr drehen. Er wird die Unwissenheit überwinden, den Schleier der Maja, der ihm den Blick auf den wahren Zustand der Dinge verwehrt, zerreißen und in das *Nirwana*, einen nicht näher beschreibbaren Zustand, eingehen.

Würde die Lehre vom Karma zu einer negativen Lebenseinstellung führen, dann wäre es nicht zu verstehen, daß wir in den buddhistischen Ländern Asiens und im hinduistischen Indien, in dem sich das Rad der Wiedergeburt schon vor der Zeit des Buddha drehte, gerade unter den Massen der Armen so viel Freude, Freundlichkeit und Lachen sehen, ganz anders als im angstgequälten, so reichen und doch so pessimistischen Abendland.

Fünf Elemente verbinden Mensch und Kosmos

Die theoretische Basis der tibetischen Medizin ist ebenso wie in anderen traditionellen Systemen die Lehre von den Elementen. Alle Objekte der sinnlich wahrnehmbaren Welt bestehen aus den gleichen elementaren Bausteinen, der Mensch ebenso wie die Natur. Der Makrokosmos draußen entspricht dem menschlichen Mikrokosmos.

Die fünf indotibetischen Elemente „Erde", „Wasser", „Feuer", „Wind" (Luft) und „Äther" repräsentieren die sichtbare Welt. Ihnen werden die sogenannten *inneren Elemente* „Holz", „Feuer", „Erde", „Eisen" (Metall) und „Wasser" gegenübergestellt. Hier handelt es sich um eine Übernahme aus der chinesischen Medizin und Astrologie. Sie werden in der Medizin nur in der Pulsdiagnostik benutzt, sind aber im übrigen für die Astrologie sehr wichtig. Das Werden und das Vergehen der fünf inneren Elemente vollzieht sich nach dem *Gesetz von den Fünf Wandlungsphasen,* auf das wir hier jedoch nicht nochmals eingehen wollen.

Die Elemente sind zwar einerseits durchaus materiell zu verstehen, eben als physikalisch erfassbare Bausteine, andererseits handelt es sich aber um dynamische Prinzipien, welche durch die Mischung ihrer Eigenschaften die Harmonie des Weltalls, in dem alles in ständiger Bewegung ist, garantieren. Dieser Vorstellung sind wir schon bei den

Griechen begegnet. Dementsprechend werden die Elemente von den Tibetern, wie auch von den Chinesen, als *kosmophysische Energien* bezeichnet.

Jedes Element – mit Ausnahme des Äthers, der sich mit allen anderen Elementen vermischt – hat bestimmte Qualitäten wie z. B. heiß oder kalt, trocken oder feucht. Die Elemente und ihre Eigenschaften finden sich natürlich auch in den Körpersäften, der Nahrung und den Heilpflanzen in verschiedener Mischung wieder. Wer diese kennt, hält den Schlüssel zu Diagnose und Therapie in den Händen. Da der Äther leer von Eigenschaften ist, handelt es sich eigentlich um eine Vier-Elemente-Lehre, ähnlich der griechischen; d.h., konkret operiert man nur mit den vier Elementen Erde, Wasser, Feuer und Wind. Der Buddha hat sie als die *Vier Großen Elemente* bezeichnet. Nichts entsteht ohne das Element Erde, es formt die Materie. Wasser vermehrt sie, Feuer läßt sie reifen, Wind oder Luft bewegt sie und ohne Äther kann sie sich nicht ausdehnen. Dies gilt für den Kosmos genauso wie für den Menschen: Das Element Erde gibt ihm die Stabilität, Wasser hält ihn zusammen, Feuer läßt ihn wachsen, der Wind gibt ihm die Lebensenergie und Äther ist das raumbildende Prinzip.

Der Mensch und die 5 Elemente	
Erde	formendes Prinzip
Wasser	kohäsives Prinzip
Feuer	reifendes Prinzip
Wind	lebenserhaltendes Prinzip
Äther	raumbildendes Prinzip

Wenn der Tod eintritt, verlieren die kosmophysischen Energien ihre Kraft. Sie verlöschen nacheinander in bestimmten Stadien, bis der Körper sich schließlich auflöst. Dabei absorbiert das Element Wasser zunächst Erde, die Umgebung verschwimmt vor den Augen des Sterbenden. Wasser wird dann von Feuer verzehrt, und die Körperhöhlen trocknen aus. Wind löscht das Feuer, sodaß die Körpertemperatur fällt und schließlich verflüchtigt sich Wind in den Äther oder Raum und es kommt zum Atemstillstand (vgl. Kap. *Rituale bei Geburt u. Sterben*). So sind alle lebenden Strukturen abhängig von den Elementen und ihrer Energie: Das Werden und Wachsen, das Vergehen und schließlich die Auflösung im Tode.

Vom Bardowesen zum Embryo

In der Zwischenexistenz zwischen Tod und Wiedergeburt (*Bardo*), die normalerweise spätestens nach 49 Tagen abgeschlossen ist, existiert ein geisthaftes Wesen. Es besteht aus allerfeinster Substanz, dem immerwährenden Lebenswind, der subtilsten Form einer der drei Säfte, die unseren grobstofflichen Körper ausmachen. „Subtil" bedeutet hier unsichtbar, nicht faßbar, trotzdem aber nicht ohne materielle Substanz. Wir hatten schon erwähnt, daß der Osten einen ganz anderen Materiebegriff hat als das Abendland.

Der immerwährende Lebenswind ist im Bardokörper untrennbar gekoppelt mit einem allerfeinsten Bewußtseinsanteil des Verstorbenen, der von Wiedergeburt zu Wiedergeburt bestehen bleibt. Er bewirkt, daß sehr hohe Lamas, die in der Lage sind, den Ort ihrer Wiedergeburt selbst zu bestimmen, sich manchmal an Orte und Ereignisse eines früheren Lebens erinnern können. Die Definition dieses unter dem Druck des Karma weiterexistierenden, subtilen Bewußtseinsanteils ist für den Nichtbuddhisten eines der schwierigsten Probleme der buddhistischen Philosophie, die ja auf der anderen Seite eine ewige Seele oder ein persönliches Selbst absolut verneint. Doch soll uns diese Frage hier nicht weiter beschäftigen.

Die Reise des Bardowesens durch die Nachtodesphase ist voller Fährnisse. Sie dauert von dem Moment, in dem in der Sekunde des Todes das „Klare Licht" aufscheint, bis zu jenem, in dem das Bardowesen das Bewußtsein seiner selbst verliert und – von den sexuellen Energien der zukünftigen Eltern magisch angezogen – seiner Wiedergeburt, wie einem großen Schwarzen Loch, entgegentaumelt. Dies wird im *Bardo Thödol*, dem Tibetanischen Totenbuch, eindrucksvoll beschrieben.

Unter dem Einfluß seines Karma, d.h. des nicht aufgebrauchten, durch verdienstvolle Taten ausgemerzten schlechten Karma früherer Leben, sucht das Bardowesen nach einer neuen Geburt. Gewöhnliche Lebewesen haben keine Kontrolle über den Eintritt in die Gebärmutter ihrer zukünftigen Mutter. Sie werden in einem Zustand spiritueller Dunkelheit geboren.

Wesen, die sehr viel gutes Karma angesammelt und einen gewissen Grad der Erleuchtung hatten, können Ort und Zeit der Wiedergeburt auswählen. Sie verlieren aber meist, je nachdem, welche spirituelle Reife sie früher erlangt hatten, die Erinnerung an ihre früheren Existenzen zum Zeitpunkt der Geburt.

Nur Bodhisattvas können nicht nur Ort und Zeit ihrer Wiedergeburt bestimmen, sondern auch Eltern auswählen, die auf dem Weg des Dharma fortgeschritten sind. Sie behalten die Erinnerung an alle vergangenen Leben. Es sind vollkommen *Erleuchtete Wesen*, die aus Liebe und Erbarmen mit allen Lebewesen wieder in den Kreis der Wiedergeburten eintreten, um durch Vorbild und Belehrung ihren Mitmenschen auf dem Weg zur Vollendung zu helfen.

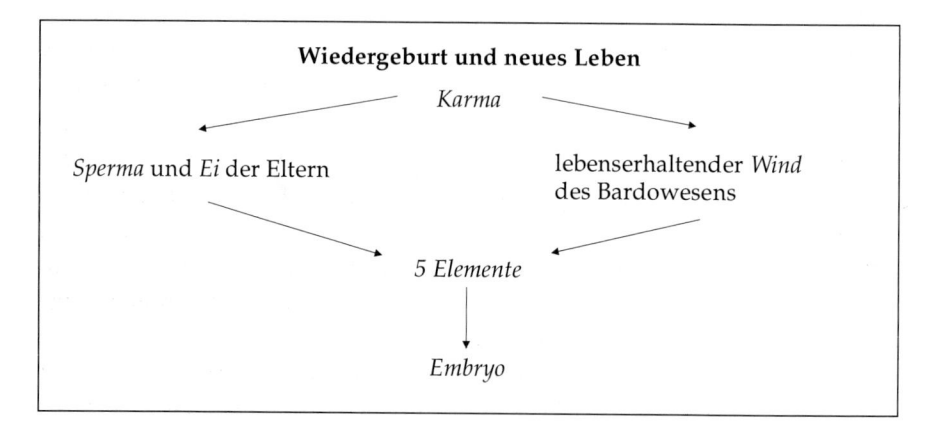

Wiedergeburt und neues Leben

Karma

Sperma und *Ei* der Eltern → ← lebenserhaltender *Wind* des Bardowesens

→ 5 Elemente ←

↓

Embryo

Das Bardowesen tritt während der sexuellen Vereinigung seiner zukünftigen Eltern, mit denen es eine nicht näher zu definierende karmische Verbindung haben muß, in den Schoß der Mutter ein. Sein immerwährender Lebenswind verbindet sich dort mit Ei und Sperma der Eltern und deren fünf Elementen als den kosmophysischen Energien. Daraus entsteht dann der Embryo. Wir werden diesen Vorgang der Einnistung im nächsten Kapitel noch detaillierter beschreiben.

Der Embryo erhält sein Bewußtsein und die Fähigkeit, die Außen-

Ein Mensch wird wiedergeboren	
Er erhält vom	
Prana des Bardowesens:	• Bewußtsein und Sinnesklarheit
Sperma des Vaters:	• Knochen • Gehirn • Rückenmark
Ei der Mutter:	• Fleisch • Blut • innere Organe

welt mit seinen Sinnen zu erkennen, vom immerwährenden Lebenswind des Bardowesens, der nun zum lebenserhaltenden Wind und in zahlreichen Abstufungen zum Motor der embryonalen Entwicklung wird. Die Elemente von Ei und Sperma der Eltern bilden den neuen Körper, er bekommt sein Knochengerüst und sein Nervensystem vom Vater und Fleisch, Blut und innere Organe von der Mutter. Dabei liefert das Element Erde die physikalischen und energetischen Bausteine für Knochen, Fleisch, Bewegungsorgane und das Riechen; Wasser entsprechend für Blut, die Körperflüssigkeiten und das Schmecken; Wind für Atmung, Haut und das Fühlen; Äther für die Körperhöhlen wie Ohren, Nase, Hautporen und für das Hören. Auf die sehr detaillierte Embryologie der Tibeter wollen wir hier nicht weiter eingehen, sondern lediglich erwähnen, daß zwischen der 26. und 36. Schwangerschaftswoche der Fötus eine klare Erinnerung an seine früheren Leben hat und sich der unguten Taten erinnert, die zu seiner jetzigen Wiedergeburt geführt haben.

Den alten Texten zufolge konnte ein Meister der Pulsdiagnostik das Geschlecht eines ungeborenen Kindes an den Pulsen ablesen. Die Angaben tibetischer Ärzte, wie weit sie das auch heute noch können, differieren hier allerdings erheblich. Es werden auch magische Techniken beschrieben, mit denen eine vorgeburtliche Geschlechtsumwandlung möglich sein soll. Sie greifen allerdings nur, solange die Sexualorgane des Fötus nicht ausgebildet worden sind, d.h. vor der 13.

Schwangerschaftswoche. Eine davon soll hier beschrieben werden, auch wenn uns Heutigen die Nachahmung solcher Art von Magie doch etwas schwerfallen dürfte:

Zunächst muß der Astrologe einen günstigen Zeitpunkt für die Geschlechtsumwandlung, hier eines weiblichen zu einem männlichen Föten, festlegen. Ein Schmied fertigt dann aus einem bestimmten Eisen eine vierfingerhohe Statue eines männlichen Babys an. Sie wird in einem Holzkohlenfeuer solange erhitzt, bis das Metall seine Farbe ändert. Wenn es sich abgekühlt hat, wird es in einen Topf getunkt, der die Milch einer Kuh enthält, die männliche Kälber geboren hat; dann gibt der Ehemann der werdenden Mutter eine Tasse davon zu trinken. Darauf werden gleiche Mengen vom Blut eines jungfräulichen Mädchens und vom Samen eines Jünglings, der noch keinen Geschlechtsverkehr gehabt hat, mit Molasse gemischt. Die Mixtur wird der Schwangeren zu essen gegeben. Aus Wolle von der rechten Schulter eines Schafes fertigt besagter Jüngling dann eine Schnur. Die Mutter bindet sie so um ihre Hüften, daß ihre zwei Enden über dem Nabel hängen. Die Statue wird dann in die Haut eines weiblichen Kalbes eingepackt und mit der Schnur über dem Nabel aufrecht stehend festgebunden. Am Ende der Schwangerschaft wird dann ein Knabe geboren werden.

Der feinstoffliche Körper als Träger der Lebensenergie

Wir haben schon mehrfach von feinstofflicher Materie, insbesondere von den subtilen Winden gesprochen. Sie sind ein Teil des feinstofflichen Körpers, einer Art Doppelkörper mit einer eigenen Anatomie. Seine Entwicklung, auf deren Darstellung wir uns in diesem Kapitel beschränken, steht in engem Zusammenhang mit dem Wachstum des Embryo. In anderem Zusammenhang werden wir später auf die metaphysischen Funktionen des feinstofflichen Körpers noch genauer eingehen.

Der feinstoffliche Körper wird nicht in medizinischen, sondern in tantrischen Texten beschrieben. Seine Darstellung beruht einzig und allein auf yogischer Innenschau oder mit anderen Worten: Ein tantrischer Meister hat die Fähigkeit gewonnen, in der Meditation eine vollkommen klare Sicht des uns verborgenen Inneren des menschlichen

Körpers zu erlangen. Das gilt übrigens genauso für die sehr differenzierte Embryologie der Tibeter, die in den Texten in engem Zusammenhang mit der Bildung des feinstofflichen Körpers geschildert wird. Auch zeitgenössische tantrische Meister sind der festen Überzeugung, Strukturen des menschlichen Körpers, die auch mit dem Elektronenmikroskop nicht zu entdecken sind, in der Meditation darstellen und beschreiben zu können. Es ist dies also keineswegs eine Sache längst vergangener Zeiten. Natürlich ist das Ziel der Meditation nicht, sonst Verborgenes in das Bewußtsein zu rücken, sondern vielmehr, latente Energien zu aktivieren und sie auf dem Weg zur Heilung und zum Heil zu nutzen: Für einen spirituell hochentwickelten Lama besteht hier kein Unterschied; er verfügt, das belegen mir zahlreiche mündliche Berichte, in der Regel auch über ungewöhnliche Heiler-Fähigkeiten, auch wenn er kein Arzt ist und sie nicht professionell nutzt.

Während des Geschlechtsverkehrs der zukünftigen Eltern eines Bardowesens mischen sich ein weißer Tropfen aus dem Samen und ein roter aus dem Blut der Mutter in der Gebärmutter. Sie bilden eine geleeartige Masse, in welche sich das Bardowesen einnistet. Da letzteres ja von außen kommt, muß es irgendwie in die Gebärmutter hineingelangen. Die vorherrschende Vorstellung hierzu scheint zu sein, daß das Bardowesen durch den Mund des Mannes ein- und durch seinen Phallus wieder austritt. Auch das *Scheitelchakra* wird als Eintrittsstelle genannt, diese Möglichkeit soll aber nach anderer Anschauung lediglich vollkommen erleuchteten Buddhas vorbehalten sein. Nach wiederum anderen Kommentaren tritt das Bardowesen durch das „Tor der Gebärmutter", also wohl durch die Scheide ein. Da es sich aber um ein Geistwesen handelt, bedarf es eigentlich keiner nach außen offenen Eintrittsstelle. Dort, wo es sich in der viskösen Masse aus Samen und Blut eingenistet hat, entsteht das Herz. In seiner Mitte ruht der „für immer unzerstörbare Tropfen", in dem das extrem subtile Bewußtsein und der extrem subtile Wind des Bardowesens verankert sind. Er verbindet sich mit dem weißen Tropfen vom Vater und dem roten von der Mutter – der weiße ist oben, der rote unten.

„Herz" ist hier nicht unbedingt mit dem Organ Herz identisch, vielmehr muß man sich dies eher als ein subtiles, also feinstoffliches Herz-Zentrum (*Yisang-ma*) vorstellen, das aber gleichwohl in einer nicht näher zu definierenden Verbindung mit dem Organ Herz steht. So verliert der Mensch bei einer Herztransplantation nicht sein Herz-Zentrum mit dem unzerstörbarem Tropfen, obwohl das Organ Herz ausgetauscht wird. Andererseits ist ein Mensch nicht tot, solange sein Herz schlägt. Das Hirn spielt in diesem Zusammenhang keine Rolle, ganz im Gegensatz zu unserer juristischen Definition des Todes, der mit dem Hirntod identisch ist. Eine Frau, deren Hirntod festgestellt worden ist, deren körperliche Funktionen aber aufrechterhalten werden, um ein Baby auszutragen, ist nach tibetischer Auffassung lebendig; ihr feinstofflicher Körper ist intakt, solange das Herz-Zentrum, das sozusagen der Taktgeber auch für den Herzschlag ist, funktioniert.

Aus dem Herz-Zentrum entwickeln sich die Kanäle des feinstofflichen Körpers (*Nadis*, tibetisch: *rtsa*). Vor oder nach anderer Anschauung innerhalb der Wirbelsäule liegt der Zentralkanal (*Susumna*, tib.: *bu-ma*). Er ist blau wie die Farbe des Himmels und reicht vom Scheitel bis etwa vier Querfinger unterhalb des Nabels oder nach anderer Darstellung bis in die Gegend des Dammes. Nach unten zu ist er verschlossen. Rechts davon verläuft ein Seitenkanal (*Pingala*, tib.: *ro-ma*), von der roten Farbe der Sonne und links davon ein zweiter Kanal (*Ida*, tib.: *kyang-ma*), von der weißen Farbe des Mondes. Die Seitenkanäle sollen in der Höhe der Stirn beginnen und eben oberhalb des Endes des Zentralkanals aufhören.

Nach indischer Anschauung umschlingen die beiden Seitenkanäle spiralförmig den Zentralkanal. In den meisten tibetischen Darstellungen wird gesagt, daß die Seitenkanäle den Zentralkanal in der Gegend der Chakren in der Form einer liegenden Acht umschnüren. Dadurch wird das freie Fließen von Winden im Mittelkanal verhindert.

Ausgehend vom Herz-Zentrum entwickeln sich vier weitere Kanäle, die den vier Kardinalrichtungen entsprechen und ein fünfter, der in unmittelbarer Nähe des Zentralkanals verläuft und die anderen Kanäle umschlingt. Dazu kommen vier Kanäle in den Zwischenrichtungen, also Südwesten, Nordosten usw. Diese acht Kanäle verzweigen sich wiederum dreifach in insgesamt 24 Kanäle: Sie werden wie die drei Hauptkanäle als Objekte der Konzentration in der Meditation benutzt. Damit aber nicht genug, verzweigen sich sämtliche Nadis immer weiter, bis wir es schließlich mit insgesamt 72 000 Kanälen zu tun haben.

Die Chakren kann man sich wie die Naben eines Rades vorstellen, durch deren Mitte der Zentralkanal hindurchgeht. Die Nadis sind in diesem Bild die Speichen des Rades. Die Hindus kennen sieben Chakren, die Tibeter geben meist fünf, manchmal auch sechs an. Sie liegen auf dem Höhepunkt des Scheitels, in Höhe des Kehlkopfes, des Herzens, des Nabels und in der Dammgegend (Wurzelchakra). Dazu kommt gegebenenfalls ein Stirnchakra zwischen den Augenbrauen, dort, wo das *Dritte Auge* liegt.

Der weiße Tropfen steigt im Laufe der embryonalen Entwicklung durch den Zentralkanal von Herzen zum Scheitelchakra auf und wird dort nicht nur durch Verknotungen, die von den beiden Seitenkanälen gebildet werden, festgehalten, sondern auch vom lebenserhaltenden Wind, der im oberen Teil des Körpers residiert. Der Tropfen hat die Natur des Elementes Wasser.

Der rote Tropfen sinkt zum Nabelchakra ab. Er ist von der Natur des Feuers und wird dort in gleicher Weise, wie oben geschildert, festgehalten. Scheitel- und Nabelchakra sind die Quellen, von denen aus sich Teile des weißen und roten Tropfens im Körper verteilen, wann immer diese Anteile der vitalen Energie gebraucht werden. Hierin etwa vergleichbar dem Insulin, das nur dann von der Bauchspeicheldrüse ausgeschüttet wird, wenn es benötigt wird.

Neben den verschiedenen sogenannten *essentiellen Tropfen* (tib.: *thigle*) und den Kanälen sind die *Winde* (tib.: *rLung*) das dritte Bauelement des feinstofflichen Körpers. Der immerwährende Lebenswind des einstigen Bardowesens, der sich im Herzen verankert hat, verdichtet sich im Laufe des ersten Schwangerschaftsmonats und gibt einen gröberen, den bereits erwähnten *lebenserhaltenden Wind* (*Prana*) ab. Er ist der wichtigste Wind überhaupt und verbreitet die Lebensenergie im ganzen Körper. Von ihm stammen weitere Untergruppen ab, denn in jedem Schwangerschaftsmonat entsteht ein neuer grobstofflicher Wind, entsprechend den fünf Untergruppen des Saftes Wind, die wir später kennenlernen werden. Dazu kommen fünf sekundäre Winde des lebenserhaltenden Windes, die mit den fünf Sinnesorganen verbunden sind sowie noch andere, bis wir es mit insgesamt 42 verschiedenen Winden zu tun haben.

Als Sitz und Bildner der Lebensenergie besteht der feinstoffliche Körper somit aus Kanälen, Tropfen und Winden. Er wäre unvollkommen ohne das Bewußtsein, daß sich mit den Winden untrennbar wie Roß und Reiter verbindet. Sein feinster Anteil ist der unzerstörbare Tropfen im Herzen, der mit dem Bewußtseinskontinuum identisch ist, das uns von Wiedergeburt zu Wiedergeburt begleitet. Ohne den feinstofflichen Körper wären uns – nach buddhistischer Auffassung – eine Ablösung von dem abhängigen Entstehen der erfahrbaren Welt und damit eine Überwindung des Karma und die Erlangung des Erleuchtungsbewußtseins nicht möglich.

*Die Physiologie
und Anatomie
der tibetischen Medizin*

Die Harmonie der Säfte erhält die Gesundheit

Das Herzstück der tibetischen Medizin ist die aus dem Ayurveda übernommene Lehre von den drei Säften Wind, Galle und Schleim, manchmal ergänzt durch Blut, das alle drei Säfte in sich enthält. Entsprechend ihrem Aufbau aus den Elementen haben die Säfte durchaus eine materielle Substanz. Andererseits werden mit dem Begriff „Saft" subtile geistige und körperliche Prozesse verbunden, die nur durch ihre Dynamik in erfahrbare Erscheinung treten. Wie die Elemente sind auch die Säfte einmal als physikalische Einheiten zu verstehen, andererseits als feinstoffliche Energien im Rahmen einer metaphysischen Klassifizierung, die ihre Wurzeln in der buddhistischen Psychologie und Kosmologie hat. Die Säftelehre der Griechen ist davon völlig verschieden, kannten sie doch nur konkrete Flüssigkeiten, die aus verdauter Nahrung entstehen und die man an den Ausscheidungen des Körpers erkennen konnte.

Natürlich bereitet es dem westlichen Leser Schwierigkeiten, daß Begriffe wie Element, Saft und Energie so unscharf definiert sind, was aus der Überzeugung der Tibeter herrührt, daß sich das Wesentliche eben nicht definieren lasse. Der gleichen Problematik begegnet man auch in der religiösen Literatur auf Schritt und Tritt. Man muß sich also sicher hüten, unbedingt nach Parallelen in der naturwissenschaftlichen Medizin zu suchen, wie dies manchmal zeitgenössische tibetische Ärzte in ihren für den Westen bestimmten Veröffentlichungen tun und dabei zur Erklärung tibetischer Begriffe u. a. Beispiele aus der Atomphysik heranziehen. Auch darf man sich nicht an der Übersetzung der tibetischen Namen ins Deutsche stören, der letztlich unsere eigene Tradition einer Säftelehre zugrundeliegt. Assoziationen etwa an Gallensaft, Bronchialschleim und an das metereologische Phänomen Wind führen immer in die Irre. Es hat aber auch wenig Sinn für den deutschen Leser, die transkribierten tibetischen Namen (*Loong* für Wind, *Tripa* für Galle und *Badkhen* für Schleim), die Sanskritnamen oder gar die unaussprechliche tibetische Schreibweise zu benutzen.

Das Gleichgewicht der drei Säfte ist die Grundlage ungestörter Körperfunktionen und damit der Gesundheit. Die Säfte regulieren aber auch das Gefühlsleben. Deshalb kann jede psychische Störung auch auf eine Störung der Säfte zurückgeführt und entsprechend therapiert werden. Das Verhältnis der Säfte untereinander ändert sich mit der

Drei Säfte	Fünf Elemente
Wind	Wind (Luft)
Galle	Feuer
Schleim	Erde und Wasser
Äther durchdringt alle anderen Elemente	

Tages- und der Jahreszeit und dem Lebensalter, ähnlich wie das Yin und das Yang und die Lebensenergie Ch'i in der chinesischen Medizin. Die Säfte pulsieren rhythmisch: Im Jahresablauf sammelt sich Schleim im Spätwinter, Wind im Frühling und Galle im Spätsommer an. Morgens überwiegt Schleim, mittags Galle und abends Wind, ebenso in der Jugend Schleim, im Erwachsenalter Galle und im Alter Wind.

Der wichtigste Saft ist Wind, dem das Element Wind zugrunde liegt. Er ist der Träger des Bewußtseins, das zwischen Geist und Körper vermittelt und verbindet das Bewußtsein untrennbar mit dem Körper, ohne den es nicht existieren kann. Wind ist das Medium, durch das die Gedanken Botschaften zum Körper geben.

Wind ist mehr ein dynamisches als ein stoffliches Prinzip und wird vor allem in seinen feinstofflichen Formen und in seiner Koppelung mit dem Bewußtsein als die Lebensenergie schlechthin verstanden. Schleim und Galle sind viel stärker auch physikalisch definiert. Dem entspricht, daß Wind und die dadurch verursachten Störungen in der medizinischen Literatur einen wesentlich breiteren Raum einnehmen als Galle und Schleim, die in der Physiologie und in der Krankheitslehre sehr viel kürzer abgehandelt werden. Wir werden das später noch genauer sehen. Wind sitzt in der unteren Körperhälfte und seine physiologische Wirkung entspricht der, die wir heute in der westlichen Medizin in der engen Vernetzung des Nerven-, des endokrinen und des Immunsystems mit der Psyche sehen. Er breitet sich in enger Bindung mit den übrigen Säften im Körper aus und gibt diesen ihre Energie. Störungen von Wind werden sich daher immer stärker auswirken als eine Störung von Galle oder Schleim allein. Die Mehrzahl der tibetischen Krankheiten sind Windkrankheiten, wie auch im Ayurveda; umgekehrt sind etwa 60 % der tibetischen Heilmitteln solche, mit denen man Störungen von Wind behandeln kann. Wind ist streng genommen temperaturneutral. Windkrankheiten werden jedoch fast immer als Kälte-Krankheiten klassifiziert.

Galle wird dem Element Feuer und der energiebetonten Lebenskraft zugeordnet und als Grundlage des organischen Feuers beschrieben, das Sonnen- in Erdenergie verwandelt. Galle sitzt in der mittleren Körperregion und ist die Basis für alle „auflösenden", verbrennenden Prozesse. Ihre Funktion wird also, in unserer Anschauung, vor allem mit Verdauungs- und Stoffwechselprozessen zu verbinden sein, hat aber auch Einfluß auf geistige Funktionen wie Mut und Intelligenz. Sie besitzt natürlich eine heiße Qualität.

Schleim hat die Elemente Wasser und Erde als Basis, ist der Träger der wässrig-stofflichen Bestandteile des Körpers und verwandelt Erdenergie in Materie. Physiologisch betrachtet, ist Schleim vor allem für die Regulierung der Körperflüssigkeiten verantwortlich. Sein Sitz ist das obere Körperdrittel, er hat eine kalte Qualität.

Insgesamt unterscheidet die tibetische Medizinlehre sieben Typen von Störungen der Säfte, nämlich die von Wind, Galle oder Schleim allein, dann die von Wind und Galle, von Wind und Schleim oder von Galle und Schleim zusammen und schließlich eine Störung, bei der alle drei Säfte zusammen vermehrt oder vermindert sind. Wind und Schleim werden als kalte Säfte den heißen Säften Galle und Blut gegenübergestellt. Das Blut nimmt in diesem Vierer-Schema die Stelle eines theoretisch nicht existenten vierten Saftes ein. Es enthält die Energien der drei Säfte, die sich ja mit dem Blut im Körper verteilen. Eine Störung von Wind allein führt zu einer Kälte-Krankheit; vermehrt sich aber Wind im Körper zusammen mit Galle, dann kommt es zu einer Hitze-Krankheit.

Alle Säfte werden in jeweils fünf Untergruppen unterteilt. Der Sitz der wichtigsten Untergruppe von Wind ist das Hirn. Es ist der uns schon bekannte „lebenserhaltende" Wind. Er unterstützt die Atmung, die Muskeltätigkeit und die Funktionen der Sinnesorgane. Er hält den Verstand klar und kontrolliert den Geist.

- Der „aufsteigende" Wind sitzt in der Brust, breitet sich aus zu Nase und Gaumen und hilft beim Sprechen. Er hat eine Beziehung zu Körperkraft, Willensstärke und gutem Gedächtnis und unterstützt die übrigen Winde.
- Der „durchdringende" Wind sitzt im Herzen, breitet sich über den ganzen Körper aus und ist für die Körperbewegungen, das Öffnen und Schließen von Augen, Mund usf. verantwortlich.
- Der „feuerbegleitende" Wind sitzt im Bauch, hilft bei der Verdauung, verwandelt die aufgenommene Nahrung in Blut und sorgt für

Die fünf Untergruppen von Wind		
Saft	*Sitz*	*Funktion*
• Lebenserhaltender Wind	Gehirn	Physische Basis des Bewußtseins. Kontrolliert Atmung u. Muskeltätigkeit. Bewirkt Klarheit der Sinne und Gedanken.
• Aufsteigender Wind	Brustkorb	Kontrolliert das Sprechen. Aktiviert Gedächtnis u. Konzentration.
• Durchdringender Wind	Herz	Kontrolliert Muskelbewegungen, das Öffnen u. Schließen der Augen, des Mundes usw.
• Feuerbegleitender Wind	unterer Magen	Kontrolliert Verdauung u. Stoffwechsel. Transformiert die 7 Körpergrundstoffe. Unterstützt den Kreislauf.
• Abwärtsgehender Wind	Beckenregion	Kontrolliert Stuhlgang, Wasserlassen u. die Funktion der Sexualorgane.

dessen Verteilung in alle Organe und damit für die Bildung der sieben Körpergrundstoffe.
– Der „abwärtstreibende" Wind sitzt im Mastdarm und breitet sich zu den Därmen, der Blase, den Sexualorganen und den Beinen aus. Er reguliert die Stuhl- und Urinpassage sowie die sexuellen Funktionen.

Auch Galle wird fünffach unterteilt:
– Die „verdauende" Galle ist der wichtigste Teilaspekt von Galle; sie sitzt unterhalb des Magens, trennt die aufgenommene Nahrung in verdauliche und unverdauliche Anteile und hält die Körperwärme aufrecht.

Die fünf Untergruppen von Galle		
Saft	*Sitz*	*Funktion*
• Verdauende Galle	Mittlerer Magen	Trennt die Nahrungsbestandteile. Bewirkt Körperwärme u. Körperkraft. Unterstützt die anderen 4 Galle-Arten.
• Farbenregulierende Galle	Leber	Gibt den Körpergeweben ihre Farbe (Blut etc.)
• Verwirklichende Galle	Herz	Fördert Intellekt, Entschlußkraft u. Selbstvertrauen.
• Sehendmachende Galle	Augen	Kontrolliert die Sehkraft.
• Hauttönende Galle	Haut	Bewirkt Hautfarbe u. Hauttönung.

- Die „farbenregulierende" Galle sitzt in der Leber und gibt der Nahrungsessenz und dem Blut ihre Farbe.
- Die „verwirklichende" Galle sitzt im Herzen, sie gibt Selbstvertrauen und Weisheit und kann bei einer Störung Haß, Angst und Aggression hervorrufen.
- Die „sehendmachende" Galle sitzt in den Augen und unterstützt das Sehen.
- Die „aufhellende" Galle sitzt in der Haut und bewirkt ihre natürliche Farbe.

Entsprechend wird mit Schleim verfahren:
- Der „stützende" Schleim sitzt in der Brust, reguliert die Körperflüssigkeit und stärkt die anderen vier Schleimarten.
- Der „trennende" Schleim sitzt im oberen Teil des Bauches und verflüssigt die festen Nahrungsbestandteile.
- Der „schmeckendmachende" Schleim sitzt in der Zunge und assistiert bei der Differenzierung der verschiedenen Geschmacksrichtungen.

Die fünf Untergruppen von Schleim		
Saft	*Sitz*	*Funktion*
• Stützender Schleim	Brustkorb	Reguliert d. Körperflüssigkeiten. Unterstützt d. anderen 4 Schleim-Arten.
• Trennender Schleim	Oberer Magen	Mischt u. löst die Nahrung auf.
• Schmeckendmachender Schleim.	Zunge	Bewirkt die Unterscheidung der 6 Geschmacksrichtungen.
• Zufriedenstellender Schleim	Gehirn	Unterscheidet und bewertet die Sinneswahrnehmungen.
• Verbindender Schleim	Gelenke	Kontrolliert die Beweglichkeit der Gelenke.

– Der „zufriedenstellende" Schleim sitzt im Kopf und beeinflußt die fünf Sinnesorgane.
– Der „verbindende" Schleim sitzt in allen Gelenken, sorgt für reibungslose Körperbewegungen, erhält und stärkt die Gelenke.

Da sich die Säfte ja aus den verschiedenen Elementen zusammensetzen, haben sie natürlich auch die entsprechenden elementaren Eigenschaften. Deren Kenntnis ist wichtig für die Behandlung mit Diät und mit Pflanzenheilmitteln; doch davon noch später mehr.

Je nach der Verteilung der Säfte in einem bestimmten Individuum lassen sich auch verschiedene Temperamente unterscheiden, die jeweils mit einem bestimmten Körperbau verbunden sind. So sind beispielsweise Menschen, in deren Konstitution Wind überwiegt, dünn und von bläulicher Hautfarbe, d.h. die Adern scheinen durch. Ihre Gelenke machen ein knackendes Geräusch, sie sind empfänglich für Erkältungen, schlafen schlecht, singen, lachen und streiten gern und mögen bittere und saure Nahrung. Sie werden nicht sehr alt. Ihr Charakter gleicht dem des Geiers, des Raben und des Fuchses.

Personen, bei denen Galle überwiegt, sind hungriger und durstiger als andere Leute, sie kommen leicht ins Schwitzen. Ihre Haut- und Haarfarbe sind gelblich und sie sind von mittlerer Größe, intelligent und stolz. Ihr Charakter ähnelt dem Tiger oder auch dem Affen.

Ein Überwiegen von Schleim führt dazu, daß die betreffende Person immer fröstelt. Solche Menschen sind fett und bleich, sie schlafen tief und fest, leben lange, werden eher reich, sind fröhlich und hilfsbereit und essen gern Saures. Man kann sie mit dem Löwen oder einem Leithammel vergleichen.

Solche Konstitutionstypen sind nicht nur – in unserem Sinne – erblich bedingt, sondern werden auch durch die Ernährung der Mutter in der Schwangerschaft bestimmt. Falsche und einseitige, z. B. ein Übermaß an Schleim fördernde Nahrung durch übermäßigen Genuß süßer Speisen kann sich auch auf das Kind auswirken und seinen Konstitutionstyp bleibend bestimmen.

Der Verdauungsprozess steuert die Körperenergie

Alle Säfte wirken zusammen, um aus der Nahrung deren sogenannte „klare Essenz" zu ziehen. Das ist die Quintessenz der Nahrung. Aus ihr geht die Energie hervor, die zur Bildung und Erhaltung des Körpers und seiner Organe notwendig ist. Die Verdauung ist damit der Schlüssel zur Erhaltung der Gesundheit und ihrerseits abhängig vom Gleichgewicht der Säfte, die den Verdauungsprozess steuern. Sind sie nicht im Gleichgewicht, dann funktioniert auch die Verdauung nicht mit schlimmen Rückwirkungen auf den ganzen Organismus. Das erklärt, warum die richtige Ernährung, zumindest theoretisch, in der ayurvedischen und tibetischen Medizin eine so große Bedeutung hat, was aber in ähnlicher Weise auch für die anderen traditionellen Medizinsysteme gilt. Ganz allgemein empfehlen tibetische Ärzte, den Magen nicht zu überlasten: Ein Drittel der aufgenommenen Nahrung soll fest, ein Drittel flüssig sein und ein Drittel soll Luft vorbehalten bleiben.

Die eingenommene Nahrung wird im oberen Drittel des Magens unter der Einwirkung einer der fünf Untergruppen von Schleim, dem trennenden Schleim gemischt; Nahrung und auch Arzneien erhalten

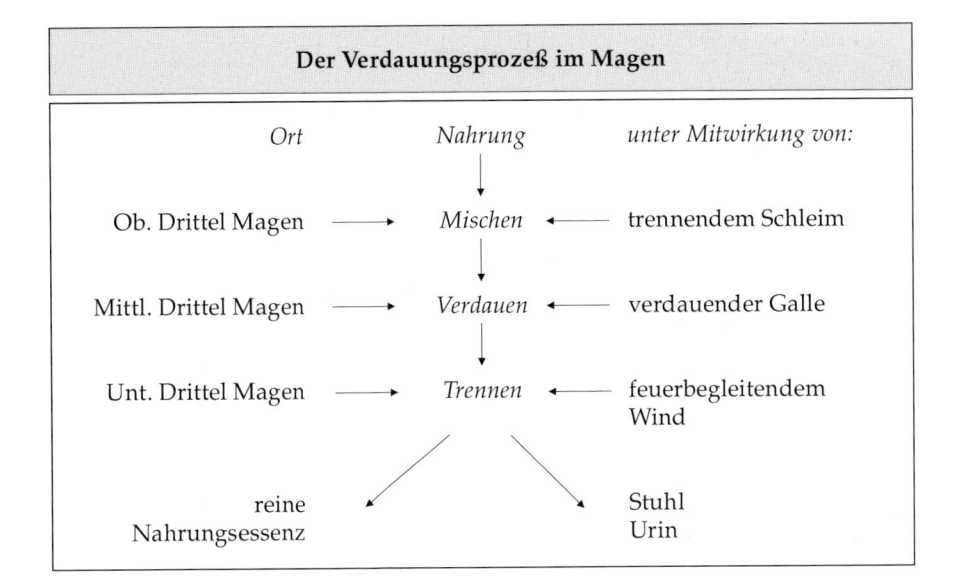

Der Verdauungsprozeß im Magen		
Ort	*Nahrung*	*unter Mitwirkung von:*
Ob. Drittel Magen	*Mischen*	trennendem Schleim
Mittl. Drittel Magen	*Verdauen*	verdauender Galle
Unt. Drittel Magen	*Trennen*	feuerbegleitendem Wind
reine Nahrungsessenz		Stuhl Urin

hier einen süßen Geschmack. Im mittleren Drittel des Magens findet die eigentliche Verdauung unter dem Einfluß von Galle statt, der Geschmack wird sauer. Im unteren Drittel werden die reinen und unreinen Anteile der verdauten Nahrung unter dem Einfluß von Wind getrennt, der wie ein Gebläse die Aktion der beiden anderen Säfte anheizt; der Geschmack wird bitter. Die unreinen Anteile werden mit Stuhl und Urin ausgeschieden, die reinen bilden die „die reine Nahrungsessenz".

Der Verdauungsprozeß bildet die „Körperhitze": Ist Schleim im Überfluß vorhanden, wird sie schwach sein und wir bekommen das, was wir bei uns als unregelmäßige Verdauung bezeichnen. Zuviel Galle heizt die Körperhitze an und man bekommt Durchfall. Zuviel Wind läßt das „Feuer der Verdauung" ungleichmäßig brennen und löst Verstopfung aus.

In weiteren Schritten, die drei Tage in Anspruch nehmen sollen, werden aus der reinen Nahrungsessenz die weiteren Grundstoffe des Körpers gebildet. Zusammen mit der Nahrungsessenz sind es insgesamt sieben: Immer werden reine und unreine Anteile getrennt. So entsteht aus der Nahrungsessenz in der Leber zunächst Blut – der unreine Anteil wird zu Galle. Blut wird zu Fleisch, die unreinen Anteile bilden das Augensekret, das Wachs in den Ohren und andere Abscheidungen der fünf Körperöffnungen. Aus Fleisch werden Fett sowie

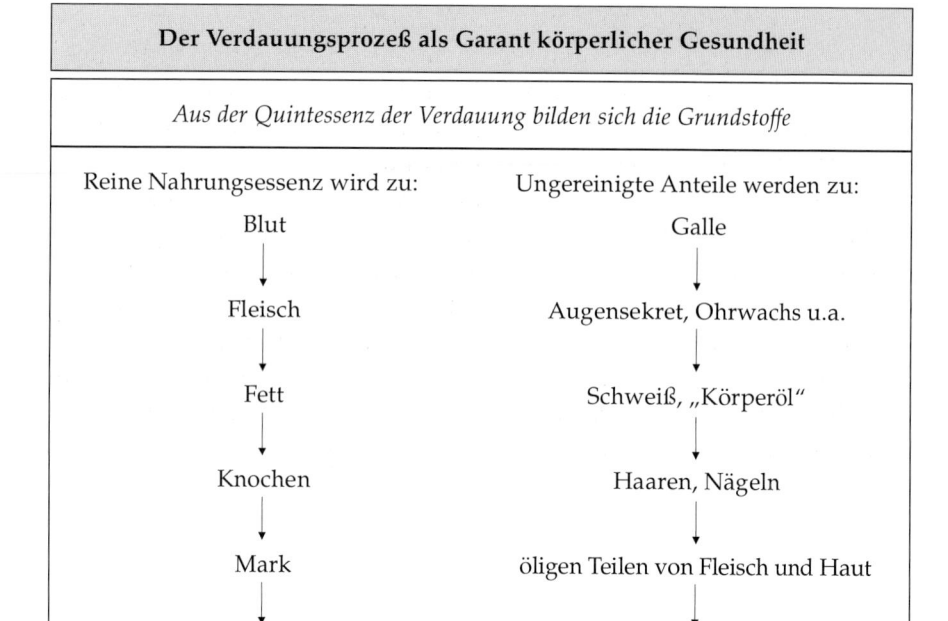

Der Verdauungsprozeß als Garant körperlicher Gesundheit	
Aus der Quintessenz der Verdauung bilden sich die Grundstoffe	
Reine Nahrungsessenz wird zu:	Ungereinigte Anteile werden zu:
Blut	Galle
↓	↓
Fleisch	Augensekret, Ohrwachs u.a.
↓	↓
Fett	Schweiß, „Körperöl"
↓	↓
Knochen	Haaren, Nägeln
↓	↓
Mark	öligen Teilen von Fleisch und Haut
↓	↓
Zeugungsflüssigkeit	Samen, Menstruationsblut

Schweiß und ölig-fettige Anteile des Körpers, „die man abwaschen kann". Der nächste Schritt führt zur Bildung von Knochen, Haaren, Nägeln und Zähnen. Dann entstehen das Knochenmark und ölige Anteile von Fleisch und Haut, „die nicht abwaschbar sind". Im letzten Schritt wird die sogenannte *Zeugungsflüssigkeit* gebildet, die man auch „die vitale Essenz" nennt. Sie ist nicht der Samen, sondern das reinste Endprodukt dieses komplizierten Verdauungsprozesses. Es sammelt sich im Herzen an und spielt in der Lehre vom feinstofflichen Körper eine Rolle. Lediglich die unreinen Anteile der Zeugungsflüssigkeit werden zu Samen und Menstruationsblut.

Wenn der Verdauungsprozeß durch ein Ungleichgewicht der Säfte gestört ist, dann wirkt sich das natürlich auch auf die Bildung der Körpergrundstoffe aus: Es werden dann zuviel reine oder auch unreine Anteile gebildet. Das führt dann jeweils zu bestimmten Symptomen. Am wichtigsten ist die fehlerhafte Bildung von Blut bzw. eine nicht ausreichende Trennung von Blut und Galle, was zur „Blutunreinheit" und zur Bildung sogenannten „braunen Schleims" führt: einer Mischung von Blut und Schleim im Magen, die sich später im Dünndarm mit Galle und im Dickdarm mit Wind mischt. Dadurch kommt es zu einer ungleichmäßigen Verteilung des Blutes im Körper, weil das Blut zu dick geworden ist. Diese Störung wird z. B. durch eine Ernährung mit zuviel heißen und sauren Eigenschaften verursacht oder auch durch zuviel Alkohol. Sie hat Hitze-Charakter.

Es kann sich aber auch aus ähnlichem Grund im Magen zuviel Schleim bilden, sodaß die Anteile von Wind und Galle im Magen nicht ausreichen, um die Verdauung richtig zu steuern und damit die Trennung der reinen von den unreinen Anteilen zu bewirken. Die unreinen Anteilen überschwemmen die Leber, so daß zuviel Blut gebildet wird. Dies wiederum kommt in den Magen und löst die gleichen Vorgänge wie oben beschrieben aus. Diese Störung hat Kälte-Charakter und führt zu Magen- und Darmstörungen, aber auch zu Ekzemen und anderen Krankheiten.

Der Körper und seine Organe

Insgesamt besteht der menschliche Körper aus den sieben Körpergrundstoffen und den fünf Sinnesorganen, die für Schmecken, Riechen, Hören, Sehen und Tasten verantwortlich sind. Dann aus den fünf soliden oder vitalen Organen – den Speicherorganen der Chinesen – und den sechs Hohlorganen: Das sind Begriffe, die beide aus der chinesischen Medizin übernommen wurden. Sie spielen im wesentlichen nur in der Pulsdiagnostik eine Rolle und werden sonst kaum benutzt. Die soliden Organe sind Herz, Leber, Milz und die beiden Nieren; die Hohlorgane sind Magen, Dickdarm, Dünndarm, Blase und Galle. Dazu kommt als sechstes Hohlorgan in der tibetischen Medizin das Gefäß, das die Zeugungsflüssigkeit aufnimmt, das Endprodukt des Verdauungsprozesses. Es hat nichts zu tun mit der Samenblase, die in fast allen Übersetzungen als sechstes Hohlorgan genannt wird und besitzt keine Parallele in der westlichen Terminologie oder Anatomie. Sein Sitz ist in der Höhe der Nieren mit einer Verbindung durch Kanäle oder „Nerven" zur Samenblase bzw. zur Gebärmutter und den Eierstöcken.

Das Hirn, das man in dieser Aufzählung vermissen mag, ist der Sitz von Schleim, der ja metaphysisch mit Verblendung und Unwissenheit assoziiert wird. Deshalb gilt das Hirn auch als Sitz von Unwissenheit und geistiger Dumpfheit. Es ist sozusagen ein sechstes Sinnesorgan, denn Denken wird als Sinnestätigkeit aufgefaßt. Der Sitz des Bewußtseins, das wir dem Hirn zuordnen, ist bei den Tibetern das Herz. Letzteres ist der „König" der Organe, Leber und Milz sind die „Königin", die anderen sind die „Bediensteten".

Der menschliche Körper besteht aus:	• 7 Körpergrundstoffen • 5 Sinnesorganen • 5 vitalen Organen • 6 Hohlorganen • 3 Ausscheidungen

Die drei sogenannten „exkretorischen Funktionen" und Ausscheidungen: Defäkation, Urinieren und Schwitzen komplettieren dieses fünfgliedrige Schema des Körpers. Es hat feste schematische Beziehungen zu den fünf Untergruppen der Säfte, auf die wir hier aber nicht weiter eingehen, da sie zu sehr in eher verwirrende Details führen.

Dazu kommen in der tibetischen Anatomie die Kanäle, durch welche die Energien der drei Säfte zirkulieren. Es sind dies die roten und schwarzen Kanäle, durch welche das Arterien- und das Venenblut fließt und die weißen Kanäle, welche der Wind-Energie als Bahnen dienen. Letztere entsprechen in unserer Anschauung Nerven, Sehnen und Lymphbahnen.

Die roten Kanäle zweigen von einem Hauptkanal ab, welcher neben der Wirbelsäule liegt und dem linken Seitenkanal (*Ida*) des feinstofflichen Körper entspricht. Dieser ist in der tantrischen Medizin weiß. In ihm fließt das bewegende Element Wind. Der schwarze Hauptkanal, in dem das hitzende Element Feuer fließt, entspricht dem rechten Seitenkanal (*Pingala*) des feinstofflichen Körpers und ist dort von roter Farbe. Die weißen Kanäle gehen von einem Zentralkanal ab, der ab der 37. Schwangerschaftswoche ausgebildet ist und der dem flüssigen Element Wasser zugeordnet ist. Er entspricht der *Susumna* des feinstofflichen Körpers. Störungen in diesen Hauptkanälen, die dem Rückenmark und den Hauptschlagadern vor der Wirbelsäule unserer Anatomie nur bedingt entsprechen und von denen sich die Gefäße, Nerven und Lymphbahnen aufzweigen, resultieren in tiefgreifenden Funktionsänderungen in allen Organen.

Alle diese Kanäle sind real und der Erfahrung zugänglich, im Gegensatz zu den Kanälen des feinstofflichen Körpers, welche nur in der Meditation und in der tantrischen Yogaübung geöffnet werden können und die dem normalen Menschen verschlossen sind. Die Begriffe „schwarzer" und „weißer Kanal" tauchen erst nach dem 16. Jahrhundert in der medizinischen Literatur auf und wurden vorher – und werden es teilweise auch heute noch nicht – eindeutig von den Nadis des feinstofflichen Körpers unterschieden.

Auch das Nervensystem wird sehr differenziert geschildert. Es gibt dreizehn innere Nerven, die vom Hirn ausgehen. Je vier davon sind den drei Säften zugeordnet und verbinden das Hirn mit den soliden und den Hohlorganen. Sie verlaufen im Inneren des Körpers und entsprechen nach Verlauf und Funktion im großen und ganzen der Meridianlehre der chinesischen Medizin. Wenn sie verletzt oder anderweitig gestört werden, kommt es zu Krankheiten der inneren Organe.

Je zwei der inneren Nerven – mit Wind verbunden – verlaufen zum Herzen und zum Dünndarm, vier sind mit Feuer bzw. Galle verbunden und verbinden das Hirn mit der Lunge, dem Dickdarm und der Leber. Vier Nerven sind dem Schleim zugeordnet und verlaufen zu Magen, Milz, Nieren und Blase. Ein weiterer Nerv vereint die Natur aller drei Säfte in sich und verläuft vom Hirn zur Samenblase und zu den Eierstöcken. Er steuert die Sexualfunktionen und die Fruchtbarkeit und ist mit Weisheit und Tatkraft verbunden.

Sechs äußere Hauptnerven verlaufen oberflächlich und entsprechen ebenfalls in ihrem Verlauf bestimmten chinesischen Meridianen. Ihre Verletzung führt zu Fehlfunktionen der Muskeln bis hin zur Lähmung und zu Schmerzen, wie wir sie beispielsweise von einer Erkrankung des Ischiasnerven her kennen. Von ihnen zweigen sich zahlreiche andere oberflächliche Nerven ab. Sie können mit Behandlungstechniken wie der Kauterisation und der Moxibustion behandelt werden.

Je zwei davon verlaufen vom Hinterkopf seitlich der Wirbelsäule über das Kreuz zur Innen- und Außenseite der Beine, in etwa dem Verlauf des chinesischen Blasen-Meridians entsprechend. Je zwei gehen vom Hinterkopf über das Schulterblatt zu den Armen (Dünn- und Dickdarm-Meridian) und zwei sogenannte *Ratna-Nerven* ziehen ebenfalls vom Kopf zum Oberkörper und den Armen (Lungen-Meridian und *Dreifacherwärmer* der Chinesen).

Sicher hatten die alten Tibeter keine geringeren anatomischen Kenntnisse als ihre chinesischen, indischen oder griechischen Kollegen. Schon die übliche Form der Leichenbestattung – die Leichen wurden zerhackt und den Geiern zum Fraß vorgeworfen – läßt darauf schließen, daß zumindest einzelne tibetische Ärzte bessere Grundkenntnisse der Anatomie gehabt haben müssen, als sie in den Texten dargestellt werden. Wir haben aber an anderer Stelle erwähnt, daß die Anatomie der einzelnen Organe in einer Säftelehre, die von gestörten Funktionen und nicht – wie in unserer Medizin – von krankhaften Organveränderungen ausgeht, nicht besonders wichtig ist; dies umso mehr, als eine Chirurgie, die über eine einfache Wundchirurgie hinausgeht, in der ganzen Geschichte der tibetischen Medizin praktisch nicht existiert hat. Sie wurde schon im 8. Jahrhundert vom König *Tri Song Detsen* verboten, nachdem eine seiner Frauen an den Folgen einer Operation verstorben war.

Die Krankheitslehre

Falsches Denken, falsches Verhalten und böse Geister als Krankheitsursachen

Krankheit entsteht durch ein Ungleichgewicht der Säfte. Alle Störungen der Säfte werden wiederum in zwei Kategorien zusammengefaßt: In kalte und heiße Krankheiten. Wind- und Schleimkrankheiten sind kalt, Galle- und Blutkrankheiten sind heiß.

Diese Einteilung in kalte und heiße Krankheiten haben wir schon bei der Besprechung der anderen traditionellen Medizinsysteme kennengelernt. Sie ist auch heute noch in ganz Asien verbreitet und macht dem westlichen Arzt, der orientalische Patienten zu betreuen hat – in unserem Lande also z. B. Gastarbeiter und Asylanten – erhebliche Schwierigkeiten. Sie sind gewöhnt, ihre Symptome in diesen Kategorien zu beschreiben und sprechen von Hitze- oder Kältegefühlen in dieser oder jener Region; Angaben, mit denen wir zunächst nichts anfangen können und die oft zu erheblichen Mißverständnissen führen.

Das Ungleichgewicht der Säfte wird in erster Linie durch die *Drei Gifte des Geistes* hervorgerufen: Begierde – dem Wind zugeordnet, Haß – der Galle zugeordnet und Verblendung (Unwissenheit) – dem Schleim zugeordnet. Falsches Denken im weitesten Sinne ist damit die wichtigste Krankheitsursache oder in unserer Terminologie: Emotionales, religiöses und soziales Fehlverhalten. Ein Störung der Säfte ist somit Folge einer „ungesunden Denkungsart".

Die tibetische Medizin kennt natürlich nicht nur metaphysische Krankheitsursachen, sondern ebenso ganz konkrete Faktoren. Es sind dies vor allem eine falsche Ernährung und klimatische Einflüsse. Wir werden darauf noch im einzelnen zurückkommen. Daneben gibt es noch andere Ursachen, die der naturwissenschaftlich ausgebildete

Krankheiten werden verursacht durch:	• Falsches Denken • Falsche Diät • Falsches Verhalten • Ungünstiges Klima • Schlechtes Karma • Einfluß der Planeten • Geister und Dämonen

Arzt strikt in den Bereich des magischen Irrglaubens verweisen wird: Auch die Planeten, böse Geister und Dämonen und nicht zuletzt ein schlechtes Karma machen nämlich krank.

Es soll hier nur am Rande vermerkt werden, daß die Korrespondenzen zwischen dem menschlichen Körper und den Planeten auch hierzulande, z. B. in der anthroposophischen Medizin, noch eine gewisse Bedeutung haben; und vielen Lesern und Leserinnen wird bekannt sein, daß exorzistische Riten zur Teufels- und Dämonenaustreibung in katholischen Gebieten Süddeutschlands heute durchaus noch eine gewisse, wenn auch verspottete oder als kriminell angesehene Rolle spielen.

Die Planeten wirken vor allem auf den feinstofflichen Körper ein und beeinflussen die in ihm zirkulierenden Energieströme. Davon soll noch später die Rede sein. Aber sie sind fern und dem gewöhnlichen Kranken nicht greifbar. Ihre krankmachende Wirkung kann zwar an den Pulsen erkannt werden, dies soll aber sehr schwierig sein.

Ganz anders steht es mit den bösen Geistern. Der Geisterglaube ist fest im Volk verwurzelt. Man kann schon von weitem tibetische Häuser oder Siedlungen an den im Wind flatternden Gebetsfahnen erkennen. Sie tragen nicht nur die Worte des Buddha mit den Winden in alle Welt, sondern wehren auch böse Geister ab.

Außerhalb und innerhalb des Menschen gibt es unsichtbare, aber doch reale Kräfte, die je nach ihrer Wirkung als Götter, Geister oder Dämonen bezeichnet werden. Männliche Geister sind der Begierde zugeordnet, weibliche dem Haß und *Nagas*, das sind Wassergeister, der Verblendung. Auch sie blockieren vor allem den Energiefluß im feinstofflichen Körper. Daneben gibt es aber auch ganz konkrete Krankheiten, die ihrem Einfluß zugeschrieben werden. Neben Geistesstörungen zählen hierzu Epilepsie, Gicht und diverse Tumoren. Nagas verursachen besonders Schwellungen und lymphatische Störungen, aber auch Schuppenflechte, Tuberkulose und manchmal wird auch die Lepra zu den Naga-Krankheiten gerechnet. Nach Meinung eines tibetischen Arztes ist ein Kranker unter fünfzig von bösen Geistern besessen.

Böse Geister existieren nun einmal nach dem Glauben des Volkes und sie existieren auch in der Medizinlehre. Aber, so hat mir Dr. Choedrak, der Leibarzt des Dalai Lama, versichert, es sei vielleicht besser für den Arzt, die Geister, seien sie nun gut oder böse, überhaupt nicht zu beachten. Die gleiche Einstellung haben die tibetischen Ärzte in Lhasa.

Zu den Krankheitsursachen gehört auch, wie sollte dies auch anders sein, das Karma. Schlechtes Karma steht unter anderem hinter Kropfleiden, Lepra und Krebs. Bei bösartigen Tumoren spielen oft – auch nach unserer Auffassung im Westen – seelische Prozesse eine Rolle. Da sich aber Karma über den Geist als Medium ausdrückt, stehen letztlich alle ausgeprägten Störungen im seelisch-geistigen Bereich unter seinem Einfluß. Dazu gehört auch ein Teil der Windkrankheiten, die sich in psychosomatischen Beschwerden manifestieren.

Bei karmischen Krankheiten ist durch ärztliche Behandlung oft nur ein Augenblickserfolg zu erzielen. Das Übel selbst kommt unter Umständen in einer der nächsten Inkarnationen wieder zutage. Bei einem Mißerfolg der Behandlung werden sich dann Arzt und Patient leicht dahin verständigen können, daß infolge karmischer Einflüsse eine Heilung eben nicht möglich war.

Hierzu ein Beispiel: Ich wurde einmal in Dharamsala zum Vater meiner Dolmetscherin gebracht. Er konnte nicht mehr laufen und hatte einen dick geschwollenen, mit Geschwüren bedeckten und verkrüppelten Fuß. Das Ganze wirkte sehr lepraverdächtig, was dann später auch durch die mikroskopische Untersuchung eines Abstriches von den Geschwüren bestätigt wurde.

Der Mann erhielt daraufhin westliche Lepramedizin, ist heute klinisch geheilt und kann wieder laufen. Später stellte sich aber heraus, daß er und seine Umgebung die Diagnose durchaus gekannt hatten. Nur hatte keiner etwas dagegen unternommen. Lepra ist eben karmisch bedingt und damit unheilbar. Ob meine Intervention richtig war, könnte ein Buddhist durchaus in Frage stellen. Es mag durchaus so sein, daß das Übel, welches der Patient mit seiner Lepra in diesem Leben abzugelten hatte, in der nächsten oder in einer anderen Inkarnation in dieser oder jener Form wieder zum Vorschein kommt.

Auch Änderungen des Klimas und ähnliche Umweltveränderungen, ja sogar die Besetzung Tibets durch die Chinesen, können als Wirkung eines kollektiven Karmas verstanden werden. Letztlich war auch der Glaube an das Karma, das einen Menschen zwingt, sein Schicksal so hinzunehmen, wie es eben ist, mit dafür verantwortlich, daß sich die sozialen Verhältnisse im alten Tibet über Jahrhunderte hinweg nicht verändert hatten. Die Oberschicht sah ihre Position als Folge guten Karmas und die Masse des armen Volkes eben als Folge eines schlechten Karma an, weshalb es überhaupt keinen zwingenden Grund gab, tiefergreifende Reformen durchzuführen.

Von der Störung der Säfte zur manifesten Krankheit

Wie entsteht nun eine Störung der Säfte? Man stellt sich das am besten so vor, daß ein Saft sich an seinem normalen Sitz ansammelt und sozusagen aufwallt. Dies geschieht normalerweise immer schon, wie erwähnt, zu bestimmten Tages- und Jahreszeiten und in einem bestimmten Lebensalter. Treten andere Faktoren dazu, wie sie eben beschrieben wurden, besonders Diätfehler und Klimaeinflüsse, dann ist der entsprechende Saft zunächst in seiner normalen Position und in seinen normalen Funktionen gestört. Dies kann man bereits an den Pulsen ablesen und an klinischen Zeichen, auch mit der Urindiagnostik analysieren. Die Minderung eines Saftes ist dagegen ein eher seltenes Ereignis, das an bestimmten körperlichen Symptomen zu erkennen ist.

Vom Ungleichgewicht der Säfte zur Krankheit		
Saft	*normaler Sitz*	*Ausbreitung der Störung*
Wind	Unterkörper	durch den ganzen Körper, manifestiert sich als Kältekrankheit
Galle	Körpermitte	steigt nach oben, manifestiert sich als Hitzekrankheit
Schleim	Oberkörper	fällt nach unten, manifestiert sich als Kältekrankheit

Werden die krankmachenden Faktoren nicht beseitigt, dann bordet der Saft über wie aufkochende Milch und breitet sich schließlich in Körperregionen aus, in denen er normalerweise keine Funktion ausübt: Der ganze Mensch wird krank. Es können natürlich auch zwei oder drei Säfte betroffen sein. Dies kann man dann nicht mehr allein an körperlichen Symptomen erkennen, sondern nur mit Hilfe der Puls- und Urindiagnostik.

Grundsätzlich ist die Ursache einer Erkrankung immer in einem Einwirken der Drei Gifte des Geistes, also in einem „falschen Denken" zu sehen. Davon zu unterscheiden ist der Umstand, der zu einer Krankheit führt und der in einem falschen Verhalten und einer falschen Ernährung zu sehen ist. Dadurch kommt es dann zu einem Ungleichgewicht der Säfte und schließlich zur Manifestation der Krankheit.

Wie sind nun die Windkrankheiten in die Welt gekommen? Es gibt dazu eine alte Legende. Danach lebte einst eine Göttin im Meer, die einen Ballon mit „Wind" unter den Achseln trug. Ihr war aufgegeben, diesen niemals loszulassen. Als sie einmal aus dem Meer auftauchte, sah sie einen schönen Jüngling, in den sie sich sofort verliebte. Während sie sich ihm hingab, vergaß sie verständlicherweise, den Ballon festzuhalten. Er stieg in den Himmel auf und verbreitete den „Wind" und die damit verbundenen Krankheiten über die ganze Welt.

Wind hat seine normale Position im Unterkörper. Er breitet sich bei einer Störung, entsprechend seines luftigen Charakters, durch den ganzen Körper aus und manifestiert sich als Kältekrankheit. Störungen von Wind zeigen sich an den Hüften und Gelenken, sie betreffen das Hören und den Tastsinn, erfassen Gefäße und Nerven, den Magen und den Dickdarm. Dies korrespondiert, entsprechend auch bei den übrigen Säften, mit den je fünf Untergruppen, die wir bereits früher kennengelernt haben. Ensprechend unserer Terminologie sind das rheumatische Erkrankungen, Hörsturz und Ohrenrauschen, chronische Kopfschmerzen, chronische Schmerzen, die von der Wirbelsäule und von den Gelenken ausgehen, der Bluthochdruck, chronische Magen- und Darmstörungen usw.

Windkrankheiten sind nicht organgebunden, sondern oft eher psychosomatische Krankheiten. Vor zehn Jahren haben die tibetischen Ärzte noch verneint, daß unser westlicher Begriff der Psychosomatik auf die Windkrankheiten zu übertragen sei. Dies hat sich inzwischen nach längerem Kontakt mit der westlichen Medizin und besserer Vertrautheit mit unserer Terminologie geändert. Ganz sicher entspricht unser Begriff aber nicht tibetischem Denken: Wind, insbesondere der lebenserhaltende Wind ist die Basis für das Bewußtsein. Der tibetische Arzt beurteilt den Fluß dieses Windes, des *Pranas*, der an den Pulsen erkennbar wird und kennt insofern keine Trennung von Körper und Geist. Wird das Prana gestört, dann ist gleichzeitig auch das Bewußtsein oder der Geist gestört; umgekehrt führen Störungen auf der geistigen und spirituellen Ebene zu einer Änderung im Fluß des Pranas und damit zu Krankheit.

Ein höheres Lebensalter, in dem Wind ohnehin vorherrscht, begünstigt Windstörungen. Im Spätsommer und der Regenzeit – in Indien – oder in Jahreszeiten mit besonders viel Feuchtigkeit ist man besonders anfällig. Die Symptome sind im Morgengrauen, spätnachmittags und nach den Mahlzeiten in der Verdauungsphase am stärksten. Das Leben in einem windreichen Hochland wie Tibet oder im Himalaya soll das Ausbrechen einer Windkrankheit fördern. Die Tatsache, daß auch in der ayurvedischen Medizin Windkrankheiten überwiegen, spricht jedoch vielleicht eher für eine geringere Bedeutung von Wind und Feuchtigkeit als klimatischen Faktoren.

Wind-Krankheiten	
Lokalisation:	*Begünstigende Faktoren:*
Knochen (Hüften und Gelenke)	Höheres Lebensalter
Ohren und Haut (Gehör- und Tastsinn)	Spätsommer, Regenzeit
Herz (Gefäße und Nerven)	Morgengrauen, Abend
Magen und Dickdarm	Windreiches Hochland

Die Patienten klagen über Muskel- und Gelenkschmerzen, über Wadenkrämpfe, über Drehschwindel und Ohrensausen, sie haben vom Nacken ausgehende Kopfschmerzen und leiden an einem Blähbauch, Verstopfung und bitterem Geschmack im Mund. Sie frösteln und zittern, sind müde und schlaflos, dabei aber redselig und können ihre Gedanken nicht zusammenhalten. Sie müssen ständig gähnen, sind müde, trotzdem innerlich unruhig und haben unbestimmbare Ängste.
Kranke mit einer Minderung von Wind haben dagegen eine trockene, dunkle Haut, sie atmen schwer und sind völlig schlaff. Der Herzschlag ist langsam, der Blutdruck niedrig. Die Kranken haben ein überaus schlechtes Gedächtnis und können sich zu nichts entscheiden.

Einige Symptome von Wind-Störungen	
• Gliederschmerzen • Diffuse Schmerzen • Appetitlosigkeit • Geblähter Magen • Schwindel • Ohrgeräusche	• Ruhelosigkeit • Seufzen und Gähnen • Zittern und Kältegefühl • Müdigkeit und Schwäche • Gedankenflucht • Angstzustände

Das alles sind Beschwerden, die wir eher als vegetativ bezeichnen und für die wir eine seelische Ursache suchen würden. Homöopathen ausgenommen, verfügen wir Ärzte hierfür über keine Heilmittel, es sei denn Psychopharmaka. Der tibetische Arzt hingegen sieht darin eine Störung der Säfte, die er entsprechend regulieren kann. Fragen nach der seelischen Befindlichkeit erübrigen sich damit.

Man muß sich nur einmal bewußt machen, daß nach einer Untersuchung aus dem Jahre 1991 über den Bedarf an psychotherapeutisch tätigen Psychologen in der Bundesrepublik postuliert wird, daß 5,3 % aller Deutschen eine psychotherapeutische Behandlung benötigen. Das soll bis zu 26 Milliarden DM jährlich kosten. Um wieviel billiger käme da die tibetische Medizin, vor allem, wenn man noch berücksichtigt, daß die Effizienz einer psychotherapeutischen Behandlung erfahrungsgemäß nicht unbedingt sehr groß sein muß.

Wenn man nun nach den konkreten Ursachen von Windstörungen fragt, dann sind das Streßzustände mit Überarbeitung und exzessiven psychischen Belastungen, übermäßiges Fasten und Mangelernährung. Des weiteren Blutungen und massive Durchfälle, übertriebener Geschlechtsverkehr und Schlafentzug. Auch Sport auf leeren Magen –

Wind-Störungen werden ausgelöst durch	
• Exzessiv bittere, leichte und rauhe Nahrung • Kälte und Wind • Langes Fasten und Mangelernährung • Blutungen, schweren Durchfall und Erbrechen	• Exzessiven Geschlechtsverkehr • Schlafentzug • Streß • Zwanghaftes Denken • Exzessive Freude oder Trauer, Depression • Fehlerhafte Meditationspraxis

z. B. morgendliches Joggen! – soll ungesund sein und nicht zuletzt kann eine falsche Meditationspraxis eine Windkrankheit auslösen.

Natürlich gehören auch Diätfehler zu den Ursachen. Dazu zählen der übermäßige Genuß bitterer Nahrung oder bitterer Getränke, zuviel Kaffee, Tee und Ziegenmilch, zuviel Schweinefleisch und Salatgurken; aber auch zu reichliches Essen von Karotten, Erbsen und Bohnen kann schädlich sein, wenn man das Kochwasser, das die eigentlichen Nährstoffe enthält, wegschüttet.

Auch zur Entstehung der Gallekrankheiten gibt es eine Legende. Im alten Indien lebte ein Brahmane, der den heiligen Wesen diente, die auf Almosen angewiesen waren. Eines Tages lud er den Lord Buddha und den Lord Shiva dazu ein, in seinem Haus eine *Puja*, also ein gemeinsames Gebet abzuhalten. Shiva kam ein wenig zu spät und konnte keinen Sitz finden; so stand er im Rücken der Versammelten und bekam als Letzter etwas zu essen. Dadurch beleidigt, ließ er ein Feuer aus seiner Stirn austreten, welches die Anwesenden verbrennen sollte. Da aber auch der Buddha und seine Schüler zugegen waren, konnte das Feuer sie nicht anrühren und verbreitete sich statt dessen über die ganze Welt. Daraus entstanden dann die Gallekrankheiten.

Galle hat seinen Sitz in der Körpermitte und steigt im Falle einer Störung, wenn sich also Galle im Übermaß ansammelt, wie Feuer nach oben und manifestiert sich als Hitzekrankheit. Gallekrankheiten sind

Galle-Krankheiten	
Lokalisation:	*Begünstigende Faktoren:*
Blut	Jugend, frühes Erwachsenenalter
Augen (Sehen)	Herbst
Haut (Schweißbildung)	Mittag, Mitternacht
Leber, Galle, Dünndarm, Magen	Heiße, trockene Region

mit Fieber verbunden, sie manifestieren sich im Blut, an den Augen, der Haut, der Leber und Galle, an Dünndarm und Magen.

Die Kranken leiden unter Hunger und Durst und haben Schmerzen während des Essens. Ein ständiges Hitzegefühl plagt sie, sie schlafen schlecht in der Nacht und sind müde am Tage. Sie schwitzen und bekommen einen üblen Körpergeruch. Außerdem treten Zeichen einer Gelbsucht auf mit gelben Bindehäuten, gelber Haut und orangener Verfärbung des Urins. Es kommt zu galligem Erbrechen und häufigen Durchfällen. Im Gegensatz zu den Windstörungen handelt es sich eher um organspezifische Symptome, die für uns auf eine Erkrankung im Oberbauchbereich hinweisen.

Gallestörungen werden begünstigt durch Jugend, frühes Erwachsenenalter und das Leben in einer heißen und trockenen Region. Sie verschlimmern sich im Herbst und haben ihre stärksten Symptome mittags und um Mitternacht und verstärken sich während des Essens. Ebenso kann Ärger Gallestörungen auslösen – „es läuft einem die Galle über". Schlaf in der Nachmittagshitze mit anschließender körperlicher Arbeit, übermäßiges Joggen, Rennen und Raufen werden als Ursachen genannt, aber auch ein Sturz von einem Pferd oder Felsen.

Eine falsche Ernährung macht ebenfalls gallekrank. Dazu gehören alle Nahrungsmittel, die zu scharf, zu heiß und zu fettig sind – was natürlich auch für Getränke oder Arzneien gilt. Zuviel Fleisch, besonders Hammelfleisch, zuviel Butter, brauner Zucker oder hochprozentiger Alkohol sind ebenso schädlich wie ein Übermaß an Pfeffer, Knoblauch und Pflanzenölen.

Die Entstehung der Schleimkrankheiten wird in folgender Weise geschildert: Ein indischer König hatte einen Minister, der einen Pferdekopf hatte. Seine Königin verliebte sich trotzdem in ihn. Als der König dies erfuhr, wurde er wütend, ließ die beiden in einen Kasten sperren und diesen in einen Fluß werfen. Das Liebespaar verfluchte den König, er solle an der Schleimkrankheit sterben. Bald darauf wurde der König tatsächlich krank. Er verlor die Verdauungswärme in seinem Magen, konnte seine Nahrung nicht mehr verdauen und bekam Durchfälle. In seinem Zorn warf er seine eigenen Exkremente auf den mythischen Vogel Garuda, als der an ihm vorbeiflog. Der Garuda verstreute sie dadurch über die ganze Welt. So kam die Schleimkrankheit über die Menschen.

Schleim, der im Oberkörper sitzt, sinkt nach unten und manifestiert sich als Kältekrankheit. Dabei sind Fleisch, Fett, Knochenmark, die

Schleim-Krankheiten	
Lokalisation:	*Begünstigende Faktoren:*
Fleisch, Fett, Mark und Zeugungsorgane	Kindheit
Nase und Zunge (Riechen u. Schmecken)	Frühling
Lunge, Milz, Blase, Nieren, Magen	Morgen, Abenddämmerung
Passagen für Defäkation und Urinieren	Feuchtes Flachland

Zeugungsorgane, das Riechen und Schmecken, Lunge, Milz, Blase, Nieren und Magen und die Passagen für Urinieren und Defäkation besonders betroffen. Es sind dies zugegebenermaßen sehr schematische Vorstellungen, die sich auf das fünfgliedrige Schema der Körperbestandteile beziehen.

Kranke mit Schleimstörungen haben ein ständiges Kältegefühl. Ihre Glieder sind schwer, sie sind antriebslos, kurzluftig und schläfrig und haben Nieren- und Kreuzschmerzen. Sie können die verschiedenen Geschmacksrichtungen nicht mehr unterscheiden, sind appetitlos und verstopft und fühlen sich nach dem Essen unwohl. Wasser wird im Körper zurückgehalten, erst schwellen die Augen, dann das ganze Gesicht an. Ständig wird aus den Bronchien Schleim abgehustet. Ein westlicher Arzt würde hier nach Hormonstörungen fahnden, z. B. nach einer Unterfunktion der Schilddrüse. Er würde an chronische Bronchitis, an Nierenkrankheiten und anderes denken. Im ganzen ist die angegebene Symptomatik nicht sehr gut in unsere Pathologie einzuordnen; Organkrankheiten wie funktionelle Störungen können sich dahinter verbergen.

Kindheit, Frühling, früher Morgen und die Zeit der Abenddämmerung, feuchtes Wetter und das Leben im feuchten Flachland begünstigen Schleimstörungen. Ihre Symptome verstärken sich sofort nach dem Essen.

Zu den konkreten Ursachen gehört das Schlafen am Tage, offenbar ein besonders wichtiger Umstand, denn jeder tibetische Medizinstudent fragt einen sofort, was man davon halte. Auch das Liegen auf feuchtem Boden, Unterkühlung und das Schwimmen in zu kaltem Wasser führen zu Schleimstörungen.

Diätfehler kommen natürlich ebenfalls in Frage, ganz allgemein der zu reichliche Genuß von bitteren und insbesondere von süßen Speisen mit schweren, kühlenden und fettigen Eigenschaften. Hier werden auffallend viele Nahrungsmittel genannt, wie Hammel-, Schweine- und Ziegenfleisch, dann Senf, Orangen, Zucker, Weizenmehl, Blumenkohl sowie Erdnuß- und Sonnenblumenöl. Man soll auch das Essen unreifer Körner oder Früchte meiden, wie auch rohe oder wenig gekochte Nahrungsmittel oder gekochte Nahrungsmittel, die kalt gegessen werden, ebenso kaltes Wasser und Tee.

Es wird jedoch von tibetischen Ärzten immer wieder betont, daß der Körper eine große Anpassungsfähigkeit an die aufgenommene Nahrung habe und daß hier wirklich nur sehr schwere Diätfehler zu Buche schlagen.

Traditionelle Lehre in moderner Zeit: Das Aids-Syndrom

Wie wir schon gesehen haben, ist die Medizinlehre der Tibeter eine Synthese aus ayurvedischer und chinesischer Medizin, mit einer rein tibetischen *materia medica* (Arzneimittelschatz), auf die wir noch zu sprechen kommen. Sie ist eher ein Gerüst als ein festes Dogma, das durch mündliche Unterweisung – auch im Sinne buddhistischer Philosophie und Psychologie – ergänzt werden muß.

Am *Chakpori Medizininstitut* in Lhasa wurden früher die Studenten, in der Regel waren es Mönche, nicht nur in Medizin und Astrologie, sondern zugleich auch in den klassischen Fächern Grammatik, Dialektik und Poesie unterwiesen. Dafür wurde aber die handwerklich-praktische Ausbildung, im Gegensatz zu heute, eher vernachlässigt. Heute gibt es ein derart umfassendes Studium schon deshalb nicht mehr, weil weder in Dharamsala noch in Lhasa entsprechende Lehrer zur Verfügung stehen. Hier aus finanziellen Gründen, dort aus finanziellen und ideologischen. Umgekehrt ist die Medizin nicht etwa, wie man dies häufiger lesen kann, Teil des Studiums buddhistischer Mönche – die Zeiten, in denen das der Fall war, sind schon lange vorbei.

Die tibetische Medizinliteratur ist auch nach Auffassung der Tibeter selbst sehr unübersichtlich, sprachlich mehrdeutig, oft mit symbolischer oder geheimer Bedeutung unterlegt. Exakte Definitionen werden hier – wir sagten das schon – wie in der buddhistischen Literatur generell üblich, vermieden, weil sich das Wesentliche nicht definieren lasse. Die Texte sind immer nur Hilfsmittel, die der mündlichen Erklärung bedürfen. In Dharamsala ist inzwischen, trotz der Verluste durch die Flucht aus Tibet, die gesamte medizinische Literatur wieder im Archiv der großen Bibliothek (*Library of Works and Archives*) enthalten. Neue Originalliteratur und Übersetzungen – es ist nicht bekannt, ob letztere im Archivbestand überwiegen – sind in den letzten 300 Jahren, also seit der Zeit des Großen Fünften Dalai Lama, nicht mehr entstanden.

Tibetische Medizin wird heute nur noch in Lhasa am einstmals berühmten *Mentse Khang* und am Sitz des Dalai Lama im indischen Dharamsala an der Medizinschule des *Tibetan Medical & Astro Institute* systematisch gelehrt. Wer hier keinen Studienplatz erhält – die meisten Studenten in Dharamsala haben ausländische Sponsoren – tritt bei einem tibetischen Arzt oder bei einem der vielen Heiler im Himalaya für einige Jahre in die Lehre, ganz wie in alten Zeiten.

In jüngster Zeit hat der bekannte sikkimesische Arzt Dr. *Trogawa Rinpoche* die Chakpori-Medizin-Schule in Darjeeling neu gegründet. Es gibt dort inzwischen 15 Studenten, davon fünf aus dem Westen. Die besondere Betonung der Ausbildung liegt offenbar auf den spirituellen, buddhistischen Aspekten der tibetischen Medizin.

Die tibetischen Ärzte verkennen nicht, daß durch die moderne Zivilisation neue Krankheiten entstanden sind, die in den Vier Tantras nicht erwähnt werden. Die traditionelle Säftelehre sei aber immer noch gültig. Lassen sich doch viele dieser Krankheiten auf falsches Denken und falsches Verhalten als den Grundübeln zurückführen. Oder aber sie sind Folge der Umwelt- und Luftverschmutzung, die eher allegorisch als konkret in den Vier Tantras als Krankheiten „die aus der Luft kommen" angesprochen werden. Ohnehin entscheidet die Persönlichkeit des Arztes oder Heilers über Erfolg oder Mißerfolg einer Behandlung und nicht die buchstabengetreue Anwendung der Texte, womit die Tibeter zweifellos Recht haben.

Als Beispiel für eine neue Krankheit, die in den alten Textbüchern nicht erwähnt wird, will ich hier die Interpretation des Aids-Syndroms durch die Tibeter anführen. Sie ist schon allein deshalb interessant, weil sie eindrucksvoll zeigt, wie sehr sich das medizinische Denken der Tibeter von unserem naturwissenschaftlichem Verständnis unterscheidet.

Innerhalb des Körpers gibt es 84 000 sogenannte *Simbhu-Organismen*, welche die Gesundheit erhalten und Krankheiten bekämpfen: Derartige Zahlenangaben bedeuten in der Regel schlicht, daß es unzählige solcher Organismen gibt. Simbhus sind sehr, sehr kleine Mikroorganismen, die durchaus körperlich und nicht feinstofflich vorzustellen sind. Sie werden als Soldaten beschrieben, die den Körper schützen und pflegen und für den Erhalt des unzerstörbaren Tropfens im Herz-Zentrum sorgen. Das Simbhu-System ist unserem Immunsystem vielleicht vom Denkansatz her ähnlich, aber ihm keineswegs gleichzusetzen. Es ist im Gleichgewicht, solange die drei Säfte ungestört sind und wird vor allem durch falsche Ernährung und durch „Gifte" geschädigt. Physiologischerweise unterstützt es die Verdauung und stärkt die Bildung der vitalen Essenz (tib.: *Dhang*), das uns nun schon bekannte Endprodukt des Verdauungsprozesses, die sich im Herz-Zentrum des feinstofflichen Körpers ansammelt. Sie wird als klare Flüssigkeit beschrieben, die in ihrer materiellen Subtilität irgendwo zwischen dem grob- und dem feinstofflichen Körper liegt. Grobstofflich ist sie insofern, als sie das Produkt eines grobstofflichen Prozesses ist und feinstofflich, als sie einen Teil des feinstofflichen Körpers bildet.

Somit ist auch das Simbhu-System in dieser anatomisch nicht faßbaren Zwischenzone angesiedelt, denn Dhang gibt den Simbhus ihre Energie. Die Aids-Viren werden von den Mikroorganismen eingeschlossen und ruhen darin; ganz entsprechend der westlichen Vorstellung, wonach die Aidsviren in den Zellen des Immunsystems verbleiben, solange dieses normal funktioniert. Nimmt die Energie der Simbhus ab, können sie eingedrungene Aids-Viren nicht mehr bekämpfen. Dieser Energieverlust muß immer dann eintreten, wenn die Harmonie der Säfte nachhaltig gestört ist, so daß der Verdauungsprozeß und damit die Bildung der vitalen Essenz beeinträchtigt wird – also wiederum ein grobstofflicher Prozeß. Die Simbhu-Organismen verlieren dann ihre runde Form und nehmen eine ei- oder haarförmige Gestalt an. Sie werden „hirschfellartig". Schließlich werden sie von den eingedrungenen Viren überrannt und verbinden sich mit ihnen – aus Simbhus werden Naebhus. Dieser Prozeß führt dann zur Zerstörung des Organismus.

Die tibetischen Ärzte empfehlen, daß Aids-Kranke weniger Zucker, Salz, Äpfel, Hefe, Alkohol, weniger saure Nahrung und saure Getränke zu sich nehmen. Sie sollen auch Kaffee, Tee und Schweinefleisch im Übermaß meiden. Es sei wichtig, in einer sauberen Umgebung zu leben und wenig oder gar keinen Sex zu haben. Entspannung ist wichtig und Meditation wird empfohlen. Dabei soll man den *Bodhisattva Vjrapani* anrufen und visualisieren, der bei Krankheiten, die in dieser degenerierten Ära, dem *Kali-Yuga*, auftreten, besonders wohltätig ist. Sein Mantra ist „OM VJRAPANI HUNG".

Die Beschreibung eines Krankheitsbildes, das dem Aids-Syndrom gleicht, ist auch in einem alten, 1 300 Jahre alten Medizinbuch zu finden, das sich heute im Besitz eines tibetischen Arztes in Delhi befindet. Nach den dort gegebenen Anweisungen zur Therapie sind in Dharamsala Pillen hergestellt worden, die derzeit an etwa 100 Aids-Kranken in den USA und in Frankreich erprobt werden. Verwertbare Resultate liegen aber bisher offenbar nicht vor.

Die Diagnostik der tibetischen Medizin

Gesundheit und Krankheit lassen sich an den Pulsen ablesen

Die Medizinlehre der Tibeter, soweit sie bisher besprochen wurde, ist schwierig zu verstehen. Sie ist jedoch umfassend, in sich streng logisch und prinzipiell auch für den westlichen Arzt erlernbar. Die wirklichen Probleme beginnen erst mit der Diagnostik des tibetischen Arztes.

Die Diagnose des tibetischen Arztes	
Pulsdiagnose:	Rückgrat der Diagnostik
Urindiagnose:	bei unklarer Pulsdiagnose
Zungendiagnose:	unergiebig und ungenau
Ohrvenendiagnose:	bei Kindern unter 8 Jahren
Diagnose aus der Muttermilch:	bei Säuglingen
Befragung:	selten ausführlich
Körperliche Untersuchung:	nie vollständig

Ihr Rückgrat ist die Pulsdiagnose, die aus China übernommen wurde. Sie wird immer zuerst durchgeführt. Die Erhebung einer Anamnese, die bei uns den ersten diagnostischen Schritt darstellt und zusammen mit der körperlichen Untersuchung in 70%-80% der Patienten schon zu einer korrekten Diagnose führt, wird von den tibetischen Ärzten nur sehr kursorisch vorgenommen. Sie ist nur in der Theorie wichtig und wird nur benutzt, wenn der Puls unklar ist. Auch eine körperliche Untersuchung, wie wir sie kennen, findet meist nicht und niemals von Kopf bis Fuß statt. Der Umgang mit Stethoskop und Blutdruckmesser ist zumindest den tibetischen Ärzten, die in der chinesischen Gefangenschaft in dortigen Hospitälern gearbeitet haben, zwar bekannt, aber nicht sehr geläufig. Blutchemische und andere Untersuchungen technischer Art werden im Exil nicht durchgeführt, in Lhasa jedoch routinemäßig genutzt.

Der Arzt sagt dem Patienten eher schon auf den Kopf zu, nachdem er die Pulse getastet hat, welche Symptome er haben müsse. Diesem bleibt dann nur ein erstauntes Nicken übrig. Wenn man neben einem tibetischen Arzt sitzt, mag man manchmal an das von dem berühmten arabischen Arzt *Rhases* überlieferte Wort denken, daß der Kranke umso mehr an die übernatürlichen Fähigkeiten des Arztes glaube, je weniger dieser spreche. Die Tibeter meinen, daß der Blick für das Ganze von Geist und Körper, den die tibetische Medizinlehre impliziert, daß auch die Mut und Vertrauen ausstrahlende Persönlichkeit des Arztes und seine liebevolle Einstellung zum Kranken wichtiger seien, als über Dinge zu sprechen, die der Arzt ohnehin nicht ändern kann. Dies gilt für psychosoziale Probleme – falsches Denken und falsches Verhalten – im allgemeinen und für Ernährung und unheilbare Krankheiten im besonderen.

Die Pulsdiagnostik ist sehr schwer zu erlernen, sie erfordert eine lange Übung, sehr große Erfahrung und eine große Sensibilität. Sie entspricht der traditionellen chinesischen Pulsdiagnose, die auch im modernen China nur noch vereinzelt am bestimmmten Zentren gelehrt und beherrscht wird. Dabei wird die Lehre von den *Fünf Wandlungsphasen*, die auf den chinesischen Elementen Holz, Feuer, Erde, Metall und Wasser basiert, benutzt. Seit wann die Pulsdiagnose von den Tibetern praktiziert wird, ist unklar.

Die Zuordnung der Jahreszeiten und der Farben zu den Elementen weicht etwas von der chinesischen Systematik ab. Den Emotionen wird weniger Bedeutung zugemessen als in der chinesischen Lehre. Auch die Pulstaststellen sind mit den chinesischen nicht ganz identisch, wie denn auch die gesamte Meridianlehre der Chinesen nicht in das tibetische System übernommen worden ist.

Es gibt gewisse Vorbedingungen für die Pulsdiagnose: Danach sollen die Pulse in der Morgendämmerung getastet werden, Arzt und Patient sollen ausgeruht sein und vorher keine hitzeerzeugende Nahrung wie Fleisch, Butter oder Alkohol zu sich nehmen. In der Praxis werden diese Vorschriften aber nicht eingehalten; sie können es auch gar nicht, weil die Kranken oft von weither angereist kommen oder weil es einfach zuviele sind: In den großen Ambulatorien der tibetischen Medizin, z. B. in Delhi, werden am Tag etwa 200 Patienten untersucht und behandelt.

Es wird im allgemeinen der Puls an der Hand zuerst gelesen, die dem Untersucher am nächsten ist, ähnlich wie bei uns die Blutdruckmessung gehandhabt wird. Theoretisch richtig wäre die Pulstastung bei

Frauen zuerst an der linken, bei Männern an der rechten Hand. Herz- und Lungenpuls sind bei Mann und Frau seitenvertauscht.

Die Pulse können männlichen, weiblichen oder neutralen Charakter haben. Dies wird zur Vorhersage des Geschlechts eines zu erwartenden Kindes benutzt. Haben beide Eltern männliche Pulse, ist ein Sohn zu erwarten. Haben beide Eltern weibliche Pulse, eine Tochter. Wenn beide Eltern neutrale Pulse haben, wird ein Sohn geboren werden, der keine Kinder haben wird. Und sind die Pulse der Eheleute männlich und weiblich, wird erst ein Sohn, dann eine Tochter geboren.

Die Pulstastung wird so durchgeführt, daß der Arzt mit seinen mittleren drei Fingern die Pulse der Arteria radialis am Handgelenk des Patienten tastet. Der Zeigefinger drückt bis auf die Haut, der Mittelfinger bis zum Fleisch und der Ringfinger bis zum Knochen. Mit den

Die Pulsdiagnose
An den Pulsen erkennt man Störungen

1) der *Körperabschnitte*	oberhalb des Herzens einschließlich der *Haut*
	zwischen Herz und Nieren einschl. *Muskeln* und *Blut*
	unterhalb der Nieren einschl. der *Knochen*
2) der *fünf vitalen Organe*	
3) der *sechs Hohlorgane*	
4) der *drei Säfte*	
5) der *fünf Elemente*	

daumenseitigen bzw. den kleinfingerseitigen Anteilen seiner Fingerkuppen beurteilt er die fünf soliden bzw. die sechs Hohlorgane, unterscheidet dabei gleichzeitig Hitze- und Kältepulse und differenziert nach Körperabschnitten: Der Zeigefinger beurteilt den Körperabschnitt oberhalb des Herzens einschließlich der Haut, der Mittelfinger den mittleren Körperabschnitt einschließlich Muskeln und Blut und der Ringfinger den unteren Körperabschnitt einschließlich der Knochen.

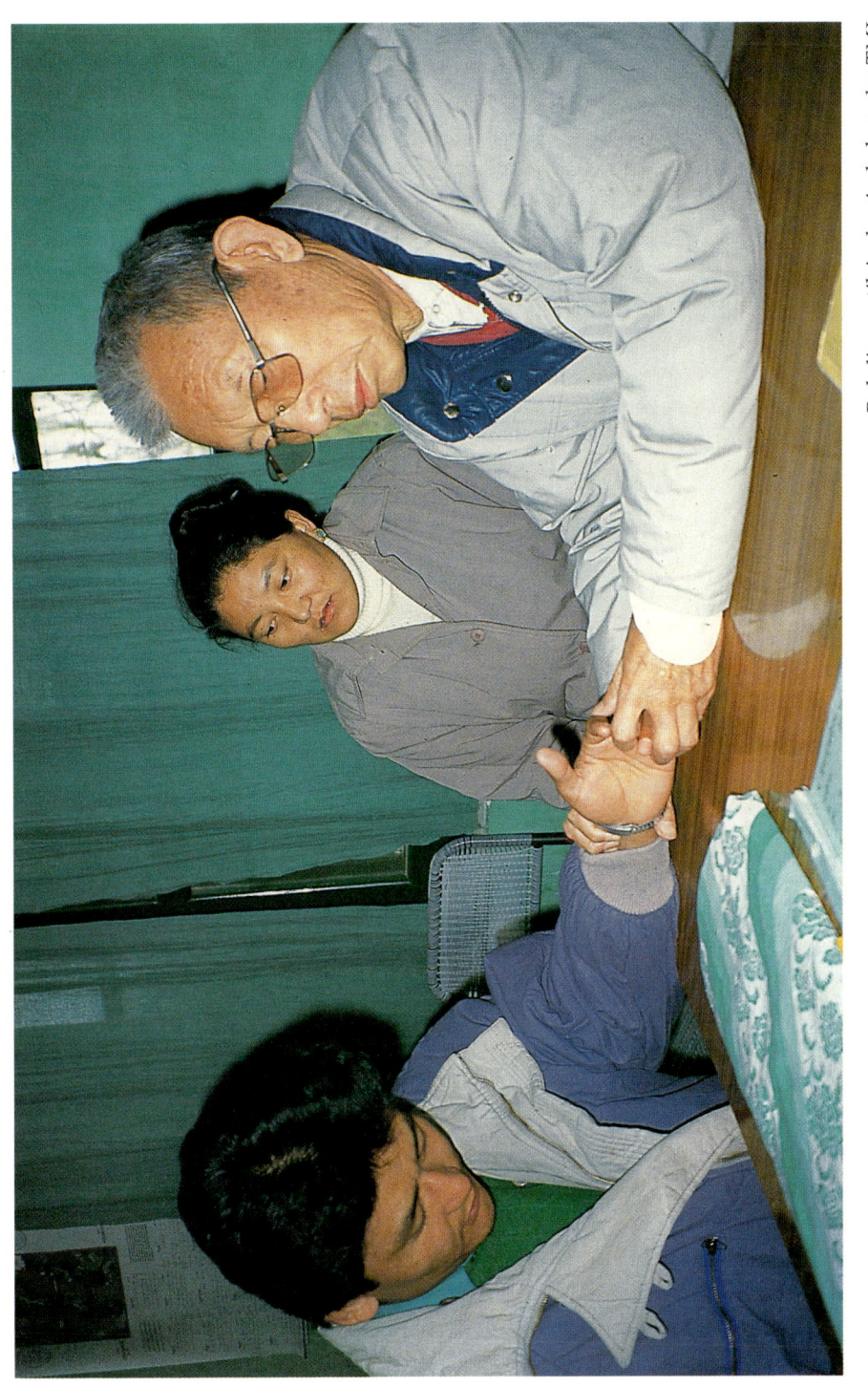

Pulsdiagnostik in der Ambulanz des TMI

Außerdem ordnet der Arzt die Pulse den Säften und den Elementen zu, denn jedes Element hat auch eine Beziehung zu bestimmten Organen. Es gibt spezielle Pulse für fieberhafte Erkrankungen, Lepra, Epilepsie – hier allein drei –, für Tumore, Vergiftungen und andere. Außerdem können akute und chronische Krankheiten differenziert werden. Manche Krankheiten wie Aids oder multiple Sklerose ergeben kein spezifisches Pulsbild, hier müssen alle diagnostischen Methoden herangezogen werden, um individuell therapieren zu können. Auch der etwaige Einfluß böser Geister, getrennt nach männlichen, weiblichen und Wassergeistern (*Nagas*), kann an den Pulsen erkannt werden. Doch ist dies, wie schon früher erwähnt, sehr schwierig.

Schließlich lassen sich mit Hilfe sieben sogenannter „Wunderpulse" Vorhersagen über Geschick und Gesundheit nicht anwesender Personen, über den Verlauf einer Schwangerschaft und das Geschlecht eines ungeborenen Kindes machen. Die verbleibende Lebensspanne und der Tod von Angehörigen kann ebenfalls, letzterer aber nur an ganz gesunden Personen, diagnostiziert werden. Dazu werden bestimmte Regeln der Lehre von den Fünf Wandlungsphasen angewendet, wie die *Mutter-Sohn-* und die *Freund-Feind-Regel*, auf die wir hier nicht weiter eingehen wollen. Die Aussagen tibetischer Ärzte, ob sie diese Wunderpulse in praxi heute noch anwenden, sind aber durchaus widersprüchlich.

Insgesamt gibt es 43 verschiedene Pulse, von denen zwölf jedem Arzt geläufig sein müssen. Sie lassen sich nochmals auf zwei, nämlich auf einen Hitze- und eine Kältepuls reduzieren. Bei allen diesen verschiedenen Pulsen müssen auch Tages- und Jahreszeit sowie das Alter des Patienten, die ja jeweils einen Einfluß auf das Gleichgewicht der Säfte haben, berücksichtigt werden. Auf technische Einzelheiten der Pulsdiagnose wollen wir hier nicht weiter eingehen, da sie für den Laien und auch für einen westlichen Arzt ohne direkte Unterweisung durch einen Lehrer nicht nachvollziehbar sind.

Es gibt sicherlich nur noch sehr wenige tibetische Ärzte, welche die Pulsdiagnostik in dieser Vollkommenheit beherrschen. Sie können damit physische Krankheiten ebenso wie solche seelischer – nach unserer Nomenklatur – und metaphysischer Natur (Geister) erfassen. Die meisten der vielen Heiler im Himalaja kommen über eine Differenzierung in heiße und kalte Krankheiten kaum hinaus. Vielmehr dürfte auch für einen westlichen Arzt nicht zu erlernen sein.

Schema der Pulsdiagnostik
(männl. Patient – bei Frauen sind Herz- u. Lungenpuls vertauscht)

Mit dem daumenseitigen Anteil der Fingerkuppen werden die soliden Organe (Herz, Lunge etc.) und Hitzepulse, mit dem kleinfingerseitigen Anteil die Hohlorgane (Dickdarm, Dünndarm etc.) und Kältepulse beurteilt.

	Li. Hand des Patienten Re. Hand des Arztes		Re. Hand des Patienten Li. Hand des Arztes
	Organ und Element	Körperabschnitt	Organ, Saft u. Element
Zeigefinger des Arztes	Herz Dünndarm Element Feuer	Oberhalb d. Herzens einschl. Haut	Lunge und Störungen v. Wind Dickdarm Element Eisen
Mittelfinger des Arztes	Milz Magen Element Erde	Zwischen Herz und Nieren einschl. Muskeln, Blut Tumore und Abszesse	Leber Galle und Störungen v. Galle Element Holz
Ringfinger des Arztes	Li. Niere Hoden Ovar Element Wasser	Unterhalb der Nieren einschl. Knochen	Re. Niere und Störungen v. Schleim Blase Element Wasser

Sicher ist aber mit der Pulstastung eine akkurate, auch in unsere Nomenklatur übertragbare, nachprüfbare, effiziente und billige Diagnostik möglich, so unglaublich dies auch klingen mag. Es wird damit ein weites Spektrum von Krankheiten erfaßt, das etwa dem entspricht, welches die niedergelassenen Ärzte bei uns abdecken. Im Gegensatz zu uns kann der tibetische Arzt aber auch Störungen erfassen, zumindest qualitativ, für die wir technische Hilfsmittel brauchen. Dazu gehören Bluthochdruck, Diabetes und Fettstoffwechselstörungen – als Blutunreinheit oder Blutstörung bezeichnet –, aber auch Krebs und Tuberkulose in ihren verschiedenen Lokalisationen.

Krebsdiagnosen können nicht durch technische Untersuchungen gesichert werden. Ihre Zuverlässigkeit muß deshalb offen bleiben. Es handelt sich meist um indische Patienten, die aus allen Teilen des Subkontinentes in der Hoffnung auf Heilung durch tibetische Ärzte nach Dharamsala kommen. Krebsheilungen sind schon aus diesem Grunde nicht nachprüfbar, sie werden z. B. vom Leibarzt des Dalai Lama vorsichtig auf „einige wenige" beziffert. Andere, privat praktizierende Ärzte meinen, viele solcher Heilungen erzielt zu haben. Aber da Krebs zu den karmisch bedingten Krankheiten zählt, wird ein etwa fehlender Heilerfolg sicher nicht dem Arzt angelastet.

Freilich hilft in vielen Fällen schon allein der Glaube an den wundertätigen Arzt oder an die Kraft der exotischen Kräuterheilkunde. Patienten, die strapaziöse Anreisen in Kauf nehmen, sind primär zum Glauben bereit. Auch die Hoffnung auf eine Heilung wirkt sicher bei Krebspatienten als ein starker Heilfaktor, der auch im Westen sonst unerklärliche Heilungen durch „Krebsärzte" bewirken kann. Man sollte dies nüchtern sehen und akzeptieren, ohne die seriösen und kenntnisreichen tibetischen Ärzte deswegen als „Wunderheiler" euphorisch in den Himmel zu heben oder sie gar abzuwerten.

Als Beispiel möchte ich hier drei Pulsdiagnosen anführen, die an mir selbst von Dr. *Choedrak*, dem Leibarzt des Dalai Lama, von Lady-Doctor *Lobsang Dolma*, von der wir noch später hören werden und in Delhi von einem Hakim der *Unani-Medizin* gestellt wurden. Letzterer war über hundert Jahre alt, blind und hatte bis zum Abschluß seiner Diagnose kein Wort von mir gehört.

Vorausschicken muß ich, daß ich zu jener Zeit ein langwieriges Leberproblem hatte – die Gallenblase ist entfernt –, dazu an einem Nierenstein sowie an einem erhöhten Blutdruck litt, gegen den ich Pillen einnahm.

Diagnose Dr. Choedrak: „Die Leber ist sehr angegriffen. Haben Sie eine infektiöse Gelbsucht gehabt? Die Galle ist sehr schwach, auch die Niere, eine Störung des Blutdruckes (von mir vorher angegeben) kann ich nicht feststellen. Bitte nehmen Sie Medizin für die Nieren für einen Monat und eine Juwelenpille wegen des Blutdrucks für drei Monate, eine Pille alle 14 Tage."

Diagnose Dr. Lobsang Dolma: „Ihre Leber ist sehr schwach. Sie leiden an Rückenschmerzen (diese traten am nächsten Tage auf). Zwei von den fünf verschiedenen Winden sind nicht in Ordnung, nämlich der Verdauungs- und der Hirnregulierungs-Wind. Dadurch kommt es zu Störungen in der Hirndurchblutung. Auch die Niere ist schwach, es bilden sich dort Sedimente. Nehmen Sie Pillen für drei Monate, wenn sie helfen sollen, müssen Sie aber daran glauben!"

Diagnose des Hakim der Unani-Medizin: „Sie haben eine sehr schwache Leber und eine schwache Niere. Zeitweise ist in Ihnen zu viel Spannung, Sie leiden auch gerade jetzt darunter (nach vierwöchiger, anstrengender Arbeit mit den tibetischen Ärzten in Dharmsala)."

Alle drei Untersucher hatten identisch das Leber- und das Nierenproblem erfaßt und zwei das Blutdruckproblem, das sie auch durch eine Messung des Blutdruckes nicht hätten diagnostizieren können, weil der Blutdruck wegen der Medikamente normal war, insofern, als eben Durchblutungsstörungen und Spannungen nach unserer Ansicht Teilaspekte eines Problemkreises sind, der in einen erhöhten Blutdruck mündet.

Blasen auf dem Urin: Die Urindiagnose der Tibeter

Die Urindiagnose wird nur angewendet, wenn die Pulsdiagnose keine klare Antwort gibt, z. B. wenn Störungen mehrerer Säfte bestehen. Auch hier werden gewisse Vorbedingungen vom Patienten gefordert. Er soll vor der Untersuchung starken Tee und bestimmte Gemüse meiden. Er soll keinen Zucker essen, nicht viel trinken, keinen Geschlechtsverkehr haben, gut schlafen, sich nicht übermäßig körperlich betätigen und Streß generell meiden. Auch diese Forderungen werden in der Praxis nicht beachtet. Ob es dadurch zu Einbußen der diagnostischen Treffsicherheit kommt – wie auch bei der Pulsdiagnose – lasse sich, so meinen die tibetischen Ärzte, wenn man sie dazu befragt, nicht sagen. Wenn sie darüber schreiben, dann bestehen sie allerdings auf der orthodoxen Theorie.

Der mitgebrachte Morgenurin, der sich, wie auch bei uns, am besten untersuchen läßt oder frisch gelassener Urin des Patienten, wird in ein tassengroßes Tongefäß gefüllt und mit einem Holzstäbchen oder

Ein Hakim liest den Puls

einem schlichten Zweiglein umgerührt. Es werden die Farbe, der Geruch, die Dampfbildung, die Blasenbildung und die Sedimentbildung beurteilt. Die Untersuchung soll an warmen und kaltem Urin durchgeführt werden, auch dies wird in der Praxis nicht eingehalten. Nach meiner Beobachtung wird der Urin nur etwa bei einem von ca. 30 Patienten untersucht.

Der Arzt bestimmt zuerst, ob eine Kälte- oder eine Hitzekrankheit vorliegt und differenziert dann, ob es sich um eine Wind-, Galle- oder eine Schleimkrankheit handelt bzw. um eine Störung mehrerer Säfte. Bei Wind-Krankheiten ist der Urin schaumig mit großen, dauerhaften Blasen. Rotbrauner oder gelblicher Urin mit kleinen Blasen, die schnell verschwinden, spricht für eine Gallekrankheit und weißliche, speichelartige, mittelgroße Blasen lassen auf eine Schleimkrankheit schließen. Auf weitere Einzelheiten wollen wir hier verzichten.

Es gibt aber auch spezielle Probleme, die mit der Urindiagnose erkannt werden können. So soll es möglich sein, zwischen einer einfachen Magenschleimhautentzündung, einem Magengeschwür und einem perforierten Geschwür zu unterscheiden, zwischen Verdauungsproblemen im allgemeinen und einer infektiösen Darmentzündung oder einer Leberentzündung im besonderen. Auch Erkrankungen der Atemwege, insbesondere bestimmte Formen der Tuberkulose, hoher Blutdruck und bestimmte gutartige und bösartige Tumore lassen sich mit der Urindiagnose differenzieren: Ich habe dies jedoch nie selbst beobachten können, auch nicht bei Ärzten, die besonders viele Krebspatienten hatten.

Für einen westlichen Arzt mag die Urindiagnostik in dieser Form obsolet erscheinen. Man kann aber sicher sagen, daß auch die Urindiagnose eine Kunst ist, die nur von einem Arzt mit sehr großer Erfahrung in dieser Methode treffsicher ausgeführt werden kann. Dann ist sie tatsächlich effizient und kann viel zur Differentialdiagnose beitragen.

Zungendiagnose und Diagnostik bei Kindern

Die Zungendiagnose ist nach Meinung der tibetischen Ärzte ungenau und unergiebig: Bei Windkrankheiten ist die Zunge trocken und rot mit Pickeln am Rand. Bei Gallekrankheiten hat sie einen gelblichen Belag, den Kranken schmeckt alles bitter. Die Zunge bei Schleimkrankheiten ist feucht mit einem grauen Belag. Im allgemeinen wird die Zunge mehr oder weniger flüchtig und nur so angesehen, wie auch wir dies bei unseren Patienten tun.

Bei Kindern unter acht Jahren, bei denen sich die Pulse schlecht tasten lassen, nimmt man die Ohrvenen-Diagnostik zu Hilfe. Man stellt das Kind so, daß Licht auf die Ohren fällt und betrachtet diese von hinten. Dann kann man drei größere Venen erkennen, deren Verlauf und Ausprägung und vor allem deren Farbe beurteilt wird. Daraus lassen sich dann diagnostische Schlüsse ziehen, vor allem ob eine Hitze- oder eine Kältekrankheit vorliegt, aber auch eine Störung der drei Säfte oder eine Beeinflussung durch böse Geister sollen sich erkennen lassen.

Eine andere Methode, um Säuglinge zu untersuchen, soll hier nicht unerwähnt bleiben. Hierbei wird die Muttermilch untersucht. Sie wird, nach rechter und linker Brust getrennt, in zwei mit Wasser gefüllten Gefäßen aufgefangen. Je nachdem, wie sich die Milch in dem Wasser verteilt, kann darauf geschlossen werden, ob das Kind ein leichtes oder ein ernstes Problem hat, eine Störung der drei Säfte oder ob es unter dem Einfluß eines bösen Geistes steht. Auch diese Art der Diagnostik habe ich nie selbst beobachten können. Mir wurde aber gesagt, daß diese uns doch sehr vage erscheinende Methode tatsächlich noch ausgeübt wird und auch zu verwertbaren Resultaten führe. In Lhasa nutzt man sie, wenn nur die Mutter zum Arzt kommt, das Kind aber, etwa wegen einer zu strapaziösen Anreise, nicht selbst untersucht werden kann.

Ich hatte Gelegenheit, in Dharamsala, zusammen mit einem Dolmetscher, der Ordination von ca. 200 Kranken durch drei verschiedene, sehr erfahrene tibetische Ärzte über mehrere Wochen hinweg beizuwohnen und konnte eine Reihe von ihnen selbst ausführlich befragen und von Kopf bis Fuß körperlich untersuchen: Beide Untersucher, der tibetische und der westliche Arzt kamen fast immer zu den gleichen Diagnosen, zwar ausgedrückt in verschiedener Terminologie, aber jeder hatte genügend Kenntnisse vom System des anderen, um sich verständigen zu können.

Dies traf vor allem für die häufigen Windstörungen zu wie auf nervöse Herzbeschwerden, Reizdarm, Magengeschwüre – aber ohne die Möglichkeit endoskopischer oder röntgenologischer Kontrollen –, auf degenerative Gelenkerkrankungen und chronische Schmerzen aller Art. Unterschiede aufgrund der verschiedenen Begrifflichkeit ergaben sich in der Differenzierung von reinen Organerkrankungen wie z. B. einer Herzinsuffizienz, einer Gallenblasenentzündung oder einer Tuberkulose.

Hier verhalten sich aber auch die tibetischen Ärzte pragmatisch und ziehen gegebenenfalls indische Ärzte oder die westlichen Kollegen des kleinen tibetischen Hospitals in Dharamsala hinzu. Entsprechende Überweisungen sind jedoch selten. Eher schon wechseln die Patienten von sich aus den Doktor. Wenn der traditionelle Arzt nicht geholfen hat, dann gehen sie zu einem anderen mit westlicher Ausbildung und umgekehrt oder sie suchen Hilfe bei einem Lama.

*Die tibetische
Arzneimittellehre*

Die Eigenschaften der Elemente
bestimmen die Heilkraft der Arznei

Die tibetische Medizin ist berühmt für ihre Pflanzenheilkunde, die auf einer Tradition von hunderten von Jahren beruht. Sie wäre es wert, nicht nur erhalten, sondern auch von der westlichen Wissenschaft erforscht zu werden, doch gibt es dabei zahlreiche Probleme, auf die wir noch später eingehen werden. Leider stehen nur noch wenige Pflanzenkundige zur Verfügung, jedenfalls außerhalb Tibets. Außerdem sind viele der wichtigsten Pflanzen aus dem Hochhimalaya bereits ausgestorben oder jedenfalls akut vom Aussterben bedroht.
   Wir wissen nun schon eingehend darüber Bescheid, daß sich der menschliche Körper und seine Säfte aus den Elementen aufbauen. Natürlich ist die Lehre von den Elementen neben der Säftelehre auch die Grundlage der Pharmakologie, die wiederum die wichtigste Säule jeglicher Behandlung ist.

Man sollte an dieser Stelle nochmals betonen, daß in der tibetischen Lehre die Elemente nicht nur als rein physikalisch definierte Bausteine des Alls, also als reine Materie, sondern auf einer subtileren Ebene auch als kosmo-physische Prinzipien angesehen werden, welche allem Seienden die Energie geben zu wachsen, zu reifen und sich zu verwandeln. Das gilt für Mineralien, die dazu vielleicht Millionen von Jahren brauchen genauso wie für die kurzlebigen Pflanzen und den Menschen.

Wir wissen heute, daß die sich Materie aus Atomen aufbaut und daß auch diese noch teilbar sind. Ebenso wissen wir, daß Energie sich in Materie umwandeln kann und umgekehrt. Man darf also dem heutigen Leser als Beispiel, wie in der tibetischen Medizin die Funktion der Elemente gesehen wird, durchaus vor Augen führen, daß innerhalb der scheinbar statischen Masse jeglicher geformten Materie die energiegeladenen Elementarteilchen herumwirbeln. Dabei soll aber nun nicht der Eindruck entstehen, als hätten die alten Tibeter und Inder diese modernen Einsichten in die Natur des Kosmos gekannt. Aber ohne Zweifel liegen solchen Konzepten – und wir werden bei der Betrachtung des feinstofflichen Körpers nochmals darauf zurückkommen – intuitive Einsichten in die Natur zugrunde, die nur verblüffen

Die Eigenschaften der Elemente			
Erde	*Wasser*	*Feuer*	*Wind*
schwer fest stumpf glatt ölig trocken	schwer beweglich stumpf kühl ölig feucht	heiß beweglich scharf rauh flüchtig trocken	leicht flüchtig kalt rauh fettlos trocken
Äther ist alles-durchdringend			

können. Dies gilt natürlich nicht allein für die Tibeter und ihre indischen Vor-Denker, sondern letztlich für alle alten Kulturen.

Die Elemente haben bestimmte gegensätzliche Eigenschaften wie heiß oder kalt, leicht oder schwer, rauh oder glatt, fettlos oder ölig und trocken oder feucht. Diese Eigenschaften finden sich, wir haben das schon besprochen, auch in den einzelnen Säften wieder. Auch alle Nahrungsmittel und alle Pflanzen, die zu Heilmitteln verarbeitet werden, spiegeln jeweils die Eigenschaften des Elementes wider, das in ihrem Aufbau überwiegt. Diese Grundregel bestimmt sowohl die Diätetik, die in der Theorie der tibetischen Medizin die wichtigste Maßnahme zur Gesunderhaltung und zur Heilung des erkrankten Körpers ist, wie auch die praktisch viel wichtigere Arzneimittellehre. Wenn der Arzt weiß, aus welchen Elementen sich eine Heilpflanze zusammensetzt, dann kennt er auch ihre Eigenschaften und kann damit exakt ihre Wirkung vorhersagen. Natürlich kommt dann sofort die Frage,

Gleiche Eigenschaften verschlimmern, entgegengesetzte heilen!			
Wind	scharf	süß	sauer
leicht kalt rauh fettlos	leicht (9) heiß (3) rauh (7) –	schwer (10) kühl (5) glatt (3) ölig (4)	schwer (3) heiß (7) rauh (1) ölig (4)

woher ich denn weiß, aus welchen Elementen sich eine bestimmte Heilpflanze oder ein bestimmtes Nahrungsmittel zusammensetzt. Die Antwort ist verblüffend einfach – man erkennt es am Geschmack. Der Geruch spielt dagegen praktisch keine Rolle.

Die heilende Droge erkennt man am Geschmack

Die Tibeter unterscheiden sechs Geschmacksrichtungen: Sauer, salzig, scharf, süß, bitter und herb (zusammenziehend). Die jeweilige Geschmacksrichtung wird durch die verschiedenen Elemente bestimmt. Die Geschmacksrichtung süß hat beispielsweise die Elemente Wasser und Erde als Basis und enspricht damit genau dem Saft Schleim, der sich ebenfalls aus Wasser und Erde konstituiert. Aha, wird der Leser denken, dann kann ich also eine süß schmeckende Arznei nehmen, um eine Schleimstörung zu heilen. Dem ist aber nun gar nicht so, man würde damit, wie wir noch sehen werden, die Störung nur verschlimmern.

Entscheidend für die Wirkung einer Droge oder, und das gilt auch für alle folgenden Ausführungen, eines Nahrungsmittels sind ihre Eigenschaften, die sich aus der Mischung der Elemente ergeben. Man unterschiedet acht Potenzen und 17 Qualitäten, die in einer heilenden Droge verschieden große Anteile haben und ihren Geschmack bestimmen. Die einzelnen Anteile werden von 1–10 arbiträr gewichtet.

Die acht Potenzen sind schwer, ölig, kühl und stumpf – leicht, rauh, heiß und scharf. Es sind also eigentlich vier Gegensatzpaare. Die 17 Qualitäten sind ebenfalls meist gegensätzlich wie flüchtig und stabil, trocken und feucht u. a., die acht Potenzen sind darin mit eingeschlossen.

Man darf diese Eigenschaften nicht so verstehen, daß nun eine Heildroge die physikalischen Eigenschaften schwer oder ölig hat. Da sich die Eigenschaften aus den Elementen ableiten, muß man sie vielmehr als latente Energien verstehen, die sich zu ganz bestimmten heilenden Kräften entfalten können.

Nehmen wir also einen Patienten mit einer Störung des Saftes „Wind", dann wissen wir, daß bei diesem Kranken die Eigenschaften

Die Eigenschaften der 6 Geschmacksrichtungen und ihre Gewichtung

SAUER (Feuer u. Erde)
heiß (7)   trocken (6)   fest (4)   ölig (4)   schwer (3)   scharf (2)   rauh (1)

SALZIG (Feuer u. Wasser)
ölig (4)   rauh (4)   scharf (3)   heiß (2)   schwer (1)   trocken (1)   flüchtig (1)

Scharf (Feuer u. Wind)
leicht (9)   rauh (7)   scharf (6)   trocken (6)   flüchtig (6)   heiß (3)

SÜSS (Wasser u. Erde)
schwer (10)   stumpf (7)   fest (5)   kühl (5)   feucht (5)   ölig (4)   glatt (3)

BITTER (Wasser u. Wind)
kühl (9)   feucht (5)   stumpf (3)   rauh (3)   leicht (2)   glatt (1)   flüchtig (1)

HERB (Erde u. Wind)
kalt (4)   stumpf (4)   trocken (2)

des Saftes Wind, die hier mit denen des Elementes identisch sind, im Übermaß vorhanden sein müssen. Das sind u. a. die Eigenschaften „leicht, kalt, rauh und fettlos". Nimmt man jetzt zur Therapie eine Droge mit einem scharfen Geschmack, dann würde man die Störung verschlimmern: Die dem Wind entsprechenden Eigenschaften „leicht" und „rauh" überwiegen hier. Es wäre so als gieße man Öl ins Feuer. Die entgegengesetzte und damit heilende Potenz „heiß" ist hier nur zu einem geringen Anteil vorhanden (vgl. Abb. S. 117 unten).

Ideal ist dagegen eine Droge mit süßem Geschmack – „süß" wird theoretisch in 108 Gruppen unterteilt! – mit überwiegend entgegengesetzten Eigenschaften. Ihre dem Wind ähnliche, also verschlimmernde kühle Potenz kann durch Zugabe einer sauren Droge mit einem hohen Anteil heißer Potenzen ausgeglichen werden. Eine süße Droge neutralisiert oder sediert also Krankheiten, die durch ein Übermaß an Wind charakterisiert sind. Sie vermehrt hingegen Schleim, der sich wie die Geschmacksrichtung süß aus den Elementen Wasser und Erde zusammensetzt und ist demnach bei Krankheiten mit einem Übermaß an Schleim schädlich. Allein aufgrund des Geschmackes läßt sich vorhersagen, daß eine süße Droge bei Wind-Krankheiten u. a. psychophysisch stabilisieren, die Konzentration fördern und gegen Knochen- und Gelenkschmerzen helfen wird.

Wegen ihrer schweren und heißen Eigenschaften kann man auch salzige Drogen zur Behandlung von Windkrankheiten nehmen. Sie wirken auch den kühlen und weichen Eigenschaften einer Schleimstörung entgegen, die aber besonders durch schwere Eigenschaften gekennzeichnet ist: Hier ist eine Droge von scharfem Geschmack in erster Linie angebracht.

Galle-Krankheiten (Element Feuer) behandelt man am besten mit bitteren Arzneien, die vollständig entgegengesetzte Eigenschaften haben, kann aber wegen ihrer kalten Potenzen daneben auch Heilmittel von süßem und herben Geschmack verwenden.

Mit Drogen von süßem Geschmack kann der tibetische Arzt also Wind- und Gallekrankheiten, mit Drogen von saurem und salzigem Geschmack Wind- und Schleimkrankheiten behandeln. Dies entspricht wiederum der Theorie, daß Wind den übrigen Säften ihre Energie gibt und der praktischen Tatsache, daß 60 % aller tibetischen Heilmittel solche gegen Windkrankheiten sind.

Um es zu wiederholen: Ein Ungleichgewicht der Säfte mit einem Übermaß bestimmter elementarer Eigenschaften wird durch Heilmittel mit unähnlichen Eigenschaften neutralisiert, durch ein Heilmittel mit ähnlichen Eigenschaften aber verschlimmert.

Wie früher erwähnt, kennt die tibetische Medizin auch die Minderung eines Saftes. Sie müßte durch ein Heilmittel mit ähnlichen Eigenschaften ausgeglichen werden. Praktisch haben aber alle tibetischen Arzneien einen dämpfenden oder neutralisierenden Effekt, so als wenn eine Störung der Säfte immer in einem Übermaß eines oder mehrerer Säfte bestehe. Die Abnahme eines Saftes muß dann eher durch eine Änderung der Ernährung und des Verhaltens ausgeglichen werden.

Das geschilderte Verfahren ist in sich absolut logisch und gedanklich nachvollziehbar. Leider wird das Verständnis dadurch kompliziert, daß vom Geschmack einer Droge vor ihrer Einnahme ein Geschmack nach der Magenpassage unterschieden wird. Dadurch werden die Geschmacksrichtungen auf drei, nämlich auf süß, sauer und bitter eingeengt, entsprechend dem früher beschriebenen Prozeß der Verdauung im Magen. Dies erklärt, warum etwa ein tibetischer

Diabetiker keinen Zucker essen darf, weil dessen Geschmack und postdigestiver Geschmack süß sind, wohl aber Honig, dessen Geschmack süß, nach der Verdauung aber sauer ist.

Wie diese komplizierende Einschränkung praktisch verwendet wird, läßt sich aus der zugänglichen Literatur nicht ersehen. Auf entsprechende Fragen hat der Pharmakologe des *Tibetan Medical Institute* in Dharamsala nur mit einem Lachen geantwortet und mir erklärt, hier handele es sich um das schwierigste Problem der tibetischen Pharmakologie überhaupt: So soll es uns auch hier nicht weiter belasten.

Probleme bei der Arzneimittelherstellung

Die wichtigsten Pflanzen stammen aus dem Hochhimalaya, wobei aber immer nur gewisse Teile heilende Kräfte haben. Andere können gerade bei diesen Pflanzen giftig sein. Die gleiche Pflanze kann außerdem je nach ihrem Standort einen unterschiedlichen pharmakologischen Effekt haben, abhängig davon, ob sie in der Sonne oder im Schatten wächst.

Heiße oder kalte Potenzen einer Pflanze können aber nicht nur durch ihren Standort, sondern auch durch ihre Aufbereitung, also durch ihre Trocknung in der Sonne oder im Schatten so verändert werden, daß eine andere als die erwünschte Wirkung eintritt. Auch die maschinelle Arzneimittelherstellung hat zur Folge, daß heiße Potenzen verstärkt und kühlende neutralisiert werden, weil die maschinelle Pulverisierung der Pflanzen zu einer beträchtlichen Hitzeentwicklung führt. Dazu wurde mir gesagt, daß man dies nicht quantifizieren könne, sondern eben hinnehmen müsse. Einige Jahre zuvor meinten die gleichen Interviewpartner, daß eine maschinelle Herstellung eher schädlich sei. Inzwischen sind aber mit Hilfe der Firma Hoechst Maschinen zur Pillenproduktion angeschafft worden. Die Tibeter sind eben praktische Menschen und nicht immer ganz prinzipientreu.

Außerdem hat auch ein Pflanzenheilmittel häufiger Nebenwirkungen, beispielsweise auf den Magen. Dies muß dann wieder durch Zugabe anderer Pflanzendrogen ausgeglichen werden. Möglicherweise kann auch die erwünschte spezifische Wirkung einer Droge, z. B. ein Tuberkulosemittel, nicht genutzt werden, weil sie gleichzeitig einen hitzenden Effekt hat. Das könnte bei einer Hitzekrankheit wie der Tuberkulose fatal sein. Es müssen hier also kühlende Ingredienzien dazugegeben werden, so daß die antituberkulöse Wirkung voll zur Geltung kommen kann.

Dazu muß der Gesamteffekt eines, wie bei den Tibetern üblich, aus vielen Pflanzen gemischten Heilmittels berücksichtigt werden. Dieser kann nämlich ein ganz anderer sein als der seiner einzelnen Bestandteile. So können in einer Rezeptur die verschiedenen Pflanzenteile jedes für sich allein genommen keinen, zusammen aber einen stark ausschwemmenden Effekt haben. Diese synergistische Wirkung ist das Hauptproblem bei der Beurteilung eines Pflanzenheilmittels und hat dazu geführt, daß ein Teil unserer pflanzlichen Hausmittel vom Markt verschwunden ist bzw. kassenärztlich nicht mehr verordnet werden darf, weil ein entsprechender Wirksamkeitsnachweis der Einzelbestandteile praktisch nicht zu führen ist.

In der tibetischen Medizinliteratur gibt es für alle diese verschiedenen, komplizierten Schritte keine verbindlichen Richtlinien. Es fehlen fast immer exakte Maß- und Gewichtsangaben, so daß die in den Texten angeführten Rezepte für Außenstehende praktisch wertlos sind. Entscheidend sind das Wissen und Können des einzelnen Arztes oder Pharmakologen, der sein Wissen jeweils von seinem Lehrer erhalten hat. So ist bis vor kurzem die tibetische Arzneimittellehre eine Art streng gehüteter Geheimwissenschaft geblieben. Heute hat sich dies allerdings zumindest in Dharamsala geändert, wenn auch nicht auf dem Land, wo Ärzte und Heiler vielfach noch ihre eigenen Pillen herstellen. Es gibt jetzt schriftlich fixierte Maß- und Gewichtsangaben und genaue Richtlinien für die Mischung der Einzelbestandteile. Dadurch ist der Prozeß der Arzneimittelherstellung für jeden Interessierten einsehbar und insgesamt standardisiert worden.

Letztlich entscheidet aber die in Jahrhunderten erprobte heilende Wirkung einer Droge über ihre Anwendbarkeit, nach welchen theoretischen Vorstellungen sie auch immer im einzelnen angefertigt sein mag. Erklärungen mit komplizierten Korrespondenzen zu Elementen oder Säften werden wohl immer erst der praktischen Erprobung nachgeliefert worden sein. Wir haben schon früher gesehen, daß dies auch in China nicht anders war.

Die rezepturgetreue Herstellung der Medikamente wird derzeit noch durch viele andere Faktoren behindert. Die Schwierigkeiten beginnen mit der Identifizierung der Pflanzen. Ihre Benennung in den alten Textbüchern ist nicht sehr zuverlässig, da es in den verschiedenen Landesteilen Tibets verschiedene Namen für die gleichen Pflanzen gegeben hat oder für verschiedene Pflanzen den gleichen Namen. Oft sind sie in der Literatur so ungenau beschrieben, daß eine exakte Identifizierung unmöglich ist. Auch allegorische Namen sind zur Verschleierung benutzt worden. Ein Faktum, das übrigens für alle traditionellen Medizinsysteme gilt.

Man darf auch nicht vergessen, daß sich in die alten Handschriften, aus denen die tibetische Literatur zumeist besteht, im Laufe der Jahrhunderte viele Übertragungsfehler eingeschlichen haben, auch Übersetzungsfehler, sofern es sich um Übersetzungen aus dem Sanskrit oder aus dem Chinesischen handelt. Sie stiften bei der Übertragung in westliche Sprachen dann zusätzliche Verwirrung.

Eine spezielle Problematik besteht für die ländlichen Ärzte und Heiler, welche sich ihre Medizin selbst herstellen. Sie haben oft nur unzureichende botanische Kenntnisse, so daß Pflanzen falsch identifiziert werden. Die in den Texten beschriebenen Pflanzen gibt es heute oft nicht mehr bzw. sind auch Varianten von ihnen ausgestorben. Oft besteht die Versuchung, rare und teure Bestandteile wie Gold, Diamantenstaub und Rhinozeroshorn einfach wegzulassen oder durch minderwertige Ingredienzien zu ersetzen. Es ist deshalb verständlich, daß jeder westliche Forscher, der sich mit der tibetischen materia medica beschäftigt, vor einem Berg von Schwierigkeiten steht. Sein Scheitern ist fast vorprogrammiert. Es gibt denn auch bisher keine umfassenden, verläßlichen Arbeiten zu dieser Thematik, obwohl die erste Arbeit außerhalb Tibets hierzu bereits 1811 von einem russischen Arzt publiziert wurde.

Das Sammeln und Mischen der Heilpflanzen

Ein anderer problemreicher Bereich der Arzneimittelherstellung ist mehr praktischer Art: Das Sammeln der Pflanzen zur richtigen Zeit und am richtigen Ort sowie die Aufbereitung und Mischung der Heilkräuter.

Rinden und Rindensekrete sammelt man im Frühjahr, bevor das Wachstum beginnt; Blätter und Säfte in der Regenzeit kurz vor der

Blüte, wenn die Photosynthese am aktivsten ist; Blüten, Früchte und Samen im Frühherbst, wobei die Früchte nicht ganz reif sein sollen und Wurzeln, Äste und Zweige im Herbst nach Abschluß der Wachstumsphase. Heilpflanzen, die zu Brechmitteln verarbeitet werden, sollen im Frühjahr und solche mit abführendem Effekt im Spätherbst gesammelt werden.

Pflanzen gegen Hitzekrankheiten kommen aus Höhen über 3 500 m, solche gegen Kältekrankheiten aus tiefer gelegenen Zonen des Himalaja. Für die Zuordnung zu Hitze oder Kälte ist das Wachstum an einem Nordhang – geeignet zur Behandlung von Hitze-Krankheiten – oder an einem besonnten Südhang – zur Behandlung von Kälte-Krankheiten – entscheidend sowie das Trocknen im Schatten oder in der Sonne. Die Wirkung der Pflanzen gleicher Art ist je nach Höhenlage pharmakologisch verschieden. Deshalb ist der Effekt von Drogen, die etwa Pflanzen aus den Alpen oder von den Rocky Mountains enthalten, nicht vorhersagbar.

Nach dem Sammeln werden die Pflanzen gereinigt und sorgfältig an der Luft getrocknet, um Bakterienbefall und chemische Veränderungen zu vermeiden. Die Pflanzen werden dann immer feiner geschnitten, nochmals sortiert und schließlich werden die Einzelbestandteile auf großen Waagen abgewogen. Die Gewichtsmengen liegen dabei zwischen 100 g und mehreren Kilogramm. Die fertige Mischung kommt dann in eine große Mühle. Dort wird sie zunächst grob, dann in einer anderen Mühle feiner zermahlen und schließlich in modernen Mischtrommeln zu einem homogenen Pulver verarbeitet. Aus diesem Endprodukt werden dann maschinell Pillen von Erbsen- bis Haselnußgröße hergestellt.

Dies geschieht im Schneeballsystem so, daß das Pulver in die Trommel der Pillenmaschine gegeben und mit Wasser vermengt wird. Durch das Drehen der Trommel entstehen runde Kugeln von gleicher Größe. Wird die Umdrehungsgeschwindigkeit verändert bzw. mehr oder weniger Wasser hinzugegeben, dann ändert sich auch die Größe der Pillen. Die Zugabe von Wasser erfolgt sozusagen „aus dem Handgelenk", so wie ein guter Barmixer seine Drinks mischt. Die Größe der Pillen in den verschiedenen Chargen wird deshalb unterschiedlich sein.

Die fertigen Pillen werden in Dharamsala auf dem Dach des Medical Institute in der Sonne oder im Schatten, je nach heißen oder kalten Potenzen getrocknet. Bei richtiger Verarbeitung und Lagerung sind die Pillen ein Jahr haltbar. Die Arzneimittelproduktion ist am *Tibetan Me-*

dical Institute in Dharamsala wie früher und heute noch in Lhasa zentralisiert. Es untersteht der dort ansässigen Exilregierung des Dalai Lama und betreibt 35 Zweigkliniken überall dort, wo die ca. 100 000 Exiltibeter verstreut leben, besonders im Himalaya und in Südindien.

Die Exiltibeter verfügen heute über etwa 1 000 Einzeldrogen, aus denen um die 200 Heilmittel, fast ausschließlich in Pillenform, hergestellt werden. Neben den Pflanzen verwendet man ca. 18 Edel- und Halbedelsteine, ca. 10 Mineralien und – statt früher 100 – nur noch etwa 40 animalische Bestandteile, die in zwei Dutzend Rezepten verarbeitet werden.

Die Pillen enthalten 5–35 Ingredienzien, manche sogar 80 oder mehr. Das älteste Rezept soll aus der Zeit Buddhas stammen. Neue Rezepturen sind in diesem Jahrhundert nicht mehr entwickelt worden. Eine tierexperimentelle Prüfung, die der arabischen Medizin durchaus geläufig war, kennen die Tibeter nicht. Der Arzt oder Heiler in ländlichen Gebieten, wir würden hier eher von Barfußdoktoren sprechen, verfügt im Schnitt über 60 pflanzliche Einzeldrogen und ein gutes Dutzend animalischer und mineralischer Bestandteile. Die Rezepte hierzu hat er in der Regel von seinem Lehrer übernommen.

Bis vor kurzem wurde vorausgesetzt, daß die Pflanzen nur vom Arzt oder Heiler selbst bzw. von den Medizinstudenten gesammelt werden. Körperliche und geistige Gesundheit waren die Vorbedingung für eine solche Expedition in den Hochhimalaya nicht nur wegen ihrer Strapazen, sondern auch, um die Heilkraft der Pflanzen nicht zu beeinträchtigen. Aus dem gleichen Grunde sollte dabei nicht geraucht oder geschnupft werden. Das Sammeln geschieht gewöhnlich unter Anrufung des Medizinbuddha und ist vor allem für die Studenten eine sehr fröhliche Abwechslung des Schulbetriebes.

Kühle Drogen brauchen Mondlicht, dessen kühlende Energie die entsprechenden Potenzen der Heilpflanzen aktiviert. Ganz bestimmte solcher Pflanzen werden am 2. Oktober bei Mondlicht gesammelt, wenn nach dem tibetischen Kalender die Mondstrahlen am stärksten sind.

Seine Pillen soll der Patient nach den Mahlzeiten einnehmen; nur Brech- und Abführmittel auf nüchternen Magen. Für die Heilwirkung spielt auch die Einnahmezeit eine Rolle. Heiße Medikamente gegen Schleim-Krankheiten nimmt man morgens ein, Pillen gegen Wind-Krankheiten aber abends und kalte Medizin soll man nach dem Mittagessen nehmen, also entsprechend den Zeiten, zu denen die einzelnen Säfte im Tagesablauf dominieren.

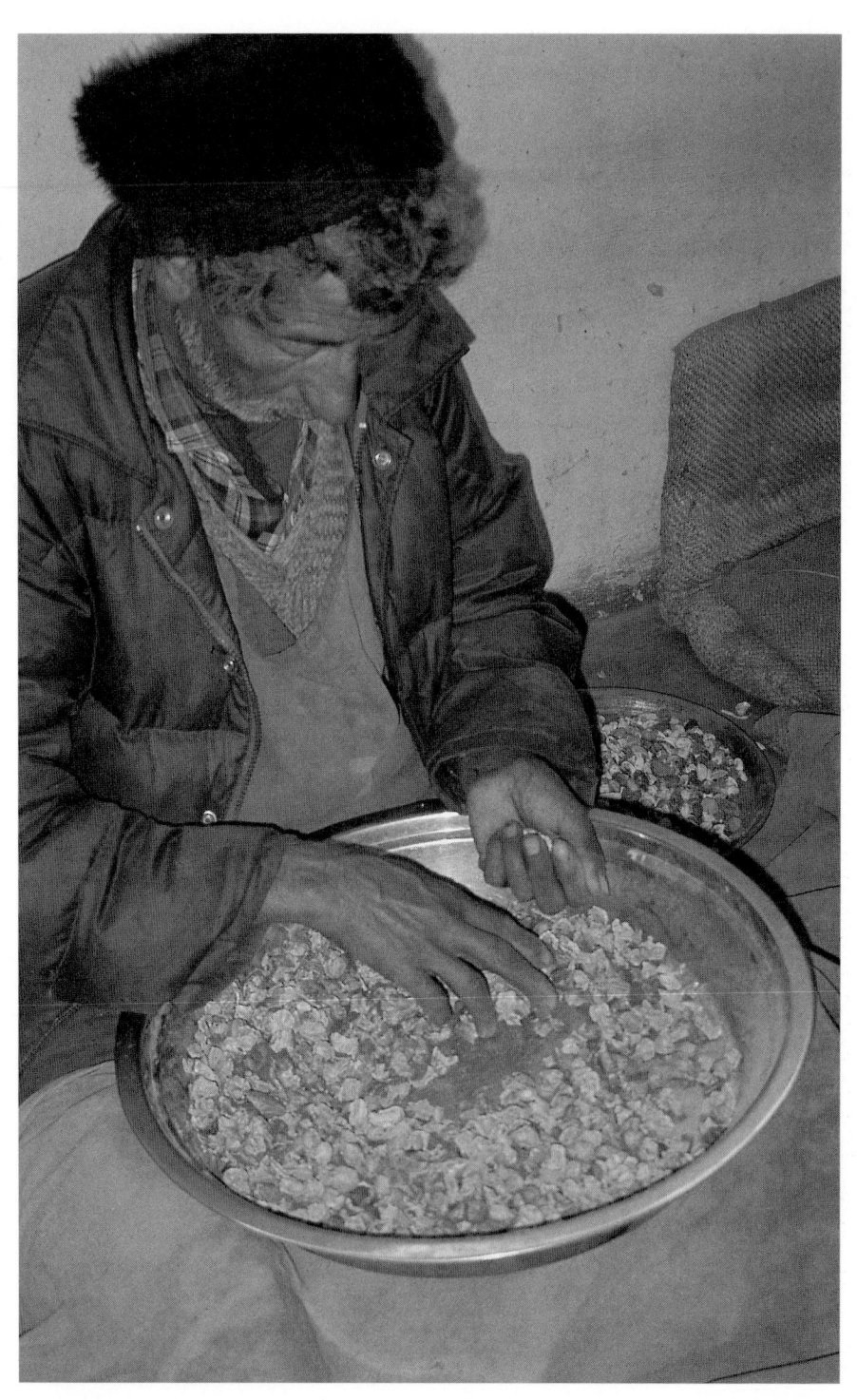

Sortieren und Reinigen der getrockneten Heilkräuter

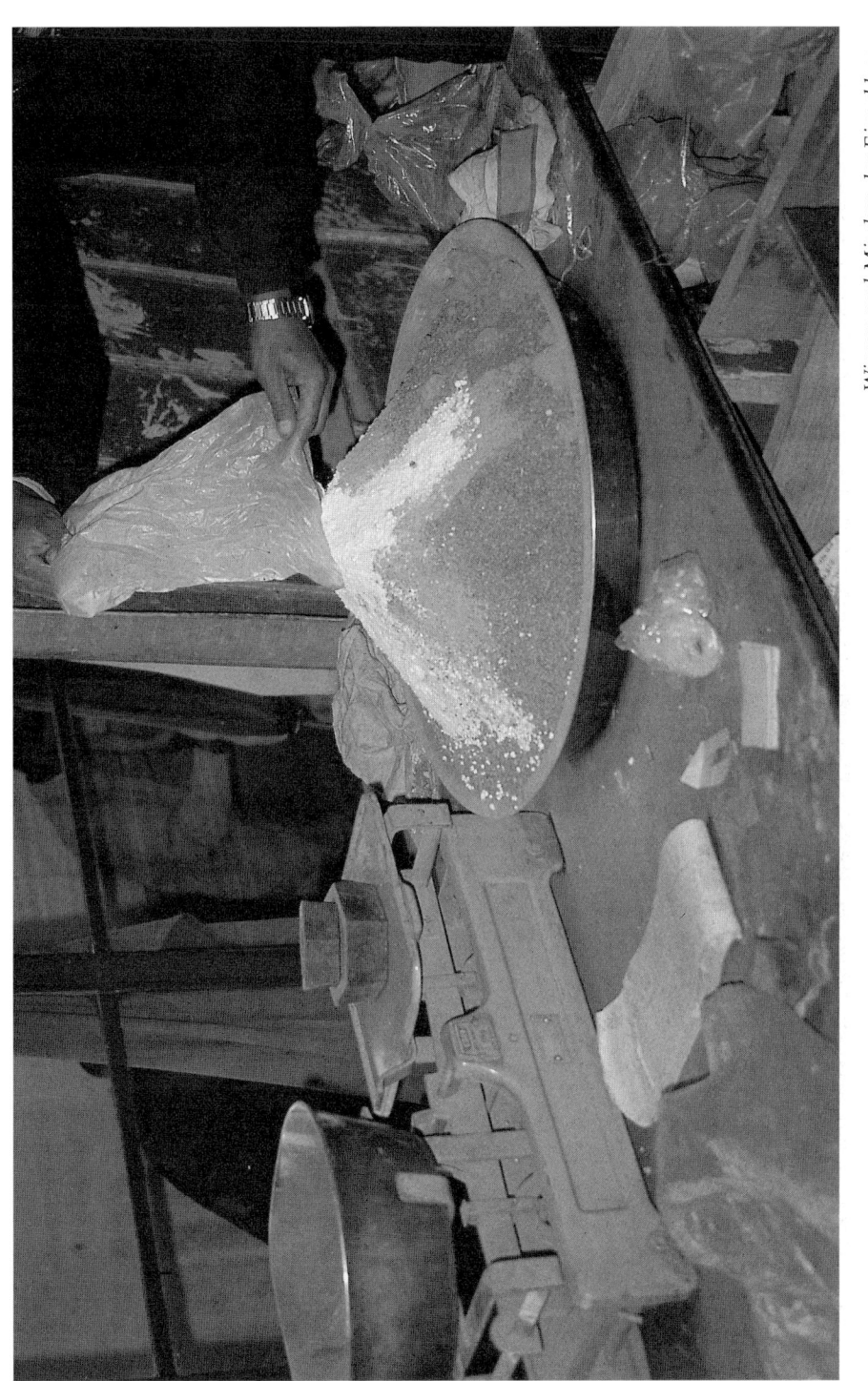

Wiegen und Mischen der Einzeldrogen

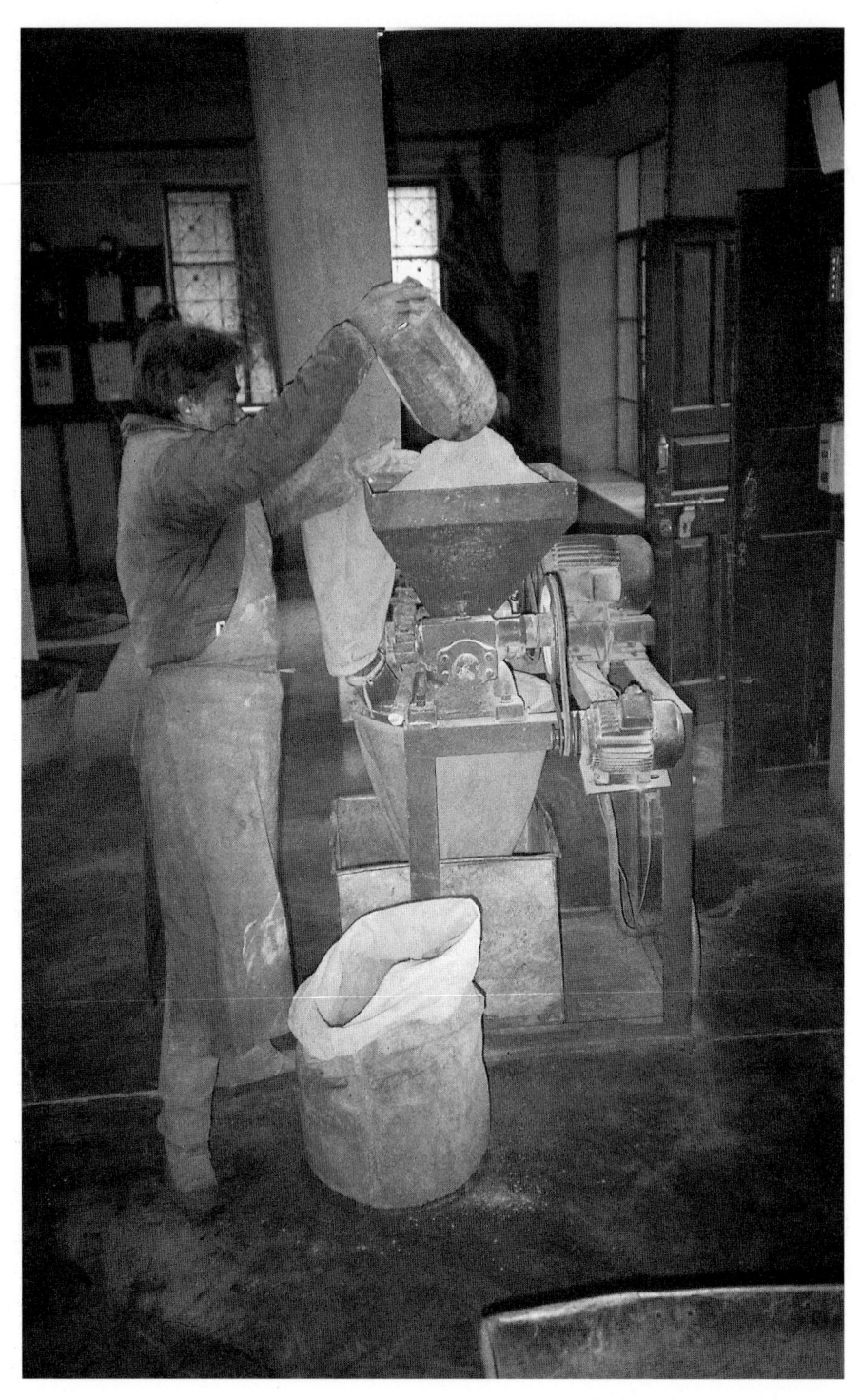

Mahlung der Heilkräuter

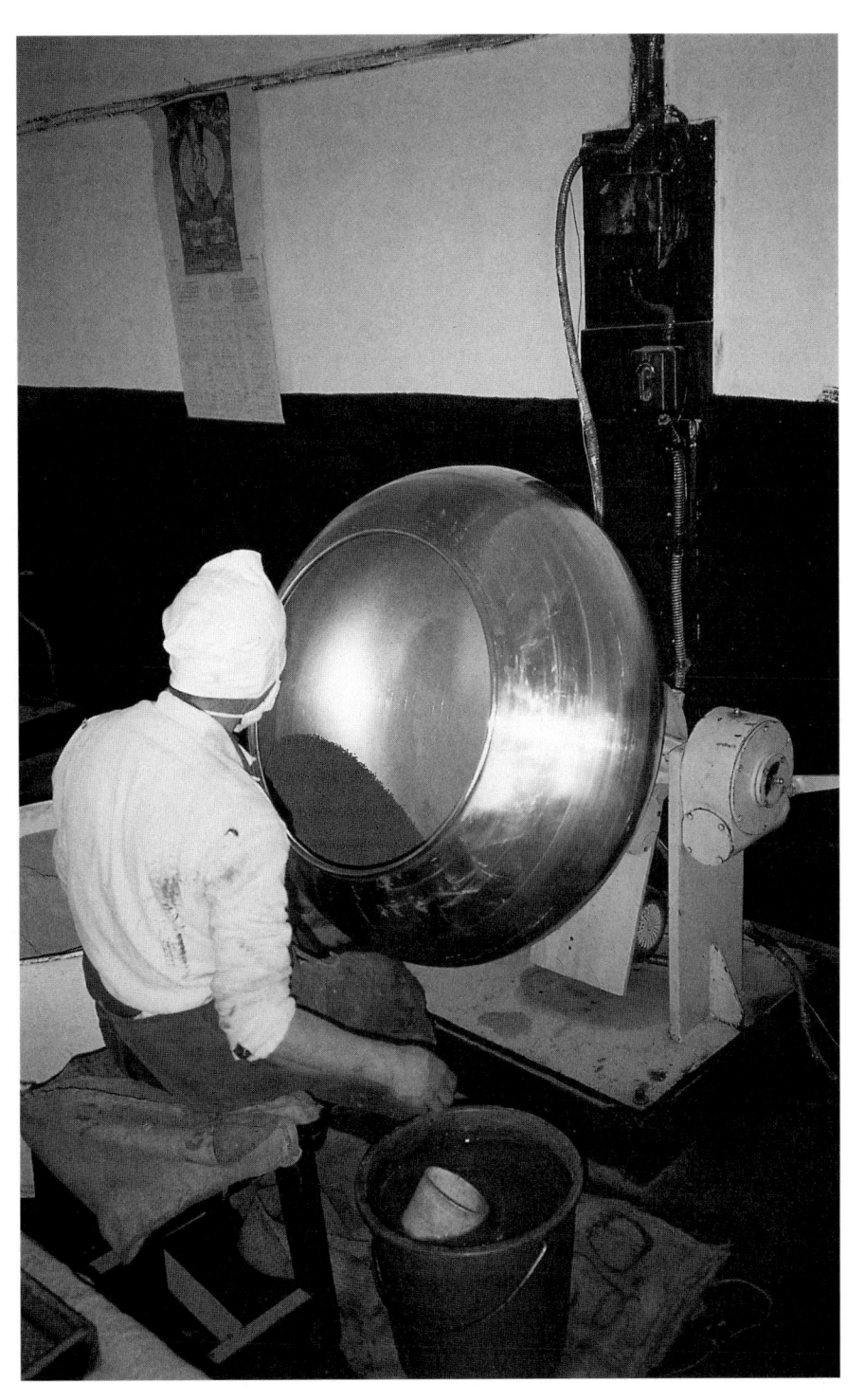

Die maschinelle Pillenfertigung

In Dharamsala werden heute so viele Arzneimittel hergestellt, daß es unmöglich ist, die Pflanzen noch alle selbst zu sammeln. Sie werden teils von gewerblichen Sammlern angekauft, teils übernehmen indische Soldaten im Himalaya diese Aufgabe, besonders in Ladakh und reißen dabei, wie wir selbst beobachten konnten, die Pflanzen häufig der Einfachheit halber mit der Wurzel aus. Auch hier klaffen, wie so oft, Theorie und Praxis weit auseinander.

Eine ähnlich ausgereifte Heilmittellehre unter dem übergeordneten Aspekt einer allumfassenden Entsprechung von Makrokosmos und Mikrokosmos gibt es wohl heute, unbeeinflußt von westlichem Denken und westlicher Pharmakologie, nur noch in der tibetischen Medizin. Aber auch diese alte Tradition gerät in Schwierigkeiten. Die enorme Steigerung der Arzneimittelproduktion in den letzten Jahren zur Versorgung der Zweigkliniken hat dazu geführt, daß nur noch Gewürze und andere Zutaten aus der indischen Tiefebene unbegrenzt zur Verfügung stehen. Die Hochhimalayapflanzen sind dagegen teils vom Aussterben bedroht, teils, wie die aus dem tibetischen Hochland, nicht mehr zugänglich. Das Tibetan Medical Institute in Dharamsala beginnt daher jetzt in Zusammenarbeit mit der indischen Regierung, Pflanzen aus dem Hochhimalaya zu kultivieren, um diese Engpässe zu überwinden.

Theoretisch könnte man natürlich auch Pflanzen aus anderen Hochgebirgsregionen der Erde nehmen, die den gleichen botanischen Arten angehören. Es ist aber absolut nichts darüber bekannt, ob sie die gleiche Heilwirkung haben. Wer auch sollte diese Pflanzen in anderen Erdteilen identifizieren und sammeln? Es gibt heute außerhalb Tibets ohnehin nur noch eine Handvoll kundiger Ärzte, welche die nötigen umfassenden pharmakologischen und botanischen Kenntnisse besitzen und diese sind nicht gerade mehr die Jüngsten. Auf eine andere mögliche Lösung dieser Problematik gehen wir noch später ein.

Tibetische Medizin
im Exil

Dharamsala und die traditionelle Medizin

Die Bushaltestelle in McLeod Ganj ist der Treffpunkt von Dharamsala. Hier sieht man kaschmirische Lastenträger, Bauern der umwohnenden Bergstämme in ihren bunten Trachten, wallfahrende Ladakhis, rotgewandete tibetische Mönche und Nonnen, lärmende Inder und jene leicht schmuddeligen Westler auf der Suche nach Wahrheit und Selbstverwirklichung – die Tibeter nennen sie respektlos *Dharma-Freaks* –, die man in ganz Asien trifft. Auch geschäftige Journalisten kann man dort sehen, Filme-, Bücher- und Projektemacher aus aller Welt und nicht zuletzt Heilungsuchende aus ganz Indien. Für sie alle ist das kleine regenreiche Nest im Himalaya, eine gute Tagesreise nordwestlich von Delhi, Sitz des Dalai Lama und der Exilregierung der Tibeter, Endpunkt einer langen Reise: Dharamsala ist heute ein Zentrum buddhistischer Spiritualität und – davon untrennbar – auch ein Zentrum der buddhistischer Medizin.

Viele Tibeter halten es dort mit der Medizin wie ihr großes Vorbild, der Dalai Lama. Lachend sagte er uns einmal: „Wenn ich krank bin und meine tibetischen Ärzte können mir nicht helfen, dann gehe ich eben zu einem Eurer Ärzte."

Die traditionelle Medizin ist im *Tibetan Medical & Astro Institute* (TMI), so die offizielle Bezeichnung und Schreibweise, zentralisiert. Ihm ist ein Medizinkolleg angeschlossen, einzige Ausbildungsstätte für tibetische Medizin außerhalb Tibets, wo die Jungmediziner fünf Jahre studieren und anschließend zwei Jahre praktisch arbeiten, ehe sie diplomiert werden. Sie tragen dann, wie ihre westlichen Kollegen, den Doktortitel. Aus dem Institut sind seit 1961 siebzig Ärzte hervorgegangen. 47 Studenten werden derzeit ausgebildet. Neben den zwei Leibärzten des Dalai Lama, Dr. Choedrak, Dr. Wangyal und dem Pharmakologen Dr. Namgyal, gibt es inzwischen elf jüngere Ärzte, die in der Pharmakologie, in der Krankenbetreuung und in der Forschung mitarbeiten. Damit sind schon die drei Schwerpunkte des Institutes umrissen: Die Pharmakologie haben wir bereits beschrieben, die dazugehörige Apotheke versendet tibetische Pillen in alle Welt.

Das Institut verwaltet 35 Zweigkliniken in ganz Indien und hat zwei Ambulanzen in Dharamsala, in der die Kranken des Ortes und seiner Umgebung betreut werden. Einen Einblick in diese Arbeit geben wir weiter unten. Auch ein kleines Hospital ist dem Institut angeschlossen, in dem zehn Patienten stationär behandelt werden können.

Medizinstudenten bei der Vorlesung

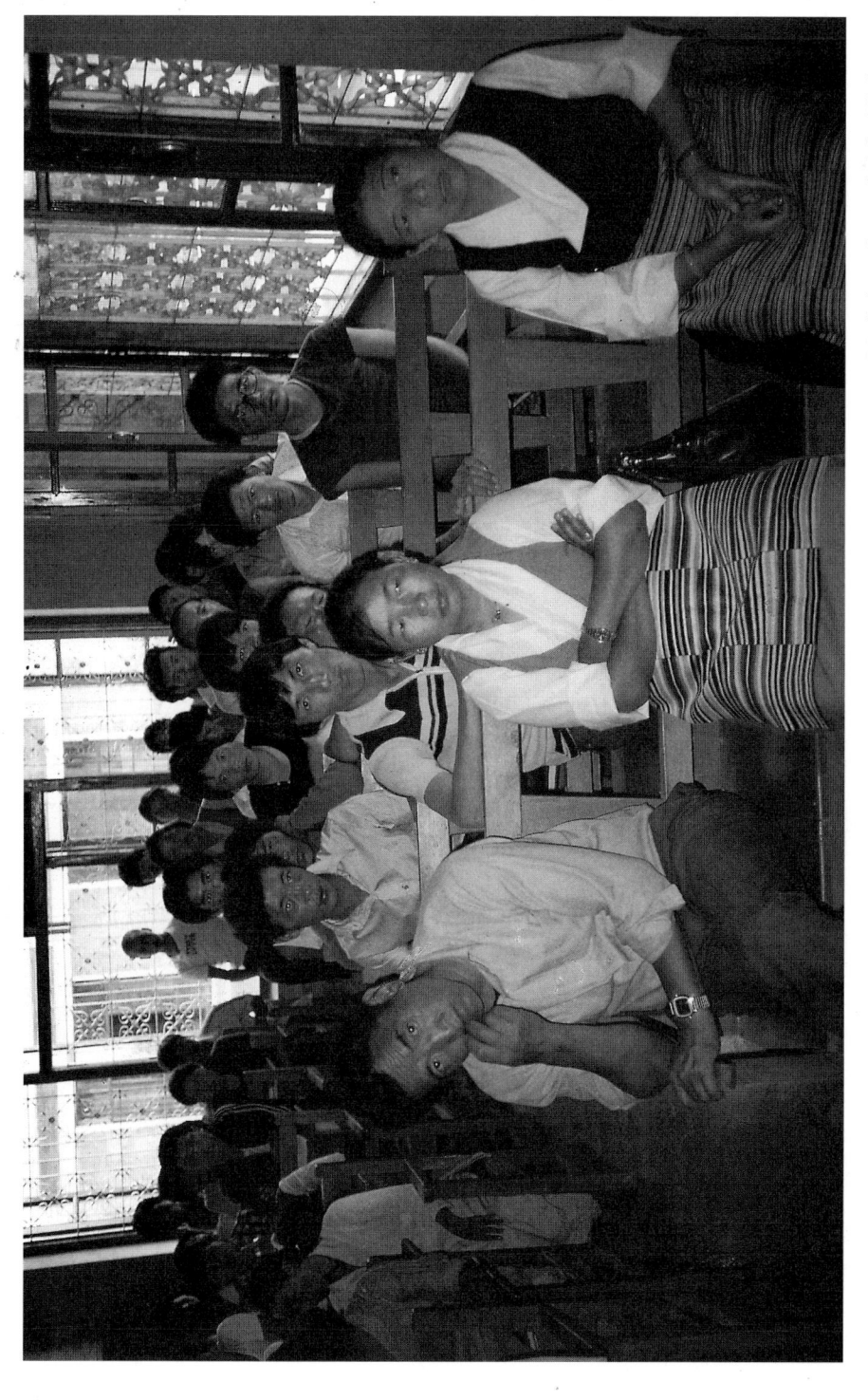

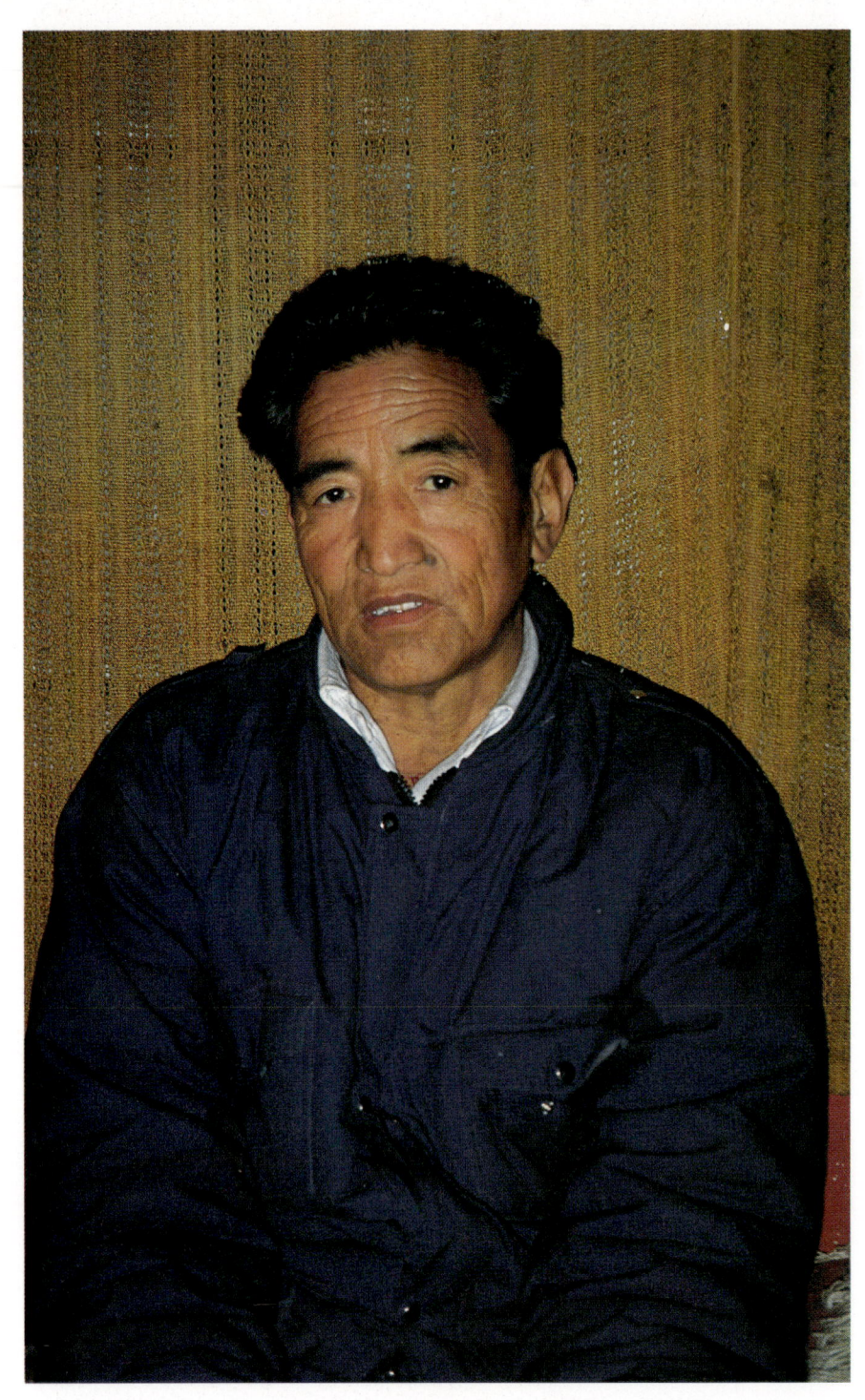

Der Pharmakologe Dr. Namgyal

Der Kushok Bakula Rinpoche

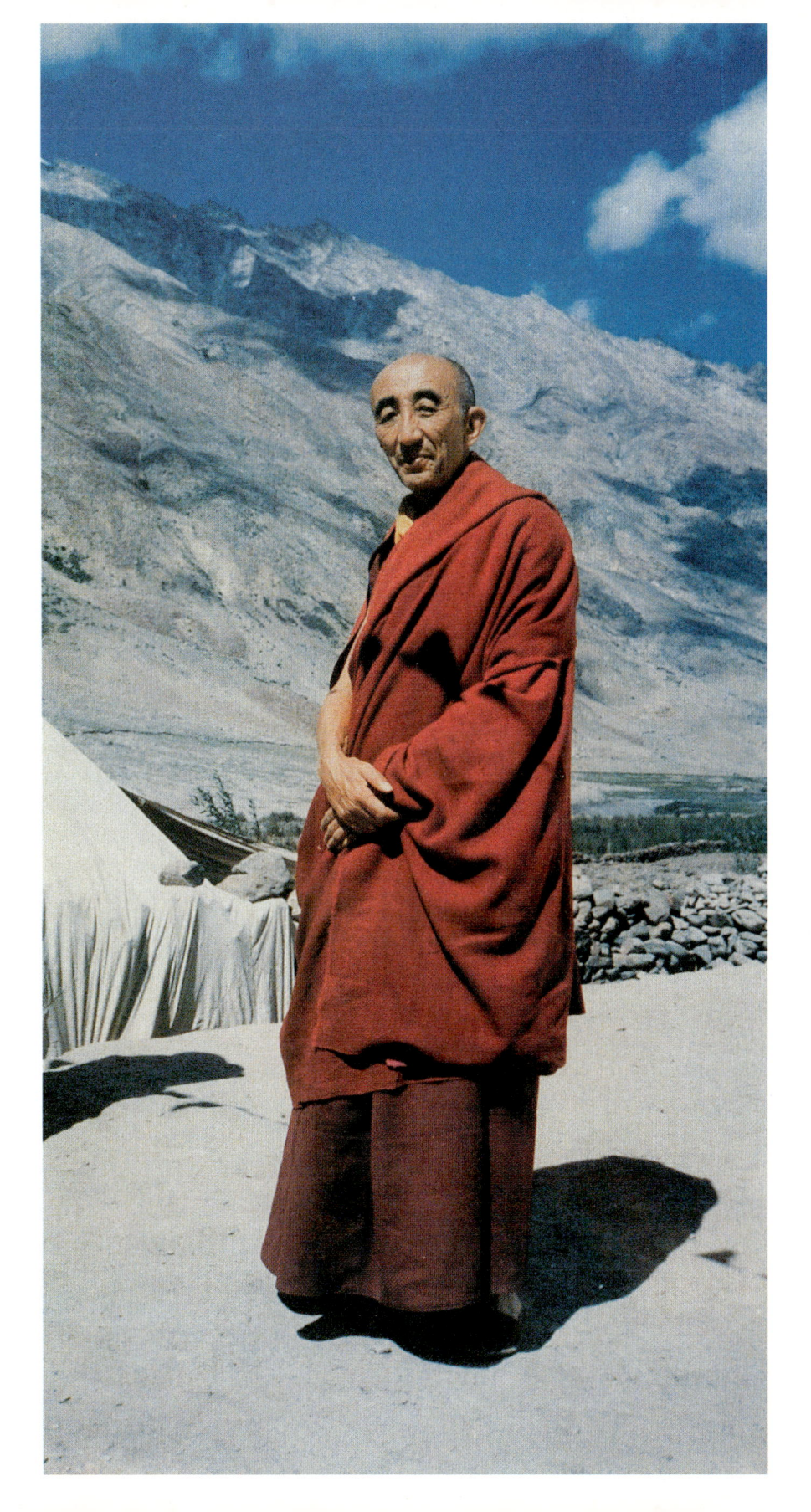

Es besteht aus einem einzigen großen Raum, in dem einfache Betten aufgestellt sind.

In der Forschungsabteilung laufen derzeit verschiedene Projekte; so versucht man, die Rezepturen, die in Dharamsala benutzt werden, mit denen der vielen Heiler in den ländlichen Gebieten Indiens, Nepals und Ladakhs abzustimmen und zu standardisieren. Mit anderen Worten: man muß sicherstellen, daß unter dem gleichen Namen auch die gleichen Pflanzen verwendet werden, was bis heute eher die Ausnahme ist. Die Aufgabe ist deshalb schwierig, weil die alten Rezepte durch die Tradition geheiligt sind und von den Heilern nicht so ohne weiteres geändert werden.

In Ladakh trafen wir einmal auf eine Versammlung von ca. einhundert dieser Heiler oder, wie sie dort genannt werden, *Amtschis*. Sie waren von dem *Kushok Bakula Rinpoche*, dem Oberlama und inkarnierten Abt des Klosters Spituk in der Nähe von Leh, nach Zanskar geladen worden. Er hatte sein Quartier in einem kleinen Haus an einem Fluß aufgeschlagen, geschmückt mit Thangkas und Teppichen. Der Rinpoche ist ein imponierender Mann mit einem schmalen aristrokratischen Kopf und durchdringenden blauen Augen. Die Mönchsrobe hatte er lässig wie eine Toga umgeworfen und erinnerte eher an einen römischen Senator als an einen buddhistischen Mönch. Er reiste mit einem Gefolge von jungen Ladakhis, Laien und Mönchen, die für ihn organisieren, Zeremonien leiten und nicht zuletzt kochen. Elektronisches Gerät, Lampen, Lautsprecher und Aggregate wurden von einem Kleinlaster abgeladen; Standarten und Gebetsfahnen wehten. Eine Menge Landvolk in Festtracht eilte hin und her. In einem schwarz geräucherten, lichtlosen Raum arbeiteten die Küchenmönche, die mit ihren dunklen, sonnengegerbten Gesichtern im Schein des offenen Herdfeuers wie die Gesellen des Teufels aussahen.

Die Sonne brannte erbarmungslos, ein warmer Wind fegte durch das Tal und wirbelte Wolken von Staub auf. Die Amtschis ritten auf kleinen zottigen Pferden heran, auch sie sonnengegerbt, ältere Leute zumeist, darunter nicht wenige Mönche, lachend, freundlich, offen. Eine beeindruckende Szene, wenngleich wir von den Belehrungen und ihrem Inhalt nicht viel mitbekommen haben. Sie waren offenbar eher religiöser als praktisch-medizinischer Art. Diese Menschen sind sicher nicht leicht zu überreden, ihre Traditionen zu ändern und modernen Erfordernissen unterzuordnen.

Doch zurück nach Dharamsala: Andere Projekte des TMI befassen sich mit der Kultivierung von Pflanzen aus dem Hochhimalaya und mit dem Anlegen einer botanischen Sammlung heilkräftiger Pflanzen und Pflanzenteile. Auch ein Buch, ein Drei-Jahres-Projekt mit 300 Zeichnungen der wichtigsten Pflanzen und Kräuter, ist in Arbeit.

Es wird auch eine Studie durchgeführt, um herauszufinden, wie tibetische Heilkräuter auf hohen Blutdruck wirken. Da viele Tibeter im Sommer „out of station" sind, um Pullover zu verkaufen – neben dem Teppichweben ein wichtiger Erwerbszweig –, sind solche Untersuchungen sehr schwierig durchzuführen. Vergleichende Arzneimittelstudien, wie wir sie kennen, um nachzuweisen, ob bei einer bestimmten Krankheit allopathische oder tibetische Medizin besser wirkt, sind nicht geplant. Dies einerseits aus Geldmangel, andererseits, weil eine entsprechende Anleitung für die jungen Ärzte, die daran durchaus interessiert sind, fehlt.

Das Institut ist mit einer astrologischen Abteilung unter der Leitung von Professor Dakton verbunden. Hier werden sozusagen hauptberufliche Astrologen ausgebildet und die Medizinstudenten in der Astrologie unterwiesen. Die tibetische Astrologie ist berühmt; sie hat zwei Traditionsstränge, die indische und die chinesische Astrologie. Die Jahresbezeichnungen setzen sich aus einem Element und einem Tierkreis zusammen, z. B. „Feuer-Pferd-Jahr". Für jedes Jahr wird ein Kalender hergestellt, aus dem sich günstige und ungünstige Tage ablesen lassen. An letzteren soll keine Pflanzenmedizin hergestellt werden. Unter Umständen darf ein bestimmter Patient an seinem schwarzen Tag auch nicht behandelt werden. Günstige Tage zu kennen, ist vor allem für die Herstellung besonders kostbarer Arzneien, der sogenannten *Juwelenpillen* wichtig. Sie werden unter Durchführung eines speziellen Ritus bei Mondlicht angefertigt.

Um günstige oder schwarze Tage zu bestimmen, braucht allerdings nicht erst der Astrologe befragt zu werden, sondern der Arzt selbst sollte genügend astrologische Kenntnisse besitzen, die eben in jener Abteilung vermittelt werden. In den alten medizinischen Texten ist die Astrologie immer mit enthalten, daraus ergibt sich auch die räumliche Verbindung von Astrologieabteilung und Medizinschule in Dharamsala – wie früher schon in Lhasa. Prof. Dakton hat mir erzählt, daß nach der Kulturrevolution in der traditionellen Lehranstalt für tibetische Medizin in Lhasa, dem Mentse Khang, tantrischer Buddhismus und Astrologie aus dem Lehrplan herausgenommen worden seien. Nach seinem Wissen hätten die Ärzte jetzt Schwierigkeiten, mit dem verbleibendem Gerüst wirksam zu arbeiten. Dort in Lhasa sei die Medizin im Abstieg: Das letzte Kapitel dieses Buches wird sich mit dieser sehr wichtigen Problematik beschäftigen.

Der ärztliche Leiter des Institutes ist der bereits erwähnte Dr. Choedrak, er hat 21 Jahre in chinesischer Haft zugebracht, ein Drittel seines Lebens. Zum Zeitpunkt seiner Verhaftung 1959 war er 39 Jahre alt und persönlicher Leibarzt des Dalai Lama. Damit war er nach der Besetzung Tibets durch die Chinesen als Feind des Volkes gebrandmarkt. Erst 1980 wurde er rehabilitiert und konnte nach Indien ausreisen. Später kam auch Dr. Wangyal, der zweite Leibarzt des Dalai Lama, nach Indien, der ein ähnliches Schicksal erlitten hatte. In privater Praxis arbeitet in Dharamsala der Mönchsarzt Dr. Dhonden. Er ist Mitbegründer des Tibetan Medical Institute, der durch zahlreiche Artikel und Bücher über die tibetische Medizin, die ins Englische übersetzt wurden, viel dazu beigetragen hat, das Interesse an der tibetischen Medizin zu wecken, die bis in die 70er Jahre hinein medizinisches Brachland war. Einen großen Ruf hatte auch die 1990 verstorbene Dr. Lobsang Dolma, von der wir gleich noch hören werden.

Das Delek Hospital in Dharamsala

Dem Health Department der Regierung, das erst 1987 eingerichtet wurde, unterstehen 54 Außenstellen in ganz Indien. Bis jetzt ist es aber zu keiner förmlichen Zusammenarbeit zwischen den Vertretern der westlichen und der traditionellen Medizin gekommen. Dies verwundert umso mehr, als Dharamsala ja ein kleiner Ort von nur 3000 Einwohnern ist, in dem jeder jeden kennt.

In Sichtweite des Medical Institute steht das *Delek Hospital*, ein kleines Krankenhaus, das indessen sehr effektiv westliche Medizin betreibt und dem Health Department untersteht. Es wird von einem tibetischen Chefarzt geleitet, dem westliche, vor allem englische und australische junge Ärzte zur Seite stehen. Aus visatechnischen Gründen dürfen sie nicht länger als sechs Monate im Lande bleiben, lernen aber in dieser Zeit, wie Medizin in der Dritten Welt aussieht und wie man auch ohne Medizintechnik letztendlich doch befriedigend arbeiten kann, wenn auch oft von Tag zu Tag improvisierend.

Das *Delek Hospital* betreut rund 15 000 Tibeter in elf Siedlungen in einem Umkreis von 450 km. Darunter ist auch das *Tibetan Childrens Village*, ein SOS-Kinderdorf mit ca. 1 000 Waisenkindern. Es gibt noch drei ähnlich strukturierte Krankenhäuser in Südindien. Neben der stationären, das Hospital hat 35 Betten, und der ambulanten Betreuung tibetischer und indischer Patienten steht die sogenannte *Primary Health Care* im Vordergrund der Aufgaben des Hospitals wie auch der erwähnten Außenstellen. Ihr Ziel ist es, in den tibetischen Siedlungen ganz Indiens Grundwissen in der Hygiene, Säuglingspflege usw. zu vermitteln. Sie wird von den im Hospital ausgebildeten Sozialarbeitern unter Aufsicht der Ärzte durchgeführt.

Ein anderer Schwerpunkt ist die Tuberkulosebekämpfung. Etwa 5,5 % der Tibeter haben eine aktive Lungen- und Darmtuberkulose. Die Hälfte von ihnen ist unter 25 Jahre alt. Die Erkrankungshäufigkeit an Tuberkulose ist unter Tibetern 2,5 mal so hoch wie unter den Indern der gleichen Region. Obgleich alle Neugeborenen entsprechend geimpft werden, wird man mit dem Problem nur unzureichend fertig. Häufiger macht sich hier der Einfluß ungenannt bleibender Lamas bemerkbar, welche die Bemühungen der westlichen Ärzte nicht selten torpedieren und den Leuten einfach abraten, ihre allopathischen Medikamente weiter zu nehmen. Die mangelhafte Mitarbeit der Kranken bei der notwendigen Langzeitbehandlung, auf Ignoranz und Indolenz beruhend, hat zu einer Resistenz gegen die übliche Kombination mehrerer Medikamente geführt, die große Probleme bereitet.

Dazu kommen die ewigen Geldnöte. Allein die Behandlung der Tuberkulosekranken kostet jährlich 65 000 DM, die ausschließlich aus Spenden und Patenschaften aufgebracht werden müssen. An eine kostendeckende Behandlung ist natürlich in einer Bevölkerung, deren Familieneinkommen monatlich etwa 60–140 DM beträgt, nicht zu denken. Aber irgendwie geht es immer weiter, werden alte Patenschaften erneuert oder neue Sponsoren gefunden. Eine Unterstützung durch die großen internationalen Hilfsorganisationen gibt es leider nicht, da entsprechende Ansätze immer wieder von den Chinesen torpediert und blockiert werden, welche die Exil-Tibeter als Auslandschinesen betrachten. Wenn Hilfe kommt, dann von kleinen, aber sehr rührigen privaten Organisationen.

Im übrigen gibt es auch etwa 40 Tibeter, die bisher an indischen Universitäten Medizin studiert haben oder noch studieren. Offenbar zieht es aber keinen zu der traditionellen Medizin oder in die tibetischen Siedlungen zurück. Auf der anderen Seite sieht aber auch das

Tibetan Medical Institute bisher keine Notwendigkeit, mit Hilfe von Sponsoren einen geeigneten Absolventen der eigenen Schule im Westen beispielsweise Pharmakologie studieren zu lassen. So werden wir noch lange warten müssen, bis der Schleier des Geheimnisses, der noch über einigen Teilen der tibetischen Medizin liegt, vollkommen gelüftet sein wird. Und vielleicht ist das sogar gut so.

Sprechstunde mit Dr. Choedrak und mit Lady Doctor Lobsang

Es gibt, um dies noch einmal zusammenzufassen, vier Gruppen von Ärzten. Das sind einmal die Mönchsärzte, zu denen einige der bekanntesten Ärzte im Exil gehören. Sie haben eine akademische, umfassende Ausbildung in der Medizin, Astrologie, Pharmakologie und Botanik noch in Tibet erhalten. Junge Mönchsärzte gibt es im Exil nur noch vereinzelt, in Lhasa überhaupt nicht mehr. Heute überwiegen bei weitem die jungen Ärzte aus dem Laienstand, die in Dharamsala ausgebildet worden sind.

Daneben gab es immer einzelne Arztfamilien, in denen die medizinische Lehre mündlich von Generation zu Generation weitergereicht wurde. Zu ihnen gehörte Dr. *Lobsang Dolma*, die Ärztin in der 14. Generation war und das Erbe an ihre Tochter weitergegeben hat. Das tradierte Wissen solcher Arztfamilien stand, wenn man von Dr. Lobsang Dolma auf die Vergangenheit schließen darf, dem der Mönchsärzte in keiner Weise nach.

Schließlich gibt es die vielen Heiler oder Barfußdoktoren, die eine im wesentlichen auf praktische Belange ausgerichtete Ausbildung von einem älteren Arzt erhalten haben, sie werden „Amtschi" genannt. Mit Amtschi-la spricht man die tibetischen Ärzte generell an, was etwa mit „Herr Doktor" übersetzt werden kann.

Wir wollen uns einmal ansehen, wie so eine Sprechstunde bei einem tibetischen Arzt abläuft. Gehen wir zuerst ins Tibetan Medical Institute und beobachten wir Dr. Choedrak bei der Arbeit: Auf der Veranda des TMI stehen und sitzen die Patienten wartend herum. Es sind ortsansässige Tibeter, Pilger aus Ladakh, Mönche in roten Roben, Inderin-

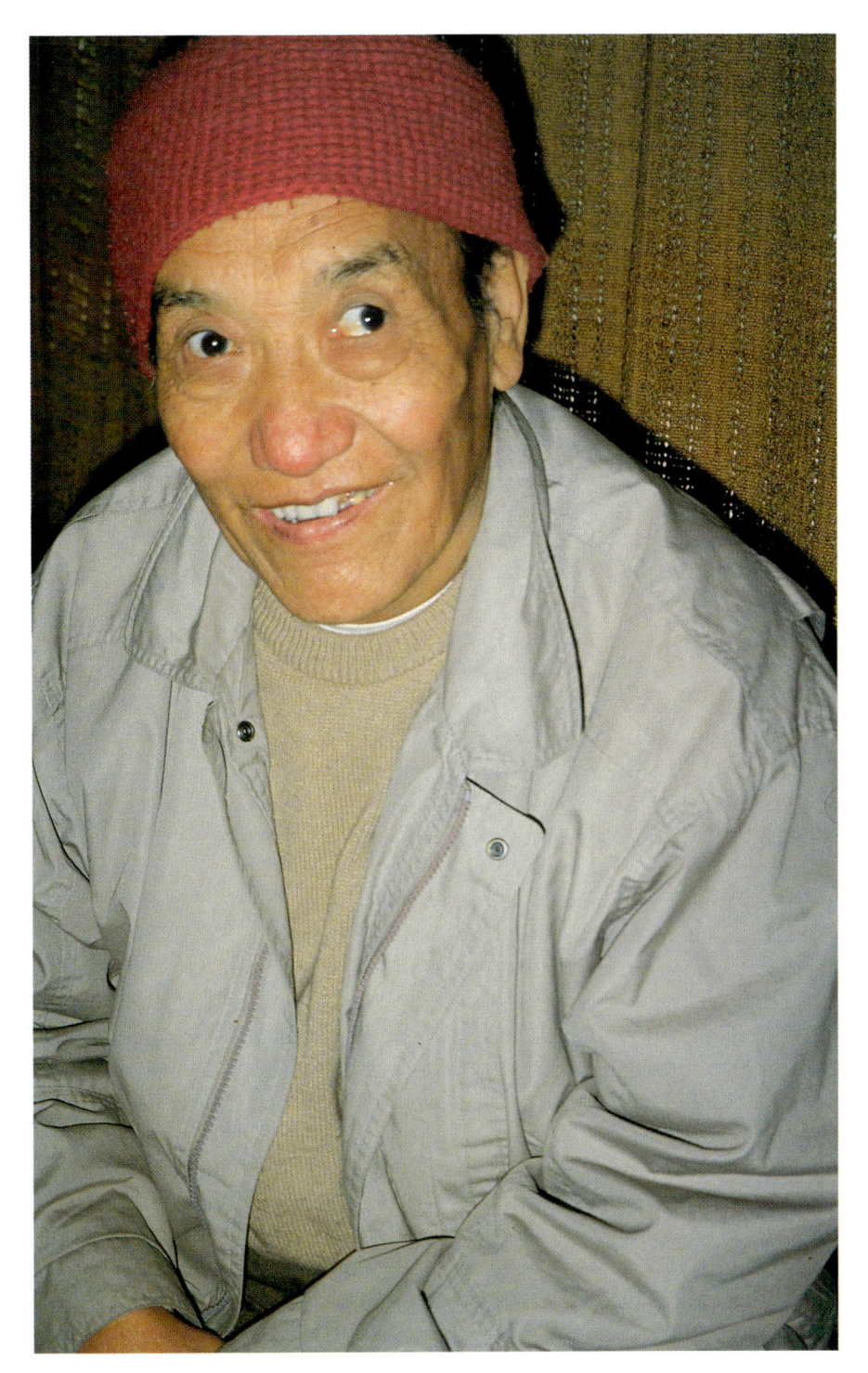

Dr. Choedrak, der Leibarzt des Dalai Lama

nen im Sari. Der anschließende Ambulanzraum ist ziemlich klein, sehr einfach möbliert, das Bild des Dalai Lama fehlt natürlich nicht. Ein Stethoskop und ein Blutdruckapparat sind die einzigen Hinweise auf ärztliches Wirken, doch bleiben diese Requisiten ungenutzt.

Die erste Patientin kommt. „Was ist Dein Problem," fragt Dr. Choedrak freundlich. Sie fühle sich sehr schwach, antwortet sie. Sie nehme in letzter Zeit ziemlich ab und habe auch Magenschmerzen. Der Arzt tastet ihre Pulse, beobachtet ihre Augen, läßt sie die Zunge herausstrecken. „Hast Du auch Rückenschmerzen?" „Ja!" „Schwitzt Du?" „Ja!" „Auch im Schlaf?" „Nein!" Wiederum erneute Pulstastung: Sie habe eine Blutstörung. Es wird eine Verordnung geschrieben, Pillen zur Blutreinigung und gegen Fieber für eine Woche, dann solle sie wiederkommen.

Der nächste Kranke hat Blut im Samen. Kurze Pulstastung. Dann: Er solle keine kalte und saure Nahrung zu sich nehmen. Die ganze Untersuchung hat keine drei Minuten gedauert. Bei uns würden solche Beschwerden eine ganze Kaskade technischer Untersuchungen auslösen. – Nun kommt ein Patient, der über Husten und Brustschmerzen klagt. Er sieht tuberkuloseverdächtig aus. Die Pulse zeigen jedoch, daß er eine Kältekrankheit hat. Es sei keine Tuberkulose, sondern ein Karzinom in der Kehle. Er soll in den nächsten Tagen eine Behandlung mit „Golden Moxa" bekommen.

Der nächste Patient hat die Hände grüßend vor der Brust zusammengelegt. Er klagt über Schmerzen, die plötzlich ins Kreuz eingeschossen sind, in das Bein ausstrahlen und beim Husten schlimmer werden. Für uns ein klarer Fall von Ischias. Die Pulstastung zeigt, daß er eine Kälte-Krankheit hat. Sein Nierennerv ist nicht in Ordnung. Der Mann soll Urin lassen. Alle, auch die Wartenden, begeben sich nun vor die Veranda. Vor dem Haus steht ein Spülstein, darauf ein altes, weiß emailliertes Schälchen. Dr. Choedrak riecht an dem Urin, gießt ihn in das Schälchen und rührt ihn mit einem Holzstäbchen um. Es bilden sich dicke Blasen, die sofort zerplatzen. Die Diagnose einer Kältekrankheit hat sich bestätigt. Der Mann bekommt Medizin für eine Woche.

Der nächste ist ein ausgemergelter Mönch, der mit Moxibustion behandelt werden soll. Er leidet an einem Speiseröhrenkrebs. Der Arzt nimmt zwei Kügelchen mit getrockneten Kräutern, packt sie in braunes Papier und legt sie auf die nackte Brust des Mönches, den man auf eine schmale Liege gelegt hat. Er brennt die Kügelchen an. Als die Glut die Haut fast erreicht hat, bläst eine Assistentin sie heftig an, bis sie hellrot aufflammt und Funken vom Körper sprühen. Dr. Choedrak und zwei Mönche, die den Kranken begleiten, murmeln Gebete. Bleich, aber klaglos liegt der Patient da. Schließlich wird die Glut fortgeblasen, und der Arzt massiert das rohe, verbrannte Fleisch, es riecht unangenehm. Der Kranke hat während der ganzen Zeit keinen Laut von sich gegeben.

Es geht in der Ambulanz wie bei jedem Landarzt hierzulande auch zu. Viele Patienten, wenig Zeit, es werden Pillen verschrieben. Nur die Atmosphäre ist ruhiger, gelassener. Es wird wenig gesprochen, meist sitzen jüngere Ärzte mit dabei, welche die Pulstastung erlernen, auch die Angehörigen der Patienten dürfen grundsätzlich in das Sprechzimmer mit hineinkommen.

Gehen wir nun zu Dr. Lobsang Dolma. Sie hatte eine kleine Privatklinik in Dharamsala, in der sie 100–200 Patienten täglich behandelte. Sie stellte auch ihre Medizin selbst her. Das Rattern ihrer Mühle, in der die Kräuter zermahlen werden, war oft weithin zu hören. Und in der Tat, ihre Leberpillen schmeckten anders als die vom Medical Institute.

Ama-la – Frau Mutter –, wie sie von allen Patienten genannt wurde, hatte einen großen Ruf als Wunderheilerin und behandelte vor allem Inder, die selbst von Delhi und Bombay kamen. Lastwagen und ganze Busse voller Kranker kamen jeden Tag auch aus dem Punjab und Kaschmir. Sie behandelte zahlreiche Krebsfälle, auch Patienten mit Leukämie, Epilepsie und schwerem Diabetes, die oft von ihren indischen Ärzten bereits aufgegeben worden waren. Auch Generäle und Minister, selbst indische Ärzte waren da, denen jede Behandlungsmöglichkeit im In- und Ausland offen gestanden hätte. Sie alle brachten Unterlagen, Röntgenbilder, Arztberichte mit, die aber nur flüchtig oder gar nicht angesehen wurden. Eine längere Befragung oder Untersuchung fand nicht statt. Nach der Pulsdiagnose wurden entsprechende Medikamente, meist für einen Monat oder für drei Monate verordnet und im Vorraum von der eigenen Apotheke abgegeben. Pro Patient standen nur wenige Minuten zur Verfügung, was vor allem westliche Patienten, die dort Hilfe suchten, oft sehr verwirrte.

Meist wurde eine sofortige Reduzierung der laufenden, nach unserer Ansicht manchmal lebenserhaltenden allopathischen Medikation empfohlen. Nach vier Wochen sei die allopathische Medizin ganz abzusetzen. So sehr diese Verfahrensweise den westlichen Arzt befremdet: Alle Kranken, die oft nur wenige Worte sprachen, gingen sichtbar getröstet und voller Hoffnung davon. Wir haben gesehen, wie eine

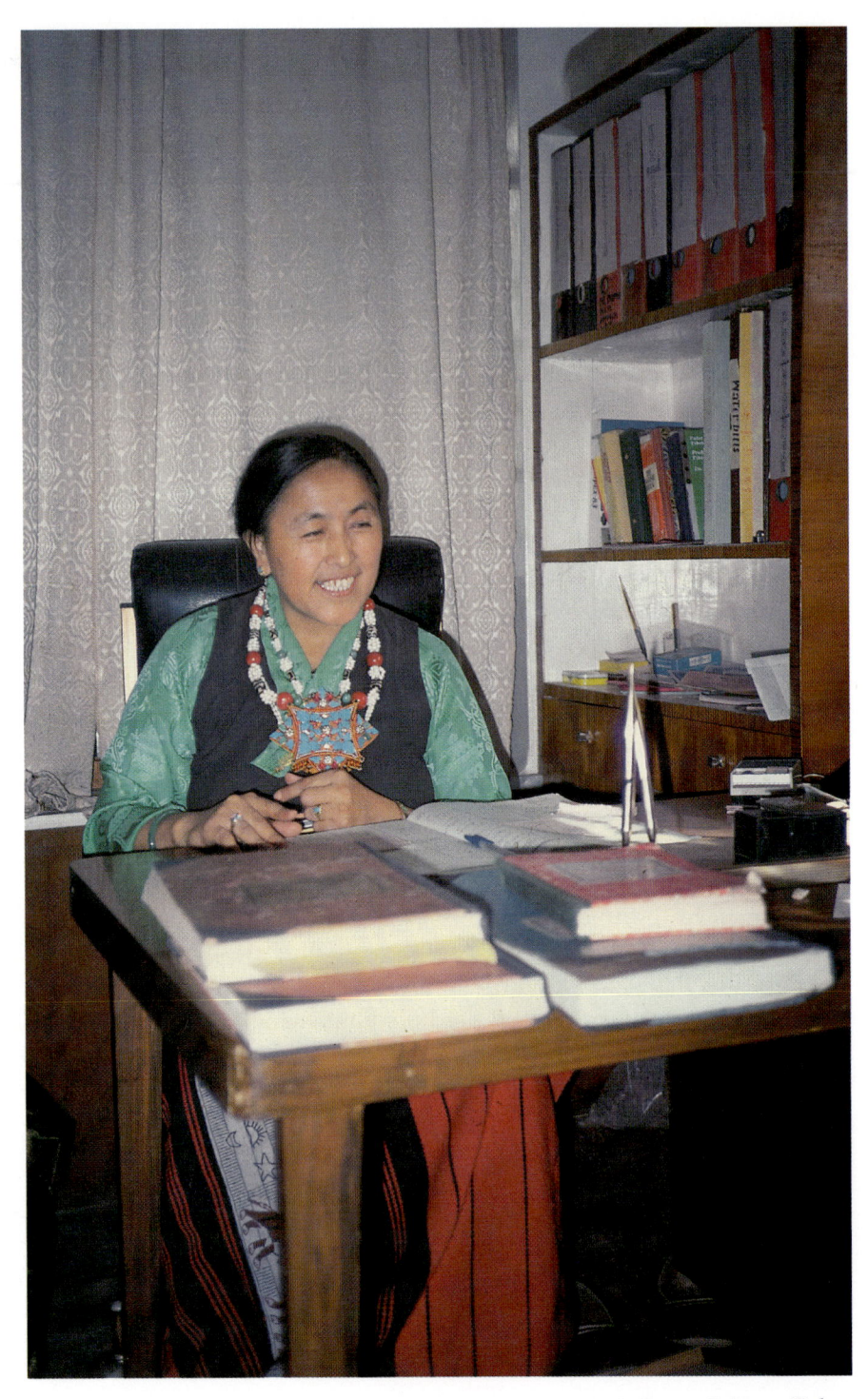

Lady Doctor Lobsang Dolma

Patientin sofort ihre Insulinspritze aus dem Fenster warf. Sie ging damit allerdings sicher auch im Sinne der tibetischen Ärztin zu weit.

Ama-la hat es offenbar nicht ganz leicht gehabt, sich in Dharamsala als Frau durchzusetzen, wenngleich Frauen dort eine wesentlich selbständigere Position haben als sonst in Indien oder in anderen asiatischen Ländern. Sie war eine beeindruckende Persönlichkeit mit einem ausgesprochenem Charisma und durch viele Vortragsreisen in die USA, nach Europa und Australien mit westlichem Denken durchaus vertraut. Lady Doctor, wie sie sich selbst nannte, meinte bescheiden, ein Kranker könnte in einem früheren Leben ja ihr eigener Vater oder ihre eigene Mutter gewesen sein und deshalb müsse sie ihm für das früher erwiesene Gute dankbar sein und ihr Bestes geben.

Einmal untersuchte Lady Doctor eine Frau, die seit 15 Jahren kinderlos war. Sie klagte über Schmerzen im Bauch. Ama-la fühlte ihr den Puls und meinte, sie habe eine Periodenstörung, diese sei aber heilbar. Sie werde einen Jungen bekommen. Die Patientin blieb sprachlos, dann rannen ihr dicke, große Tränen über das Gesicht. Darauf sagte Lady Doctor mit ihrem ruhigen Lächeln, sie sei die Mutter aller Frauen, wer ein Kind wolle, der bekomme es – wer keines wolle, dem helfe sie auch.

Ein andermal untersuchte sie einen Kranken mit seelischen Problemen und – nach unserer und ihrer Auffassung – dadurch bedingten chronischen Magen- und Darmproblemen. Sie sagte ihm: „Es ist nicht Ihr Fehler, es ist Ihre Krankheit, die Ihnen die Probleme schafft. Im Hintergrund spielen auch noch böse Geister eine Rolle." Sie gab ihm eine Medizin gegen böse Gedanken, die vom Medizinbuddha gesegnet worden war. Sie agierte immer psychologisch und religiös zugleich und schaffte eine Atmosphäre des Vertrauens und des Glaubens, die sicher auch Heilungen solcher Art bewirken kann, die wir rational nicht erklären können. Wenn sie sich aber bei einem besonders schwierigen Fall in den Medizinbuddha transformierte, den Kranken bat, seine Gottheit – sei es Buddha, ein Hindugott oder Christus – zu visualisieren, dann konnte der Zuschauende erleben und erfahren, daß tibetische Medizin in Wahrheit eine religiöse, eine buddhistische Medizin ist.

Lady Doctor fühlt den Puls

*Richtiges Denken
und richtiges Verhalten
als Vorbedingung
der Heilung*

Die Stufenordnung der Therapie

Die Krankheitsursachen sind nach der tibetischen Medizinlehre, wir haben das schon erörtert: falsches Denken, falsche Diät, falsches Verhalten, ungünstiges Klima, schlechtes Karma und der Einfluß der Planeten und böser Geister. Dementsprechend gestalten sich die Therapiemaßnahmen.

Krankheit wird geheilt durch:	
	• Religiöses Leben (Dharma)
	• Richtige Diät
	• Richtiges Verhalten
	• Pflanzenheilmittel (interne Therapie)
	• Moxibustion u.a. (externe Therapie)
	• Gebete, Mantras u.a. (religiöse Therapie)

Da die *Drei Gifte des Geistes* den metaphysischen Hintergrund aller Störungen der drei Säfte bilden, ist eine Korrektur falschen Denkens unerläßlich und ohne sie werden ungünstige karmische Einflüsse nicht nur nicht abgebaut, sondern auch alle übrigen Therapiemaßnahmen können dann nur einen punktuellen Erfolg haben, ohne eine wirklich durchgreifende Heilung zu erzielen. Die Korrektur besteht in der Hinwendung zur Lehre des Buddha, also zu einem religiösen Leben.

Hierzu gibt es eine sehr aufschlußreiche Legende, die zeigt, wie man sich von aufgehäufter Schuld befreien kann. Dr. Lobsang Dolma hat sie im Zusammenhang mit dem Problem des Abortes erwähnt: Dieser ist an sich verwerflich, und eine Frau, die abgetrieben hat, wird selbst in vielen neuen menschlichen Inkarnationen wieder abgetrieben werden. Aber wenn sie sich rechtzeitig auf den Weg des Dharma begibt, hat sie eine Chance, die Schuld, in die sie sich verstrickt hat, auszulöschen.

Einst wurde ein Guru von einem seiner Schüler gefragt, wie er denn die Befreiung erlangen könne. Der Guru befahl ihm, hundert Männer zu töten und einen Rosenkranz aus den Daumen seiner Opfer zu machen – dies werde ihn zur Befreiung führen. Der Schüler hatte schon 99 Menschen getötet und trug ihre Daumen als Kette um seinen Nakken, als er sich nach seinem nächsten Opfer umsah. Außer seiner Mutter war aber weit und breit niemand zu sehen, also beschloß er, seine Mutter zu töten. Sie wurde zu dieser Zeit gerade von Lord Buddha in der Gestalt eines Bettlers besucht, der nach Almosen fragte. Als der Buddha sah, was der Mann im Sinne hatte, sprach er: „Töte nicht Deine Mutter, sondern töte mich, denn wie Du siehst, ich habe 10 Arme und mithin 10 Daumen." Da versuchte der Mann, die Daumen von des Buddhas Händen zu schneiden, aber es gelang ihm nicht und er stritt sich mit dem Buddha hin und her. Dieser erklärte ihm schließlich, daß einer, der nach der Befreiung suche, ganz sicher Fortschritte machen werde, was immer er auch tue, wenn nur seine Motivation gut sei. Sei sie schlecht, dann werde die ganze Sache zum Bösen ausgehen. Dann klärte er ihn über den *Edlen Achtfachen Pfad* auf, und der Übeltäter nahm die Lehren des Buddhas an und verbrachte sein Leben damit, viele gute Werke zu tun. Er löschte sein schlechtes Karma aus und wurde am Ende seines Lebens ein *Arhat*, d.h. ein Erleuchteter.

Diese Geschichte kam mir wieder in den Sinn, als ich in der Zeitung von einem Serben las, der die Daumen der von ihm getöteten Muslime als Kette um seinen Hals trug. Ob er wohl jemals einen Erleuchteten treffen wird, der ihm den Weg zum rechten Denken weist?

Doch kehren wir nach diesem kurzen Exkurs zurück zu den konkreten Heilmaßnahmen der tibetischen Medizin. Nach der Theorie stehen die richtige Ernährung und das richtige Verhalten in Bezug auf Klima und Umwelt an der ersten Stelle. Dies schon allein deswegen, weil durch die Drei Gifte des Geistes Krankheit in jedem von uns vorprogrammiert ist; ihr Ausbruch kann durch richtige Ernährung und richtiges Verhalten oft verhütet werden. In der Praxis treten sie aber weit in den Hintergrund, eben weil sie wegen der schlechten wirtschaftlichen Situation der tibetischen Flüchtlinge oft nicht zu ändern sind. Die älteren, erfahrenen Ärzte haben mir versichert, daß eine entsprechende Beratung äußerst schwierig sei. Das erstecke sich auch auf familiäre Probleme. In der Praxis seien deshalb die Lehren der tibetischen Medizin auch nicht besser als die anderer Systeme. Alles, was der Arzt in solchen Fällen sage, sei nur „doctor's saying", also ein Trostpflaster.

Wenn die Korrektur der Ernährung und des Verhaltens, also die Regelung der natürlichen Lebensweise nicht ausreichend oder unmöglich sind, dann folgt in der Stufenordnung der Heilmaßnahmen die sogenannte *interne Therapie*, das ist die Behandlung mit Pflanzenheilmitteln. So ist auch bei den Tibetern, wie überall in der Welt, die Verordnung von Pillen durch die Ärzte die gebräuchlichste Therapieform.

Hinzukommen, wenn die Kräuterpillen nicht ausreichend wirken, Moxibustion, Aderlässe und andere Techniken als externe Therapie. Schließlich gibt es unterstützend und ergänzend religiöse Heilmaßnahmen, die weniger auf den erkrankten grobmateriellen als auf den feinstofflichen Körper und die spirituelle Befindlichkeit des Kranken einwirken.

Wir haben schon gesagt, daß die Chirurgie bereits in der Frühzeit der tibetischen Medizin verboten worden ist. Es gibt aber eine sogenannte *kleine Chirurgie*, also eine Wundchirurgie, besonders in ländlichen Gebieten, in denen allopathische Ambulanzen nicht erreichbar sind. Da ist aber auch noch ein anderer Grund, chirurgische Eingriffe abzulehnen. Er ist religiöser Art: Es sei besser, eine Krankheit durchzustehen als sie herauszuschneiden, indem man sich operieren läßt. Das Übel komme in einer anderen Existenz wahrscheinlich sonst in schlimmerer Form wieder. Auch Bluttransfusionen werden abgelehnt, weil damit eine „Infektion" etwa durch das Blut eines Kriminellen möglich sei.

Die richtige Ernährung

Es gibt in der tibetischen Medizinliteratur, wie auch schon in der frühen buddhistischen Literatur vor der Zeitenwende, lange Listen, in denen die Nahrungsmittel geordnet nach Getreidearten, Hülsenfrüchten, Fleisch, Fetten, Gemüsen, Gewürzen und gekochten Speisen abgehandelt werden, ebenso die Getränke wie Milch, Wasser und das tibetische Weizenbier *(Tschang)*. Sie enthalten genaue Angaben zu Geschmack, Potenzen und Qualitäten entsprechend den Pflanzenheilmitteln, auch zu ihrer Wirkung bei einer Störung der Säfte und bei speziellen Indikationen, etwa bei Durchfall. Die richtige Nahrung war eben in der Frühzeit der Medizin das wichtigste Heilmittel überhaupt.

Ich will hier nur einige Beispiele für solche Nahrungsmittel geben, die auch bei uns eine Rolle spielen: Für die Nahrungsmittel gilt das gleiche wie für die Heilpflanzen – der süße Geschmack überwiegt. Sie unterscheiden sich aber in ihren Eigenschaften, Potenzen und Qualitäten. So ist beispielsweise Hühnerfleisch süß und sehr leicht, Fischfleisch ebenfalls süß, aber schwer und heiß. Konservierungs- und Farbstoffe, die im Westen fast allen Nahrungsmitteln zugesetzt werden, sollen allerdings diese Einteilung der Nahrungsmittel nach ihren Eigenschaften insofern zunichte machen, als sie letztere vollständig verändern können, auch wenn sie den Geschmack nicht verändern.

Reis – süß, leicht und kühl – kann Störungen aller drei Körpersäfte entgegenwirken und fördert die Zeugungskraft. Weizen, süß und schwer, gibt dem Körper Kraft und beseitigt Wind und Galle, ohne Schleim zu vermehren, ebenso Gerste. Auch Leinsamen ist heilsam bei Wind. Soja beseitigt zwar Wind, vermehrt aber Schleim und Galle, es kräftigt den Samen und die Körperkraft.

Die verschiedenen Körner, Hülsenfrüchte und auch Gemüse wirken in sehr verschiedener Weise auf die Zusammensetzung der Körpersäfte ein. Man sollte deshalb in einer Mahlzeit immer verschiedene Arten davon zu sich nehmen, um eine wohl ausgewogene Mischung zu garantieren. Hülsenfrüchte sollen ein Jahr lang gelagert sein, bevor man sie ißt, da sie sonst Durchfälle auslösen können. Auch soll man sie nicht roh essen, sondern nur gekocht und mit anderen Nahrungsmitteln vermischt. Junge Rettiche und Radieschen, auch Ingwer und Granatäpfel fördern die Verdauungshitze, mindern überschüssigen Wind und Schleim und eignen sich zur Behandlung entsprechender Verdauungsstörungen.

Fleisch aller Kategorien hat einen süßen Geschmack, auch der postdigestive (nach der Verdauung) Geschmack ist süß. Schweinefleisch – kühl und leicht – hilft bei der Heilung von Wunden, auch Tuberkulosekranke (Hitze-Kranke) sollen es wegen seiner kühlenden Eigenschaften essen. Lammfleisch – schwer und warm, ölig und appetitanregend – ist gut bei Wind- und Schleimkrankheiten. Rindfleisch, obschon kühl und ölig, hat keine ausgeprägten Qualitäten und kann jederzeit gegessen werden.

Kuhmilch ist kühl und leicht, insgesamt aber ebenfalls eher neutral; Butter dagegen, obwohl sie aus Milch hergestellt wird, heiß und schwer. Beide haben einen süßen Geschmack. Butter unterstützt die Zeugungskraft, verbessert den Hauttonus und die Körperkraft, sie verlängert auch die Lebensdauer. Vielleicht ist das auch ein Grund, weshalb Butter in Tibet in ungeheuren Mengen vor allem in Form von Buttertee genossen wird. Über ein Jahr alte Butter ist gut bei Geisteskrankheiten, auch bei Vergeßlichkeit. Man nimmt sie meist vom „Dzo", einer Kreuzung aus Yak und Kuh. Ziegenmilch ist kühl, Schafsmilch dagegen hitzend.

Hier noch ein Wort zum Buttertee, der in den zugänglichen Texten überhaupt nicht erwähnt wird, obgleich er in vielen Haushalten und vor allem in den Klöstern die Hauptquelle flüssiger Nahrung ist. Er besteht aus einer Mischung von Teeblättern mit Butter und Wasser, die in einer Art großer, länglicher Röhre gestampft und reichlich gesalzen wird. Diese fettige, dem Fremden nur selten gut schmeckende Brühe hat zweifellos einen erheblichen Nährwert durch ihre Fettbestandteile, fördert aber durch das Übermaß an Salz hohen Blutdruck und als dessen Folge den Schlaganfall. Aber auch an dieser geheiligten Tradition wird sich so schnell nichts ändern lassen.

Sesamöl soll magere Leute dicker und Dicke dünner machen. Es beseitigt Wind- und Schleimkrankheiten und wird getrunken oder in die Haut eingerieben. Generell wird empfohlen, im Frühjahr ein Jahr alte, abgelagerte Butter, im Sommer mehr Pflanzenöle und im Herbst frische Butter zu verwenden, entsprechend der verschiedenen Zusammensetzung der Körpersäfte im Wandel der Jahreszeiten.

Aromatische Pflanzen wie Knoblauch und Zwiebeln blockieren die feinstofflichen Kanäle. Sie sollen deshalb nicht gegessen werden, solange man Medikamente einnimmt, um deren Wirkung nicht zu beeinträchtigen. Es sind auch gewisse Unverträglichkeiten zu beachten: Wer kalte Milch getrunken hat, soll hinterher keinen Fisch essen. Er könnte ihm schlecht bekommen. Auch darf man Bier nicht zusammen mit Yoghurt verzehren, eine geschmacklich ohnehin etwas zweifelhafte Zusammenstellung. Birnen und Bananen vertragen sich nicht, weil die eine Frucht heiß, die andere kalt ist. Von zu langem Fasten wird abgeraten, besonders bei Menschen, die zu einer Vermehrung von Wind neigen. Sie könnten dann leicht nervöse Störungen bekommen. Wenn man abnehmen will, darf man keine Nahrung ohne Nährwert nehmen, also etwa Kartoffeln, Gemüse usw., bei denen das Kochwasser weggeschüttet wurde. Sie vermehren Lymphe und Schleim: Es tritt also der gegenteilige Effekt ein; statt dünner zu werden, schwemmt man auf und wird „phlegmatisch".

Wir wollen hier ein Rezept zur Gewichtsreduktion wiedergeben: Man nehme 2 dl Wasser und lasse es so lange aufkochen, bis ein Drittel davon verdampft ist. Dann füge man einen Teelöffel Honig dazu und mische gut. Das Getränk soll abkühlen, bis es handwarm ist und eine halbe Stunde vor dem Frühstück langsam, aber in einem Zuge ausgetrunken werden. Dadurch werde die Ansammlung von Fett im Körper blockiert.

Es ist schon erstaunlich, mit welcher Akribie die Nahrungsmittellisten, die in den Texten weitaus länger sind als hier wiedergegeben, zusammengestellt worden sind. Sie müssen von den bedauernswerten Studenten auch noch auswendig gelernt werden. Ihre Kenntnis ist vor allem zur Gesunderhaltung des Körpers wichtig, was auch im Ayurveda, dessen Ziel ja ursprünglich nicht so sehr die Therapie von Krankheiten als vielmehr die Gesunderhaltung und ein langes Leben gewesen ist, betont wird. Die griechischen Ärzte hatten in dieser Hinsicht ebenfalls sehr detaillierte Kenntnisse, war doch die Diät im Abendland von der Antike bis zum Mittelalter als Teilaspekt der natürlichen Lebensweise eine Säule der Heilkunde.

Die ausführlichen Ernährungsrichtlinien kontrastieren jedoch erheblich mit den Möglichkeiten, welche die Tibeter früher hatten und jetzt haben. Die Beschaffung der Nahrungsmittel ist bekanntlich eine Frage des Angebots und des Preises. Mögen die Exiltibeter auch ein größeres Angebot in Indien haben als früher, so sind sie doch extrem arm. Sie leben von Kaschmir bis Nepal in kleinen, abgeschlossenen Siedlungen und Lagern und verdienen ihr Geld mit Pulloverstricken, kleinem Handel und Teppichknüpfen. In Südindien gibt es nordöstlich von Bangalore noch ein großes Siedlungsgebiet mit etwa 15 000 Tibetern, in dem die drei berühmten Mönchsuniversitäten Tibets – Sera, Drepung und Ganden – wieder errichtet worden sind. Dieses Gebiet darf nur mit spezieller Genehmigung der Regierung in Delhi besucht werden. Auch hier sind die Verhältnisse nicht anders, sie werden im Gegenteil durch ständigen Zuzug neuer Flüchtlinge in den letzten Jahren immer schwieriger.

In Ladakh im Transhimalaya, dessen geographische Verhältnisse am ehesten denen Tibets ähneln, leben die Menschen in den langen Wintern über sieben Monate hinweg von gerösteter und dann gemahlener Gerste (Tsampa), die mit salzigem Buttertee zu kleinen Kügelchen geformt wird und die Hauptnahrung bildet. Sie wird durch getrocknete Aprikosen ergänzt, die dort reichlich wachsen und nur gelegentlich durch getrocknetes Yak-Fleisch. Hier fehlt einfach das Angebot. Trotzdem erhält man dort nicht den Eindruck, daß die Leute unterernährt sind. Aber zu ändern ist an dieser Ernährungsweise eben gar nichts.

Ähnliches gilt für die Ernährung in der Autonomen Region von Tibet, dem Rumpfgebiet des früheren Tibet, von dem ich allerdings nur die fruchtbaren Zentralprovinzen kenne. Auch dort habe ich weder in den Klöstern, die z.T. wieder mehrere hundert Mönche vor allem jugendlichen Alters beherbergen, noch in den Dörfern unterernährte Menschen gesehen. Die Grundnahrungsmittel werden auf Lebensmittelkarten bezogen, wobei Tibeter und Chinesen die gleiche Ration erhalten. Nach erheblichen Hungersnöten in früheren Jahren – als Auswirkung der Umstrukturierung der Landwirtschaft auf der Basis von Kolchosen und der Änderung des traditionellen Gerstenanbaus zugunsten des von den Chinesen bevorzugten Weizens – haben sich die Verhältnisse auf diesem Sektor stabilisiert. Die Bauern geben ein Drittel ihrer Ernte zu einem staatlich festgesetzten Preis an den Staat ab, zwei Drittel können sie privatwirtschaftlich vermarkten. Auf den Märkten sieht man ein bescheidenes Angebot an Obst und Gemüsen, die z.T. aus Osttibet angeliefert werden, wo sich günstigere Bedingungen für ihren Anbau finden. Große Herden von Schafen, Ziegen, Kühen und Yaks sind überall zu sehen. Aber im wesentlichen, vor allem in den langen Wintern, ist die Ernährung wahrscheinlich nicht anders als für Ladakh beschrieben, d.h. gerade eben ausreichend. Tsampa und Buttertee sind auch dort die Grundnahrungsmittel.

Umwelt- und Körperhygiene

In Bezug auf das richtige Verhalten können wir uns kürzer fassen. Hier ist nicht ethisches, sondern praktisches Verhalten in bezug auf Klima und Umwelt gemeint, also eine Körper- und Umwelthygiene. Man soll sich dem Wetter entsprechend anziehen. Man soll seine Sinnesorgane nicht überlasten, also – bei uns – nicht so viel fernsehen. Mit Körper, Geist und Sprache muß man vorsichtig umgehen, man darf nicht übermäßig Sport treiben, nicht redselig sein und nicht wie ein Workaholic zuviel arbeiten. Kurz: man soll alles mit dem rechten Maß tun.

Das gilt für die Quantität und die Qualität des Essens genauso wie für Kleidung, Körperpflege und Sexualverhalten: So wird z.B. empfohlen, im Winter Geschlechtsverkehr so häufig wie möglich, im Frühjahr und Herbst jeden dritten Tag und im Sommer nur zweimal monatlich zu haben. Sex wirkt hitzend und ist insofern in der Jahreszeit, in welcher der kühle Schleim überwiegt, nämlich im Winter, von Vorteil; im Sommer dagegen, wenn Galle überwiegt, eher schädlich. Etwas merkwürdig klingt dagegen die Empfehlung, daß man fasten, erbrechen und viel Sex haben solle, wenn man nachts nicht ausreichend schlafen könne. Auch soll man Durst und Hunger nicht unterdrücken, ebensowenig das Niesen, Gähnen, Rülpsen, Pupsen und Wasserlassen. Notfalls wird der Arzt einem Kranken auch häufigeren Geschlechtsverkehr anraten. Im Grunde gibt es hier keine Besonderheiten zu dem, was wir als normales Verhalten ansehen; ausgenommen solche Empfehlungen, die zu befolgen uns der Anstand verbietet.

Diese Regeln haben natürlich etwas zu tun mit dem Rhythmus der Elemente und damit der Säfte im Laufe der Jahreszeiten. Ab der Wintersonnenwende vermindert sich die kühle Qualität des Mondes und mit ihr die Kraft der Elemente Erde und Wasser. Dafür gewinnt die Sonne zunehmend an Kraft, Feuer und Wind vermehren sich, die an den Kräften des Organismus zehren. Der Mensch wird schwach und muß mehr essen. Ab der Sommersonnenwende nehmen Erde und Wasser wieder zu. Der Körper gewinnt an Festigkeit und braucht weniger Nahrung. Damit in Zusammenhang steht auch eine natürliche Abnahme oder Verstärkung der Wirkkräfte der Geschmacksrichtungen, also hitzend oder kühlend, und schließlich auch der Säfte, die ja alle geprägt sind von den Eigenschaften der Elemente, aus denen sie sich jeweils zusammensetzen.

Das Verhalten während der verschiedenen Jahreszeiten, die Anpassung an die klimatischen Gegebenheiten spielt natürlich auch in Tibet selbst wie in den angrenzenden Himalayaregionen eine ganz andere Rolle als bei uns, anders aber auch als in den Ebenen und Wüsten Indiens. Das Klima im Himalaya ist extrem unwirtlich. Während des langen Winters sind die Menschen in den Hochtälern völlig auf sich gestellt. Es gibt keine frischen Nahrungsmittel, es gibt keine Hilfe, man lebt in kleinen Gemeinschaften zusammen mit allen psychologischen Spannungen, die damit verbunden sind. Auch im Sommer ändert sich das Wetter oft in wenigen Minuten. Ungeschützt wird man draußen plötzlich einem Sandsturm ausgesetzt, der ebenso rasch wieder verschwindet. Während noch dicke Regenwolken über den Bergen hängen, bricht plötzlich die Sonne hervor. Winde schießen aus einem Tal und vergehen so schnell, wie sie gekommen sind. Auch im Sommer kann man sich oft nachts wegen der kalten Winde, die von den Bergen herabheulen, nicht draußen aufhalten. Im Winter gibt es keine Heizung, nur offene Feuer. Nur die besser Gestellten, zumindest in Indien, können sich Ölöfen leisten. Dazu kommt die Höhenluft, die in den Hochtälern in über 3500 m Höhe das Atmen bei körperlicher Anstrengung auch für die Einheimischen erschwert.

Wie man sich unter solchen Bedingungen zu verhalten hat, ergibt sich praktisch von selbst. Und es bleibt auch hier kaum eine Wahl zwischen mehreren Möglichkeiten. Die Empfehlungen der tibetischen Medizin sind auch hier rein theoretisch, was von tibetischen Ärzten im mündlichen Gespräch auch durchaus bestätigt wird. Ich denke aber, man darf sie, wenn man die tibetische Medizinlehre in ihrer Gesamtheit darstellt, nicht allein deshalb übergehen, weil die Gewichtung zwischen Theorie und Praxis so verschieden ist. In Büchern und Artikeln über tibetische Medizin, ebenso wie über Ayurveda, findet man allerdings kaum je einen Hinweis auf diese ungleiche Relation.

Fassen wir nun die Anweisungen der tibetischen Medizin für Diät und Verhalten und vorausgreifend auch für die inneren und äußeren Behandlungsmaßnahmen zusammen: Windkrankheiten erfordern eine schwere und hitzeerzeugende Nahrung, die den leichten, flüchtigen Eigenschaften der Windstörung entgegenwirken. Der Patient soll regelmäßig essen und ausreichend schlafen, sich auch körperlich betätigen und Sport treiben, darf dies aber nicht auf leeren Magen tun. Er soll sich in einer warmen, freundlichen Umgebung aufhalten, sich mit Freunden umgeben und sich in einer liebevollen Atmosphäre entspannen: Ein Ratschlag, den wir schon von den Arabern gehört haben. Da es sich um eine Kältekrankheit handelt, muß er stark wirkende Arzneien einnehmen, auch Pillen mit Beimengungen von Metallen und Juwelen. Heiße Bäder, Moxibustion und Ölmassagen, also hitzende Behandlungstechniken sind zusätzlich nützlich.

Entsprechend ist die Behandlung von Galle-, also Hitzekrankheiten. Die Nahrung muß hier fett- und kalorienarm sein und kühle und bittere Eigenschaften haben; es werden frische Butter und frische Gemüse sowie Produkte aus Weizenmehl empfohlen. Auch die Umgebung soll kühl sein, und der Arzt wird Medikamente mit Kältecharakter, Abführmittel oder Aderlässe verordnen.

Kranken mit einer Störung von Schleim gibt man appetitanregendes, vitaminreiches Essen wie Brot, Gemüse, Tomaten, Käse, Yoghurt und Zwiebeln, Honig, Schafsmilch und ingwerhaltige Tees. Es wird viel Bewegung empfohlen und man soll sich vor Kälte schützen. Die Kräuterpillen müssen hitzend wirken. Brechmittel und Moxibustion runden die Therapie ab.

Ins einzelne gehende Empfehlungen zur richtigen Ernährung bei den verschiedenen Störungen der Säfte kann ich hier nicht geben, denn in jedem individuellen Krankheitsfall ist wegen der vielen Untergruppen der Säfte eine andere Diät erforderlich, die nur anhand der Pulsdiagnose festgelegt werden kann. Praktisch beschränken sich die tibetischen Ärzte denn auch auf summarische Hinweise wie „nichts Saures" bei bestimmten Schleimstörungen oder: „kein Alkohol" bei Gallekrankheiten und „keinen starken Tee und Kaffee" bei Windkrankheiten usw.

Die Behandlung mit Kräuterpillen

Heilkräuter als Basis der inneren Therapie

Im vorangegangenen Kapitel haben wir bereits alles Wissenswerte über die Herstellung der Arzneimittel und ihre Anwendung bei einem Ungleichgewicht der Säfte gesagt und können uns jetzt auf die Darstellung der konkreten Heilanzeigen beschränken bzw. bei welchen Erkrankungen – in unserer Terminologie – Pflanzenheilmittel und in welcher Form sie anzuwenden sind.

Die tibetische Medizin unterscheidet zwei Arten von Heilmitteln: Die besänftigenden und die ableitenden. Sie bilden zusammen die innere Therapie, die vollständig auf Heilpflanzen basiert; manchmal erweitert und verstärkt durch Mineralien und andere Substanzen, wie sie im nächsten Kapitel beschrieben werden.

Heilende Pflanzen
Interne Therapie auf der Basis von Pflanzendrogen
• Kräuterpillen   • Klistiere • Abführmittel   • Massagen • Brechmittel   • Mineralbäder • Schnupfmittel   • Räucherungen • Inhalationen

Die besänftigenden Heilmittel stellen das Gleichgewicht der Säfte wieder her, indem sie den Saft, der seine normale Position verlassen hat und krankhafte Funktionen in Körperregionen ausübt, in denen er ursprünglich nichts zu suchen hat, wieder zu seinem normalen Sitz und in seine normale Funktion zurückführen.

Die sanfteste Form einer solchen Behandlung ist die mit *Dekokten*, also einer Abkochung eines pulverisierten Heilmittels, in aufsteigender Wirksamkeit gefolgt von Pulvern, Sirups und Pillen. Medizin in Tropfenform, bei uns die häufigste Darreichungsform nach den Pillen, kennen die Tibeter nicht. Die Kräuter können natürlich auch zu Salben, Aschen, Zäpfchen, medizinischen Ölen und Butter verarbeitet werden. Sie sind in Badezusätzen enthalten, in Inhalationsflüssigkeiten und schließlich im Weihrauch, der vor allem der Gesunderhaltung dient. Die Räucherstäbchen aus Heilpflanzen werden allerorts zu Hause angewendet, aber auch in die ganze Welt exportiert.

Alle diese verschiedenen Applikationsmöglichkeiten einer Arznei sind natürlich auch in anderen traditionellen Medizinsystemen bekannt. Heilmittel wurden vor der Zeitenwende vor allem äußerlich angewendet. Bei den Tibetern im Exil ist es heute genau umgekehrt. Es werden praktisch ausschließlich Kräuterpillen verordnet, weil es einfach zuviel kostet, Arzneimittel in anderen Zubereitungsformen herzustellen und ständig vorrätig zu halten.

Die ableitenden Heilmittel sollen den überschüssigen Körpersaft aus dem Körper ableiten. Dies war auch eine der wichtigsten Behandlungsformen in der Antike. Dazu werden Abführmittel, Brechmittel und Einläufe benutzt. In gewisser Weise gehören dazu auch heiße Mineral- und Wannenbäder oder das Baden in heißen Quellen insofern, als die im Wasser gelösten Heilmittel zwar durch die Haut eindringen, sie andererseits aber auch das Schwitzen fördern. Mit Ausnahme vielleicht der Abführ- und Brechmittel sind auch diese Anwendungen heute sehr selten. Abführmittel nimmt man z. B. bei der Gelbsucht, Brechmittel bei Schleimkrankheiten und Schnupfmittel bei Ohrenschmerzen und anfallsartigen Kopfschmerzen. Bei Windkrankheiten sind Einläufe indiziert. Inhalationen werden wie bei uns bei Erkrankungen der Atemwege angewendet. Einreibungen und Massagen mit Ölen oder medizinischer Butter, Mineral- und Dampfbäder mit Essenzen aus Heilpflanzen sind – wie bei uns – bei Gicht, Rheuma und bestimmten Hautkrankheiten nützlich. Diese ableitenden Anwendungen kommen immer nur zusätzlich zu der besänftigenden oralen Therapie – den Pillen – infrage, die stets an erster Stelle steht.

Die gesamte Behandlung ist bei den Exiltibetern für den Patienten kostenlos, auch bei den Privatärzten. Der Kranke muß lediglich für seine Pillen, die übrigens zerquetscht und aufgelöst in warmen Wasser als Brühe getrunken werden, einen geringen Preis bezahlen, der für eine ganze Monatsration umgerechnet weniger als 10,– DM beträgt. Darüber finanzieren sich auch die Privatärzte, die ihre Medizin selber herstellen.

Wir haben schon früher darauf hingewiesen und wollen dies hier ausdrücklich nochmals wiederholen, daß die Behandlung mit tibetischen Heilmitteln keineswegs frei von Nebenwirkungen ist, sofern die Behandlungsvorschriften nicht beachtet werden. Es sind auch allergische Reaktionen bekannt, ohne daß es Unterlagen darüber gibt, durch welche Ingredienzien sie ausgelöst werden und wie häufig sie sind. Im ganzen muß man aber wohl unterstellen, daß es sich hierbei um ein seltenes Ereignis handelt, sonst hätten die in Dharamsala tätigen westlichen Ärzte des Delek Hospitals darüber konkretere Informationen. Sie arbeiten ja kontrapunktisch zu den traditionellen Ärzten und sehen einen Teil der Kranken, die mit der traditionellen Medizin unzufrieden waren.

Pflanzenheilmittel allein ohne irgendwelche Zusätze werden bei den so häufigen Magen- und Darmkrankheiten und den degenerativen Gelenk- und Wirbelsäulenerkrankungen angewendet, auch bei Hautkrankheiten, für die es allein 200 pflanzliche Einzelsubstanzen gibt. Die Schuppenflechte ist allerdings nur im Anfangsstadium behandelbar. Heilkräuter eignen sich auch für die Langzeittherapie des Asthmas, während bei akuten Schüben allopathische Medikamente rascher wirken. Bei Asthma ist Schleim vermehrt, dadurch wird die Verdauungshitze gemindert, außerdem erkrankt das mit Schleim verbundene Organ „Lunge" und schließlich kommt oft auch noch eine Allergie hinzu. Zur Vermehrung der Verdauungshitze kann man neben Kräuterpillen auch das *Tou-mo* anwenden: Das ist eine yogische Technik, mit der die Körperwärme gesteigert werden kann. Die älteren Lamas erzählen gern, wie sie während ihrer Ausbildung nackt und nur von einem Laken umhüllt in eiskaltes Wasser tauchten. Wer sein Laken als erster am Körper getrocknet hatte, war der Gewinner. Kräuterpillen sollen auch bei hohem Blutdruck sehr effektiv sein; da der Blutdruck aber nicht gemessen wird, jedenfalls nicht routinemäßig, muß dies zunächst bezeifelt werden, vor allem, wenn man die Häufigkeit von Schlaganfällen, die nur zu oft die Folge hohen Blutdrucks sind, in Betracht zieht.

Auch Thrombosen und grauer Star werden mit Kräuterpillen allein behandelt, ebenso Brust- und Dickdarmkrebs. Beim Diabetes unterscheiden die Tibeter fünf verschiedene Formen, die nicht unbedingt mit unserer Definition des Diabetes übereinstimmen. Einen leichten Diabetes, also wohl das, was man als Altersdiabetes bezeichnet, kann man mit Pflanzenmedizin behandeln, welche die Verdauungshitze fördert. Auch Gallen- und Nierensteine können die tibetischen Ärzte mit Kräuterpillen auflösen, leider gibt es zu dieser hochinteressanten Frage keinerlei Untersuchungen. Von westlicher Seite hat sich hierfür bisher niemand interessiert.

Schwierig soll die Behandlung von Allergien sein, auch von „Blutunreinheit", worunter auch Fettstoffwechselstörungen fallen. Mittel zur Förderung der Verdauungshitze helfen hier, weil eine unscharfe Trennung reiner und unreiner Nahrungsbestandteile die Blutstörung auflöst. Auch gegen die Tuberkulose, den Hauptfeind der Exiltibeter, hilft die tibetische Medizin eher schlecht als recht, obwohl dagegen acht verschiedene Arzneien aus alter Zeit bekannt sind: Es fehlen aber die entsprechenden Zutaten, um sie herzustellen. Aus dem gleichen Grunde gibt es keine Medizin gegen die Lepra.

Infektionskrankheiten werden mit allopathischen Medikamenten behandelt. Es soll auch eine pflanzliche Medizin mit antibiotischer Wirkung geben, die aber offenbar nicht sehr effektiv ist. Bei solchen Krankheiten spielt immer auch der Einfluß böser Geister eine Rolle, die mit entsprechenden Riten ausgetrieben werden müssen.

Auch eigentliche Schmerzmittel, einschließlich des Opiums, stehen den tibetischen Ärzten nicht zur Verfügung, jedoch sollen Kräutermittel mit Gold- und Quecksilberzusatz besonders bei Kopf- und Rheumaschmerzen lindernd wirken. Hier ist oft die Windenergie auf einer Seite blockiert. Beim Rheuma muß der Kranke in jedem Fall seine Medizin für mindestens drei Jahre nehmen und soll nichts Saures essen. Die Tibeter unterscheiden ähnlich wie wir verschiedene Lokalisationen: Nerven, Muskeln und Knochen. Dabei spielen ursächlich eine Verminderung von Wind, der Knochensubstanz und der Verdauungshitze eine Rolle, also Faktoren, die beim Aufbau der Körpergrundstoffe miteinander verkettet sind. Unser Terminus „Rheuma" ist auch bei uns eher ein Sammeltopf verschiedener Krankheiten, der natürlich in der tibetischen Krankheitslehre nicht auftaucht.

Geisteskrankheiten oder seelische Störungen werden mit Pflanzenheilmitteln nur dann behandelt, wenn sie „durch traumatische Erfahrung mit schmerzlichen Erlebnissen" verursacht worden sind oder durch vergiftende Elemente im Blut. In solchen Fällen werden Kräuterpillen mit einer tranquilizer-ähnlichen Wirkung gegeben. Wird dagegen, was weitaus häufiger ist, die Ursache einer solchen Krankheit in einem schlechten Karma oder in der Einwirkung böser Geister vermutet, dann muß man zu anderen Methoden greifen.

Sehr umstritten ist die Möglichkeit, die Sterilität von Frauen durch Pflanzenmedizin zu beheben. Man unterscheidet sechs verschiedene Formen, von denen bei dreien eine Empfängnis ohnehin nicht möglich ist. Sehr exotisch klingt auch die Angabe von Lady Doctor, daß Homosexualität mit einer Kräuterpille geheilt werden kann, wenn der Betreffende diese einmal monatlich nimmt und im übrigen sein Verhalten ändere. Der letztere Aspekt wird wohl der wichtigere sein.

Die wunscherfüllenden Juwelenpillen

Den verschiedenen Kräuterpillen werden häufig auch Edel- und Halbedelsteine, Metalle und Mineralien beigemischt. Insbesondere die Beimengung von Tierbestandteilen mag manchen Ärzten im Westen als

Metalle und Edelsteine als Zusatz zu Pflanzendrogen – „Juwelenpillen"	
Alabaster	bei Gallen- und Nierensteinen
Blei	bei eitrigen Wunden, Vergiftungen
Bronze	bei Augen-Krankheiten, Krebs, Steinleiden
Eisen	bei Augen-Krankheiten, Anämie, Vergiftungen
Gold	bei Vergiftungen, verjüngt
Koralle	bei Vergiftungen, Nervenleiden
Kupfer	bei Eiterbildung, Leberleiden
Lapislazuli	bei Lepra, Vergiftungen
Onyx	bei Epilepsie, Vergiftungen
Perlen	bei Epilepsie, Nervenleiden, Tumoren
Quecksilber	bei Krebs, Vergiftungen, verjüngt
Türkise	bei Leberleiden, Vergiftungen

überflüssig erscheinen. Wahrscheinlich ist aber das Gegenteil der Fall, solche Beimengungen traditioneller Heilmittel sind bisher lediglich unerforscht geblieben. Ausgehend von der Tatsache, daß in der chinesischen Medizin getrocknete Bärengalle als traditionelles Heilmittel eingesetzt wurde, haben die Japaner in den 60er Jahren eine bestimmte Gallensäure isoliert, synthetisch hergestellt und zunächst als Leberheilmittel eingesetzt. Erst in den 70ern wurde bekannt, daß man damit

Cholesterin-Gallensteine auflösen kann: Seitdem wird sie weltweit bei dieser Indikation eingesetzt. Und erst in jüngster Zeit haben Wissenschaftler festgestellt, daß damit auch direkt der Stoffwechsel der Leberzelle beeinflußt werden kann und somit chronische Leberkrankheiten, vor allem solche mit einer Gallestauung, behandelt werden können.

Animalische Zusätze zu Pflanzendrogen		
Fleisch	(Schlange)	bei Augen-Krankheiten, Tumoren, Verstopfung
Gallensteine	(Kuh)	bei Infektions-Krankheiten, Leber- und Nieren-Krankheiten
Haut	(Schlange)	bei Haut-Krankheiten
Herz	(Kaninchen)	bei Herz-Krankheiten
Hirn	(Schaf)	bei Schlaganfall, Wind-Krankheiten
Horn	(Rhinozeros)	bei eitrigen Krankheiten
Horn	(Wildziege)	bei Frauenleiden, wirkt abortiv
Leber	(Ziege)	bei Augen-Krankheiten
Lunge	(Fuchs)	bei Lungen-Krankheiten
Muscheln	(Wasserschnecke)	bei Ödemen
Muscheln	(Seemuschel)	bei Eiterbildung, Tumoren
Urin	(Kuh)	bei Arthritis, chronischem Fieber

Viele der genannten Ingredienzien, wie Edelsteine und Rhinozeroshorn, werden heute wegen ihres hohen Preises nur in kleinsten Mengen verwendet. Tierische Produkte sind ingesamt selten, nicht zuletzt wegen des buddhistischen Verbotes, Tiere zum menschlichen Nutzen zu töten. Bei den angegebenen Indikationen handelt es sich um eine Übersetzung tibetischer Begriffe in die westliche Terminologie, man sollte sie deshalb vielleicht nicht zu wörtlich nehmen.

Damit Gold, Türkise, Opale, Perlen und andere edle Steine verarbeitet werden können, müssen sie vorher gereinigt werden. Dazu werden z. B. Opale und Türkise zerbrochen und dreimal in kaltem Wasser gewaschen. Es wird ein bestimmtes Salz (*Tseza*) zugegeben, das vorher bis zur Blasenbildung erhitzt worden ist. Fünf Teile Juwelen werden dann mit einem Teil des Salzes vermischt und zwei Stunden in Wasser gekocht. Dann wird das Wasser weggegossen und die Blüte einer kleinen blauen Blume (*Cungochung*) hinzugefügt, mit den Juwelen gemischt und eine Stunde gekocht. Wenn die Steine weißlich werden, ist die Reinigung beendet und sie können zu Pulver zerstoßen werden.

Auf andere Weise wird Gold gereinigt: Es wird zunächst zu Blattgold verarbeitet, dann zwischen zwei Lagen Lehm gepackt und in ein Holzkohlenfeuer gelegt. Wenn der Lehm eine rote Farbe annimmt, ist der Reinigungsprozeß beendet. Nach der Abkühlung fällt das gereinigte Gold als Pulver vom Lehm ab.

Solche kostbaren Ingredienzien werden zu besonders wirksamen Pillen, den sogenannten *Juwelenpillen* – oder „precious pills", also „wertvollen Pillen" – verarbeitet, natürlich immer in Verbindung mit Heilpflanzen. Sie werden erst im Laufe einer Behandlung verabreicht, niemals von Anfang an verordnet. Ihre Basis ist eine Mischung aus gereinigtem Quecksilber, Schwefel und 16 anderen Mineralien und Metallen. Sie heißt „Ngochu Tsothel" und ist vor einigen Jahren von Dr. Choedrak nach einer Rezeptur aus dem 13. Jahrhundert zum erstenmal im Exil zubereitet worden. Wer denkt hier nicht an das Quecksilber als prima materia, das den Alchemisten aller Kulturkreise bekannt war.

Juwelenpillen werden an astrologisch vorherbestimmten günstigen Tagen und unter speziellen Riten zubereitet. Anschließend werden sie in farbiges Papier verpackt und mit Wachs versiegelt. Man soll sie nach Möglichkeit auch an einem günstigen Tag einnehmen, eine Pille alle 5–6 oder 14 Tage oder alle vier Wochen, je nach erwünschter Wirkung; insgesamt sind es meist zehn Pillen. Der Kranke soll am Tage vorher eine bestimmte Diät einhalten, nicht am Tage schlafen, keinen Geschlechtsverkehr haben und am gleichen Tage keine anderen Pillen einnehmen.

Die Juwelenpillen werden am Abend vorher im Dunkeln ausgepackt, zerstoßen und in einer Tasse Wasser angerührt. Über Nacht läßt man sie in einem Schrank stehen. In der Morgendämmerung wird die Brühe mit dem Ringfinger der rechten Hand umgerührt, während man das Mantra des Medizinbuddha dazu spricht und schließlich ausgetrunken. Danach soll man sich nochmals in Decken gehüllt wieder hinlegen. Mir hatte man mit einem Lächeln versprochen, meine grauen Haare würden wieder schwarz werden – sie waren vorher braun –, wenn ich die Pillen richtig einnehme. Leider habe ich die Vorschriften

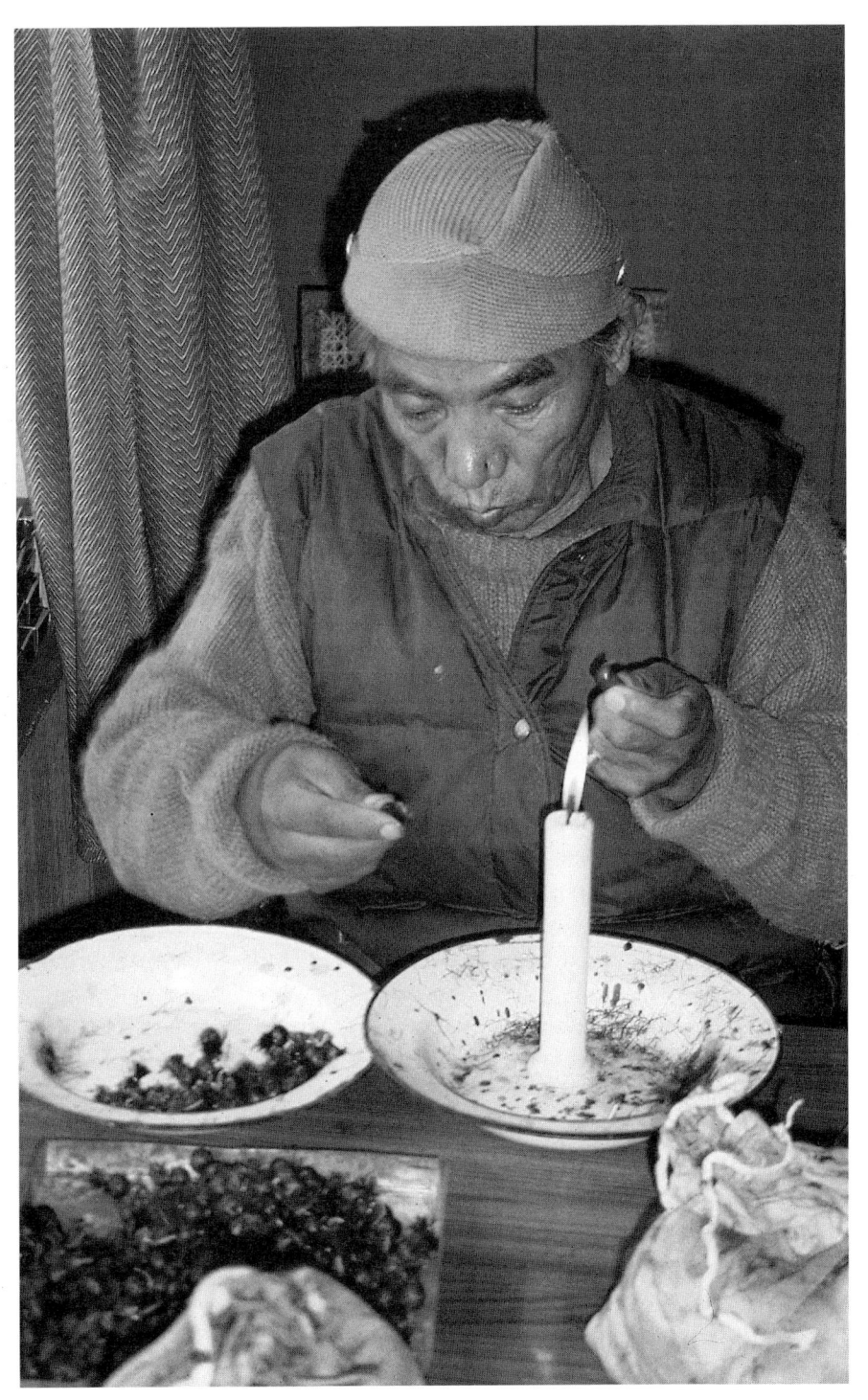

Verpackung und Versiegelung der Juwelenpillen

nie korrekt eingehalten und also niemals den gewünschten Erfolg gehabt.

Auf der Basis von Ngochu Tsothel werden z.Zt. drei Arten von Juwelenpillen hergestellt. Die erste heißt „Precious Purified Moon Chrystal" (*Rinchen Tso-Tru Dhashel*). Sie enthält zusätzlich zur Basismischung weitere 55 Bestandteile nach einem Rezept aus dem 15. Jahrhundert. Es sind darin Gold, Silber, Kupfer und Blei enthalten. Das Medikament wird als Tonikum und als Verjüngungsmittel verwendet, zur Blutreinigung und Harmonisierung des Kreislaufes, zur Behandlung von Leberkrankheiten, Vergiftungen und Krebs.

Eine andere Pille heißt „Great Precious Accumulation Pill" (*Rinchen Manjur Tschenmo*). Es sind darin weitere 65 Ingredienzien u. a. Silber, Gold, Eisen, Korallen und Türkise verarbeitet. Sie hilft bei vielen chronischen Krankheiten, Vergiftungen und Allergien.

Die dritte Pille schließlich heißt „Precious Wish-fulfilling Jewel" (*Rinchen Ratna Samphel*) und enthält 70 zusätzliche Bestandteile wie Gold, Silber, Kupfer, Eisen, Blei, Korallen, Türkise, Perlen, Lapislazuli, Rhinozeroshorn und Gallensteine von Elefanten – wenn diese nicht erhältlich sind: von Kühen. Sie ist indiziert bei Vergiftungen, Blutdruckerhöhung, Schlaganfall, Nervenstörungen, Herzkrankheiten, Tuberkulose und wird auch zur Linderung von Krebsschmerzen gegeben. Sie wirkt verjüngend und lebensverlängernd und soll zu 90 % nach China exportiert werden.

Lepra, Epilepsie, Nervenleiden, Vergiftungen und Krebs sind immer wiederkehrende Indikationen für diese besonders wirksamen Medikamente. In der Krebsbehandlung wird man sie vor allem bei den sogenannten inneren Krebsen, wie Magen- oder Lungenkrebs, geben, die im Gegensatz zu den äußeren Krebsen – Haut- oder Brustkrebs – als schwer behandelbar gelten. Die tibetischen Ärzte meinen, daß man damit, wenn schon nicht die Krankheit heilen, doch etwaige Schmerzen lindern und das Leben verlängern kann. Man wird Juwelenpillen und ähnlich zusammengesetzte Medikamente aber auch bei anderen Indikationen wie z. B. bei Schuppenflechte, Gangrän, Leukämie, schwerem insulinabhängigem Diabetes und anderen Krankheiten einsetzen, die mit Kräuterpillen allein nicht ausreichend und wirksam behandelt werden können.

Für indische Verhältnisse sind die Juwelenpillen ungeheuer teuer. Sie kosten umgerechnet etwa 7,50 DM pro Stück. Hier wird man natürlich auch häufiger mit Nebenwirkungen rechnen müssen, vor allem, wenn die Medizin nicht in der Pharmazie des Dalai Lama angefertigt worden ist. So ist mir lebhaft der Fall eines jungen Mannes in Erinnerung, der mir in Delhi erzählte, er sei gerade aus einem Krankenhaus in Kathmandu entlassen worden. Dort habe er mit einem schweren, aber völlig unklaren Krankheitsbild drei Wochen verbracht. Die Symptome, die er schilderte, klangen ganz nach einer Schwermetallvergiftung und schließlich wurde dann klar, woher seine Beschwerden gekommen waren: Er hatte nämlich kurz vor der Krankenhauseinweisung eine quecksilberhaltige Juwelenpille genommen, die ein Heiler dort selbst angefertigt hatte.

Auch in unserer Tradition hat es eine Juwelenpille gegeben, wie denn überhaupt Steine, Mineralien und animalische Produkte schon in den Rezepten der Ägypter und Mesepotamier auftauchen, also von Anbeginn einer Heilkunde zum Heilschatz der Menschheit gehörten. Selbst in unseren Tagen feiert die Juwelenmedizin der *Hildegard von Bingen* eine etwas fragwürdige Auferstehung. Fragwürdig deshalb, weil hier einfach die in den Texten der Heiligen Hildegard nicht sehr spezifiziert angegebenen Behandlungsanweisungen unter heute völlig anderen Voraussetzungen wieder aufgenommen werden, ohne daß dahinter ein tradiertes Heilsystem steht.

Juwelenpillen sind nicht nur deshalb besonders wertvoll, weil sie eine umfassende Heilkraft haben, sondern auch, weil ihre Bestandteile sehr teuer und für die Exiltibeter fast unerschwinglich sind. Es gibt hierzu die schöne Geschichte, daß sich vor einigen Jahren Dr. Choedrak und die damalige Direktorin des Tibetan Medical Institute nach Bombay begaben, um Diamantstaub einzukaufen. Im Basar der Diamantenhändler wurden jedoch Preise verlangt, die sie nicht bezahlen konnten. Da kam der Zufall zu Hilfe. Ein reicher Inder, der von den wunderbaren Fähigkeiten des tibetischen Arztes gehört hatte, lud ihn in sein Haus ein, um seine Tochter untersuchen zu lassen. Sie hatte von den indischen Ärzten nicht geheilt werden können. Dr. Choedrak stellte seine Diagnose, gab ihr tibetische Medizin, und das Mädchen wurde wieder gesund. Ein Happy-End wie im Märchen: Zum Dank erhielten die Tibeter nicht nur den dringend benötigten Diamantstaub – der Vater sorgte auch für die Gründung eine Zweigklinik in Bombay.

Die äußere Therapie

Heilende Nadeln und brennende Kräuter

Die externen Heilmethoden werden häufiger angewendet, aber nur dann, wenn die interne Behandlung nicht ausreicht. Sie sollen die Reste der überschüssigen krankhaften Säfte aus dem Körper eliminieren. Teilweise zielen sie aber auch, besonders die Moxibustion, auf den feinstofflichen Körper ab. Hier geht schon im Denkansatz Grob- und Feinstoffliches ineinander über.

Die externen Heilmethoden	
Aderlaß	bei Hitze-Krankheiten, Augenleiden, Fieber
Akupressur	bei Kopfschmerz, Schwindel u.a.
Akupunktur	bei Wind- und Schleim-Krankheiten
(Golden needle)	Epilepsie, Schlaganfall. Psychose u.a.
Moxibustion	bei Wind- u. Schleim-Krankheiten, Augenleiden, Rückenschmerzen, psychogenen Leiden
Schröpfen	bei Rückenschmerzen u.a.

Eine einfache Technik ist der *Aderlaß*. Es werden dafür 77 Stellen in der Literatur angegeben. Dabei handelt es sich aber beileibe nicht um das, was wir bei uns unter einem Aderlaß verstehen, nämlich um die Entnahme von etwa einem Viertel Liter Blut. Vielmehr sticht man mit einem kleinen Stilett meist in die Nasenspitze oder in die Stirnader ein und läßt ein wenig Blut heraustreten. Es ist dies eine ableitende Methode, die man bei fieberhaften und Hitze-Krankheiten wie auch bei bestimmten Augenkrankheiten einsetzt.

Einfach zu handhaben und auch für die Selbstbehandlung geeignet ist die *Akupressur*. Sie wird in Form einer Druck- oder Strichmassage an bestimmten Punkten durchgeführt und von den Tibetern als *tibetische Massage* bezeichnet. Wir gehen darauf im nächsten Kapitel ein.

Das „Cupping" oder *Schröpfen* macht ebenfalls keine besonderen Umstände. Ein Metallbecher wird mit einem Stück Papier gefüllt, das angezündet wird. Dann drückt man den Becher 5–10 Minuten lang auf die vorher angefeuchtete Haut. Wir nehmen dazu Glasbecher. Da-

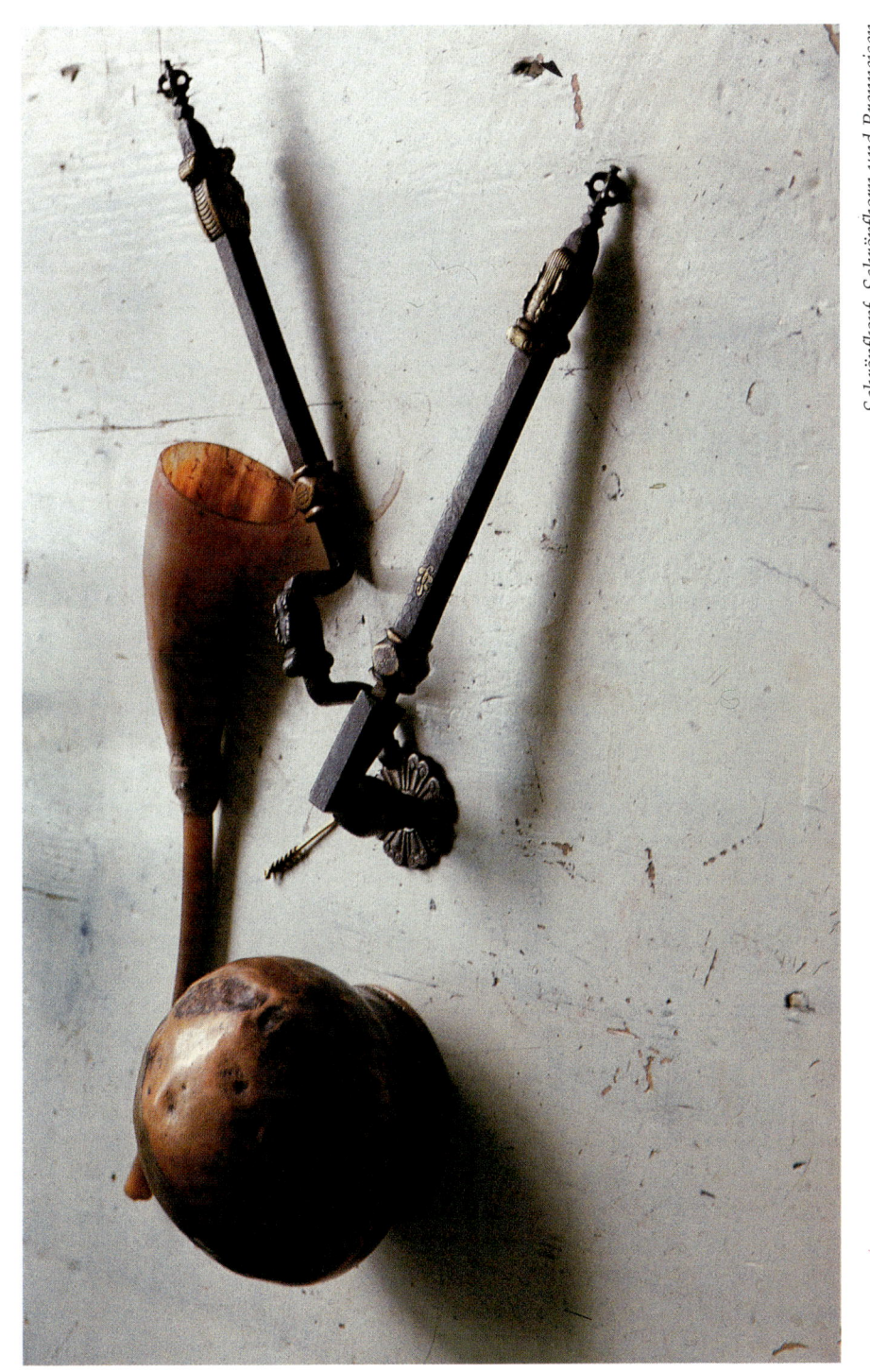

Schröpfkopf, Schröpfhorn und Brenneisen

durch entsteht ein Vakuum, das die Durchblutung in dem behandelten Areal verbessert. Anstelle des Papiers wird oft auch brennender Beifuß genommen und schließlich läßt sich die Wirkung auch dadurch verstärken, daß man nach Abnehmen des Bechers in der Mitte der handtellergroßen geröteten Hautstelle mit einem Stilett einsticht und so einen Mini-Aderlaß macht. Ist ein Becher nicht vorhanden, kann man den gleichen Effekt mit einem Tierhorn erreichen, das mit einer primitiven Pumpvorrichtung verbunden wird. Das Schröpfen tut besonders bei Rückenschmerzen gut. Die dafür verwendeten Stellen liegen auf der Höhe der Schultern und entlang der Wirbelsäule.

Ähnlich ist die *Kauterisation* mit einem Brenn-Eisen, einem etwa 20 cm langem Metallstab, von dessen Spitze rechtwinklig ein 1–2 cm kurzer Stab abgeht, dessen Ende abgeplattet und mit einem Überzug aus Kupfer oder Gold versehen ist. Die Glühfläche variiert von der Größe eines Fünf-Pfennig-Stückes bis hin zu einer punktförmigen Größe. Indikationen und Brennpunkte sind die gleichen wie beim Schröpfen, man kann damit aber auch die sechs früher besprochenen „äußeren Nerven" behandeln.

Was die Tibeter *Akupunktur* nennen, entspricht nur im Ansatz der chinesischen Akupunktur. Bei dieser werden ja bestimmte Punkte im Verlauf der Yin- und Yang-Meridiane angestochen, um einen Energieausgleich herbeizuführen. Je feiner die Nadel, desto schmerzloser der Einstich.

Der tibetische Arzt nimmt statt dessen eine ca. 7 cm lange, goldene Nadel von der Dicke einer Stricknadel und sticht sie tief in bestimmte Punkte ein. Eine bevorzugte Stelle ist die kleine Fontanelle am Hinterkopf, in welche die Nadel regelrecht eingerammt wird. Dort wird sie dann einige Minuten belassen. Der Patient sitzt dabei oder steht gar und zuckt gewöhnlich nicht einmal zusammen. Nur die Schweißperlen, die ihm von der Stirn rinnen, verraten, daß es sehr weh tun muß. Asiaten sind eben sehr viel leidensfähiger als wir im Westen.

Andere Punkte liegen auf der Scheitelhöhe seitlich der Wirbelsäule und über dem Brustbein; meist wird pro Sitzung nur ein einziger Punkt genommen. Diese sehr drastische Behandlung darf man am „schwarzen Tag" des Kranken nicht durchführen. Sie wird bei psychischen Störungen, Hirnkrankheiten, Durchblutungsstörungen des Hirns, bei Epilepsie und bei Schlaganfällen benutzt; also bei Krankheiten, die bei uns vom Neurologen oder Psychiater behandelt werden: Man sieht schon, daß mit den externen Techniken ganz konkrete Krankheitsbilder behandelt werden und nicht so sehr bestimmte Störungen der Säfte. Es

Glaskugel
brennendes Moxakraut oder Papier

Schröpfen und „Cupping"

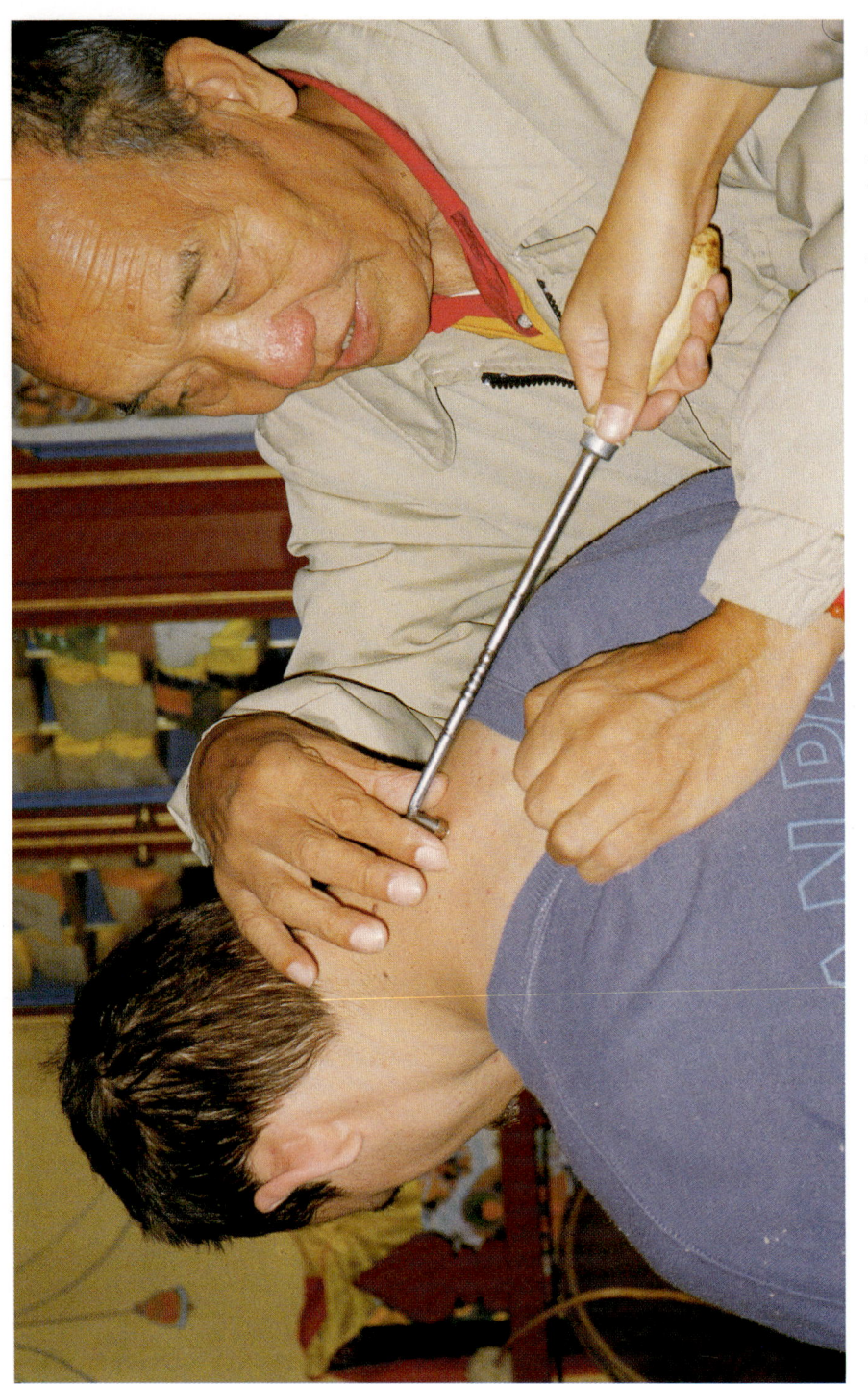

Behandlung mit dem Brenneisen

Die Goldene Nadel

sind dies Krankheiten, die durch ihre Symptomatik ganz klar definiert und auch ohne Pulsdiagnostik zu erkennen sind.

Die Behandlung mit der *Goldenen Nadel* ist sehr eindrucksvoll. Von der gespannten Atmosphäre und von den Vorbereitungen her ist sie am ehesten mit Leber- oder Rückenmarkspunktionen in unserer Medizin zu vergleichen. Die Wirkung der Behandlung wird vom Arzt und den übrigen Anwesenden – Angehörige dürfen ja grundsätzlich mit in das Behandlungszimmer – durch das Beten von *Mantras*, das sind formelhafte Anrufungen bestimmter Gottheiten, unterstützt. Sie können auch mit bestimmten Visualisationen verbunden werden, auf die wir noch zu sprechen kommen.

Ebenso schmerzhaft, aber weitaus häufiger, ist die Behandlung mit der *Moxibustion*. Die Chinesen nehmen dazu Moxaheilkraut (Beifuß) in kleinen Kegeln, die auf eine Akupunkturnadel aufgesetzt werden. Die Moxa wird angebrannt, dadurch erwärmt sich die Nadel, die dann an bestimmten Akupunkturstellen eingestochen wird. Die Tibeter brennen Beifuß meist direkt auf der Haut ab. Das führt zu tiefen, schwer heilenden Geschwüren, die mit großen Narben abheilen.

Die Moxibustion hat ein breites Wirkungsspektrum. Sie ist neben spirituellen Heilmaßnahmen die wichtigste Behandlungstechnik vor allem bei Geisteskrankheiten und Psychosen. Dem allein läßt sich schon entnehmen, daß mit der Moxibustion nicht nur die grobstofflichen drei Säfte, sondern – und bei dieser Indikation ausschließlich – auch der feinstoffliche Körper gezielt angesprochen werden soll. Mit anderen Worten, man kann damit auch Kranke heilen, die von bösen Geistern und Dämonen besessen sind. Man wird Moxa aber auch bei Lähmungen, nach Hirnblutungen und seltener auch bei der Epilepsie einsetzen; aber auch bei schmerzhaften Gelenkerkrankungen sowie bei psychosomatischen und psychovegetativen Störungen, die beispielsweise mit Schwindel, Schlaflosigkeit oder Kopfschmerzen einhergehen. Wenn der tibetische Arzt an den Pulsen einen drohenden Krebs diagnostiziert hat, dann kann er versuchen, den Ausbruch der Krankheit durch eine Moxibustion an einem bestimmten Punkt unterhalb der Mitte des Brustbeins zu verhüten.

Die Brennpunkte liegen auf der Höhe des Scheitels, über der kleinen Fontanelle, über den beiden Nervenaustrittspunkten unterhalb des Hinterhauptes, über dem ersten Brustwirbel und seitlich davon, längs der Wirbelsäule, über der Ohrspitze und auf dem Brustbein. Es sind dies auch bekannte Akupunkturpunkte.

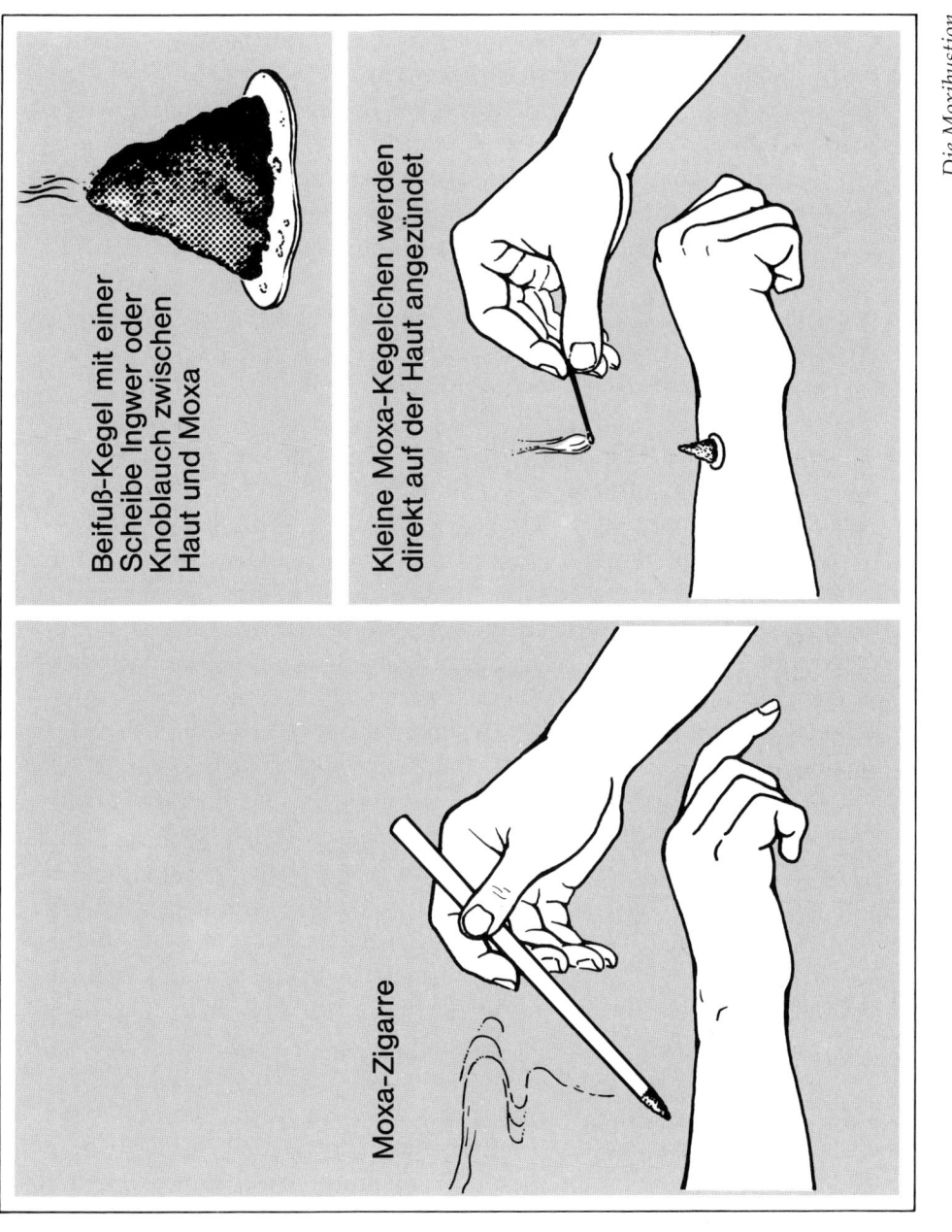

Beifuß-Kegel mit einer Scheibe Ingwer oder Knoblauch zwischen Haut und Moxa

Kleine Moxa-Kegelchen werden direkt auf der Haut angezündet

Moxa-Zigarre

Die Moxibustion.

Eine Abwandlung dieser normalen Moxibustion ist eine Technik, die „Golden Moxa" genannt wird. Dabei wird ein Kegel aus Beifuß auf eine goldene Nadel gesetzt und angezündet, wodurch sich die Nadel erwärmt. Dies ist für besonders schwere und hartnäckige Fälle gedacht. Auch bei der Moxibustion werden alle Anwesenden Mantras beten, und der Arzt wird möglicherweise den Kranken auffordern, seinen Gott zu visualisieren. Er selbst kann sich aber auch, bevor er das Heilkraut anzündet, in den Medizinbuddha transformieren und die acht Erscheinungsformen dieser Gottheit und seine persönlichen göttlichen Protektoren zur Teilnahme an der Behandlung einladen. Er soll sich vorstellen, daß die Glut der Moxa böse Geister vertreibt und negative Einflüsse tilgt. Das Singen der Mantras soll auch anwesende gute Geister, die durch den abscheulichen Geruch der Moxa irritiert und ärgerlich werden könnten, beruhigen.

Wendet der Arzt die Moxibustion nur als reine Technik und ohne den begleitenden religiösen Ritus an, dann wird es ihm zweifellos möglich sein, die betreffende Krankheit zu heilen, nicht aber alle 404 Krankheitstypen, die durch eine Moxibustion beeinflußt werden können. Mit anderen Worten, er wird nur einen punktuellen Erfolg im grobstofflichen Bereich haben, nicht aber den Fluß der Lebensenergie im feinstofflichen Körper und die metaphysischen Kräfte, die darauf einwirken – die Drei Gifte – befrieden können.

Moxa soll man nicht an einem Dienstag, Sonnabend oder Sonntag geben. Das sind negative Tage, die eine Feuer-Natur haben. Da Moxa ebenfalls feurig ist, würde die Behandlung schlecht ausgehen. Moxa soll auch nicht vom ersten bis zum zehnten Tag des tibetischen Monats im oberen Körperabschnitt, vom zehnten bis zwanzigsten Tag nicht im mittleren Abschnitt und vom zwanzigsten bis dreißigsten Tag nicht im unteren appliziert werden. Dies hängt zusammen mit dem rhythmischen Pulsieren des feinstofflichen Körpers, insbesondere der essentiellen Tropfen, die sich an diesen Tagen in bestimmten Körperregionen sammeln und durch die Moxa verletzt werden könnten.

Solche Behandlungen, vor allem mit der Goldenen Nadel und der Goldenen Moxa, wirken im höchsten Grade suggestiv. Der Ernst und die Konzentration, mit der sie vorgenommen werden, beeindrucken jeden, der daran teilnimmt. Für die Heilung spielt zum einen der Glaube an die heilenden Kräfte des Arztes und zum andern die Wirksamkeit der Anrufung des Medizinbuddha eine nicht zu unterschätzende Rolle.

Alle genannten äußeren Techniken werden auch in naturheilkundlichen Praxen bei uns durchgeführt, z.T. bei den gleichen Heilanzeigen, nur in wesentlich sanfterer Form und ohne jeden metaphysischen Hintergrund. Es wird wohl unmöglich sein, die Technik der Akupunktur und der Moxibustion, wie sie bei den Tibetern üblich ist, bei unseren Kranken anzuwenden. Sie sind nicht ausreichend schmerzunempfindlich; andererseits riskiert der Arzt, sofern die Behandlung fehlschlägt und der Patient ihn verklagt, ein Gerichtsverfahren wegen Körperverletzung.

Tibetische Massage und andere physiotherapeutische Techniken

Die tibetische Physiotherapie ist von der unseren nicht so sehr verschieden, nur daß die Tibeter sie differenziert nach Hitze- und Kältekrankheiten anwenden; Begriffe, die wir nicht kennen. Eine Kältetherapie, kalte Umschläge und kalte Bäder wird man bei Hitze- und fieberhaften Krankheiten einsetzen. Dabei soll eine ölende Behandlung vorhergehen: Der Patient kann einfach Butter oder Öl mit Reis oder Tsampa vermischt essen. Die äußerliche Anwendung von Fetten ist erwünscht, wenn man die Haut pflegen, den Hauttonus verbessern und die Körperkraft erhöhen will. Sie erfolgt in Form von Einreibungen mit Butter, Butterschmalz, Öl oder Knochenmark.

Eine hitzende Behandlung kommt für Schleimkrankheiten in Frage. Hier wird man heiße Umschläge, die vorher in Wasser mit kräuterhaltigen Essenzen getaucht wurden oder Heublumenwickel oder Heublumensäcke, auch Lehmpackungen und Dampfbäder verwenden, soweit vorhanden. Damit lassen sich besonders lymphatische Störungen, vor allem Schwellungen der Beine beseitigen. Auch hier kann die Wirkung durch die innere Einnahme von Fetten verbessert werden.

Eine spezielle Technik ist die sogenannte *Hor-Moxibustion*, so genannt nach einem Stamm in Nordtibet, den Hor, bei denen diese hitzende Therapie besonders populär ist. Sie wird dort praktisch für alle Krankheiten benutzt in Ermangelung von Kräutern, die wegen des extrem kalten Klimas dort nicht wachsen. Dabei werden heiße Packungen auf bestimmte Akupunkturpunkte aufgelegt.

Die tibetische Massage – oder Akupressur – wird hauptsächlich bei Windkrankheiten eingesetzt, aber zusammen mit hitzenden Techniken auch bei kombinierten Wind- und Schleim-Krankheiten. Sie wird als punktuelle Druck- und Strichmassage ausgeführt und nicht in Form einer Ganzkörperbehandlung. Sie eignet sich auch zur Selbsttherapie, die lokal die Durchblutung verbessert. Manchmal wird sie auch zur Beeinflussung blockierter Kanäle des feinstofflichen Körpers empfohlen.

Ich habe nirgends gesehen, daß diese Techniken vom Arzt verordnet oder angewendet wurden. Sie werden zwar auch in den *Vier Tantras* unter den Behandlungsvorschriften erwähnt, jedoch ohne spezifische Anweisungen, wie und wann sie anzuwenden sind. Tibetische Ärzte sind Allgemeinärzte und nicht Spezialisten. Physiotherapie, Atemübungen usw. erfordern einen erheblichen Zeitaufwand von Arzt und Patient zum Lernen und Üben und sind deshalb bis zur Vergessenheit im Exil, aber offenbar auch schon vorher, vernachlässigt worden.

Die tibetische Massage gehört somit der Volksmedizin an, wie sie in ganz Asien verbreitet ist. Man braucht in Ländern wie Thailand oder Korea nur zu erwähnen, daß man Rückenschmerzen hat und schon spürt man schmerzhaft die Daumen seines Gesprächspartners im Genick. Auch bei uns werden Massagen ja nicht vom Arzt selbst durchgeführt, sondern lediglich von ihm verschrieben oder empfohlen, und die Kenntnis einfacher Maßnahmen, wie der Gebrauch von Kompressen und Wickeln etc. gehört hier zur Hausmedizin, die von Generation zu Generation weitergegeben wird. Auch die innere Behandlung mit Fetten ist z. B. in Italien in Form von Spaghetti, die mit Öl vermischt werden, bei Verdauungsstörungen eine gängige und offenbar wirksame Form der Selbstbehandlung.

Die Tibeter benutzen kaum die Ganzkörpermassage, wie sie in allen asiatischen Ländern üblich ist. Sie nehmen dazu vornehmlich Sesamöl, nicht weil es besonders heilkräftig, sondern weil es das billigste Öl ist. Solche Massagen dienen eher dem Wohlbefinden und der Gesunderhaltung und dauern in fernöstlichen und südasiatischen Ländern ein bis zwei Stunden. Oft sind sie mit einer Punktmassage, vor allem im Bereich der Hände und Füße, des Kopfes und der Wirbelsäule verbunden, also dort, wo die klassischen End- und Verbindungspunkte der chinesischen Akupunktur-Meridiane liegen. In Tibet hat sich aus sozialen, religiösen und klimatischen Gründen eine entsprechende Massagekultur nicht entwickeln können.

Statt Öl kann man auch Butterschmalz nehmen, das in Indien *Ghee* genannt wird. Man kann es sich leicht selbst herstellen, indem man 250 g frische Butter in einer schweren Pfanne bei mittlerer Flamme schmelzen läßt. Wenn der Butterschaum an die Oberfläche steigt, wird er abgeschöpft, während man die Butter auf niedriger Flamme weiterkochen läßt. Wenn keine Schaumbläschen mehr aufsteigen, ist die Butter geklärt und man kann sie abgießen. Will man Butterschmalz zum Kochen verwenden, sollte man der zerlassenen Butter vier Gewürznelken hinzufügen.

Neben Sesamöl wird auch Öl von Sandelholz verwendet, das einen kühlenden Effekt hat und besonders im Sommer gut tut, wenn man in der Hitze nicht schlafen kann. Man nehme dazu einen Topf mit kaltem Wasser, füge 2 oder 3 Teelöffel Sandelholzöl hinzu und bade seine Füße darin für 20 Minuten. Man wird eine angenehme Muskelentspannung spüren und besser schlafen.

Wir wollen jetzt noch einige Pasten für Einreibungen angeben:
Paste I: Man nehme einen Teelöffel Muskatnuß, einen Teelöffel geschrotete Gerste und füge zwei Teelöffel Butterschmalz hinzu. Die Mischung wird zu einer feinen Paste verarbeitet. Sie hilft bei Spannungskopfschmerzen, Schlaflosigkeit, Schwindel und Nervosität in Verbindung mit tibetischer Massage.
Paste II: Man nehme einen Teelöffel Muskatnuß und einen Teelöffel Butterschmalz und mache daraus eine feine Paste. Sie wird zur Behandlung von Herzjagen, Ruhelosigkeit, Angstgefühlen und Spannung empfohlen.
Paste III: Man nehme einen Teelöffel Muskatnuß, einen Teelöffel Anispulver und anderthalb Teelöffel Butterschmalz und mische daraus eine feine Paste. Sie ist anzuwenden, wenn Angst und Depressionen im Vordergrund stehen.
Paste IV: Man nehme eine Prise Moschuspulver und einen halben Teelöffel Butterschmalz und mische sie zu einer Paste. Sie tut gut bei Schlaflosigkeit in Verbindung mit fieberhaften Erkrankungen.
Paste V: Man nehme einen Teelöffel Ingwerpulver und mische es mit einem Teelöffel Butterschmalz zu einer feinen Paste. Man soll damit schmerzhafte Punkte in der Schläfe und im Nacken oder im Brustbereich massieren.

Im folgenden geben wir noch einige Hinweise zur Selbstbehandlung mit tibetischer Massage. Neben den eben angeführten Symptomen ist sie auch bei Rücken- und Kreuzschmerzen, Menstruationsstörungen,

Reizblase, Appetitlosigkeit, Schluckauf und Verstopfung angezeigt. Es würde jedoch zu weit führen, hier alle 16 Massagepunkte aufzuführen, die am häufigsten benutzt werden. Wir beschränken uns deshalb auf einige wenige Indikationen und geben die dazu benutzten Punkte an.

1) Die Behandlung von Spannungskopfschmerz:

Punkt 1: Um ihn zu finden, geht man von den Ohrspitzen aufwärts bis zur Mittellinie des Scheitels und folge dieser dann etwa 2cm in Richtung Hinterkopf. Man wird eine ganz kleine Delle fühlen, dies ist der gesuchte Punkt.
Punkt 2: Geht man von Punkt 1 weiter in Richtung Hinterkopf, fällt man mit dem Finger in ein deutlich tastbares Loch, die kleine Fontanelle.
Punkt 3: Dies ist der 7. Halswirbel, der am stärksten vorspringende Wirbel in Höhe der Schulter.
Punkt 4 und 5: Es sind dies der 5. und 6. Brustwirbel. Der erste Brustwirbel folgt auf Punkt 3. Man massiert die tastbaren, vorspringenden Knochen, die sogenannten Dornfortsätze.

Jeder dieser Punkte wird nacheinander mit der Fingerkuppe im Uhrzeigersinn 3, 7 oder 21 mal massiert. Man betupft sie vorher mit Paste I, wenn die Kopfschmerzen mit Schwindel und/oder Schlaflosigkeit verbunden sind und mit Paste II, wenn Unruhe, Angst und Spannungsgefühle im Vordergrund stehen.

2) Die Behandlung von Schwindel und Ohrensausen:

Hier werden die Punkte 1 und 2 massiert, dazu weitere zwei Kopfpunkte, nämlich die Punkte 6 und 7.
Punkt 6: Man findet ihn, wenn man drei Finger breit von der kleinen Fontanelle seitlich in Richtung Ohren geht. Er ist druckempfindlich und wird beidseits massiert.
Punkt 7: Man geht zwei Finger breit von der Ohrspitze nach vorn. Der Punkt liegt in einer kleinen, deutlich tastbaren Vertiefung und ist beidseits fast immer stark druckempfindlich. Nach diesen Kopfpunkten werden der 5. und 6. Brustwirbel massiert und zusätzlich
Punkt 8: Er liegt auf dem Brustbein gerade in Höhe der Brustwarzen.
Punkt 9: Er ist immer deutlich druckempfindlich und liegt oberhalb

des oberen Endes des Brustbeines – zwischen den beiden Halssehnen – in der Halsgrube.

Die Punkte werden vorher mit Paste I oder Paste II, bei starker begleitender Angst und depressiver Stimmung auch mit Paste III eingerieben.

3) Die Behandlung von Schlaflosigkeit:

Hier soll man die Punkte 1 bis 5 nacheinander mit der Paste I massieren, in Verbindung mit Atemübungen – siehe dazu später. Ist die Schlaflosigkeit mit einer fieberhaften Erkrankung verbunden, ist eher die Paste IV indiziert. Wird sie hingegen durch anfallsweises Herzjagen verursacht, dann werden zusätzlich die Punkte 7 und 9 mit der Paste II massiert.

4) Die Behandlung von Nacken-, Schulter- und Armschmerzen:

In der Muskulatur lassen sich immer besonders druckempfindliche Punkte ertasten. Sie werden mit der Paste V massiert. Dazu kommt der Punkt 3, der 7. Halswirbel und zusätzlich
Punkt 10: Er liegt in der Mitte zwischen dem Nagel der Großzehe und dem folgenden Gelenk und ist auf Druck empfindlich.

Die religiösen
Heilmaßnahmen

Die tantrische Lehre vom feinstofflichen Körper

Die religiösen Heilmethoden, denen wir uns jetzt zuwenden wollen, werden in den Veröffentlichungen über tibetische Medizin in westlicher Sprache nicht im einzelnen besprochen. Ihre Anwendung zielt auf spirituelle Bereiche des Menschen, die uns Heutigen nicht mehr so recht zugänglich sind. Ihre Darstellung ist deshalb durchaus Mißverständnissen ausgesetzt: Als ich darüber erstmals in einer medizinischen Zeitschrift berichtet habe, hat es dann auch der Redakteur nicht unterlassen können, in einem Vorwort darauf hinzuweisen, daß es sich bei der tibetischen Medizin doch wohl um eine magisch betonte Medizin aus vorwissenschaftlicher Zeit handele. Übersehen wird dabei, daß die tibetische auch eine vollkommen buddhistische Medizin und von der hochentwickelten Spiritualität speziell des tibetischen Buddhismus nicht zu trennen ist: Würde man dies tun, so hält man nur noch ein klapperndes Skelett in den Händen.

Spirituelle, oder wie wir sie hier nennen wollen, religiöse Heilmaßnahmen zielen unausgesprochen alle auf den feinstofflichen Körper ab. Wie wir bereits gehört haben, ist Wind untrennbar mit dem Bewußtsein verbunden. Diese Wind-Energie (*Prana*) ist es, die uns am Leben erhält und die in der yogischen Meditation manipuliert werden kann, um zu höheren Bewußtseinstufen zu gelangen und die, aber nicht nur sie allein, im feinstofflichen Körper zirkuliert.

Die Lehre vom feinstofflichen Körper ist im *Kalachakra Tantra* am höchsten entwickelt. Es wurde nach der Tradition vom *Sakyamuni Buddha* ein Jahr nach seiner Erleuchtung verkündet und gehört zu den höchsten tantrischen Yogaübungen, die es dem Adepten möglich machen sollen, noch in diesem Leben die Erleuchtung zu erlangen.

Die mündliche Tradition des Kalachakra Tantra ist überall dort weitergegeben worden, wo die tibetische Kultur vorherrschend war und scheint sich somit nicht über Ost- und Südostasien ausgebreitet zu haben. Dieses Tantra war stets mit den Dalai Lamas verbunden, die immer schon Masseninitiationen in dieses Tantra vorgenommen haben. Dies gilt auch für den jetzigen, den 14. Dalai Lama, der die Initation mehrfach auch im Westen gegeben hat.

In den *Vier Tantras* wird die Lehre vom feinstofflichen oder auch Doppelkörper im 2. Kapitel des III. Tantra erwähnt, was sich für mich nicht nachprüfen läßt, da es davon keine Übersetzungen gibt. Der Regent des Fünften Dalai Lama hat sie aber in seinem früher erwähnten Kommentar zu den Tantras (*Vaidurya sNon po*) u. a. in seine Darstellung der Embryologie eingeführt und offenbar als materiell existierend angesehen. Er erwähnt aber, daß andere tibetische Ärzte dieser Auffassung durchaus widersprächen, weil die Bestandteile des feinstofflichen Körpers nach dem Tode nicht mehr sichtbar seien und somit in der Medizin nichts zu suchen hätten. Dies ist auch die offizielle Lehre im heutigen Tibet (Lhasa), die aber durchaus nicht immer auch der persönlichen Meinung der dortigen Ärzte entspricht.

Die Komponenten des feinstofflichen Körpers bestehen, wir haben dies in diesem Buch schon früher besprochen, aus den subtilen Energiekanälen und ihren *Chakren*, dem lebenserhaltenden Wind (*Prana*), den essentiellen Tropfen (*Thigle*) und dem sehr subtilen Bewußtsein. Wenn sie harmonisch koordiniert sind, dann führt das zur vollkommenen Gesundheit, zu langem Leben und übernatürlichen Kräften. Zusammen genommen sind sie die reine Lebenskraft, die keine materielle Form hat und die man deshalb auch mit dem besten Elektronenmikroskop nicht entdecken kann.

Der feinstoffliche Körper und seine Funktionen können nicht durch Zell- oder Organtheorien beschrieben werden. Sie können nur in der Meditation vorgestellt, geformt und auch manipuliert werden. Einige Anteile zirkulieren rhythmisch mit dem Blut durch den Körper, wieder andere verbinden sich mit dem Atem, andere mit dem Prana: Selbst das Pulsieren des Herzens ist mit der Anwesenheit einer feinstofflichen Energie im Herz-Zentrum (*Yisang-ma*) verbunden. Kleine Störungen dieses Rhythmus können chaotische Effekte und sogar den Tod nach sich ziehen.

Der Zentralkanal (*Susumna*) wird auch mit der mystischen Weltachse, dem Berg *Meru* verglichen. In den beiden Seitenkanälen (links *Ida* und rechts *Pingala*) fließen die Energien des Mondes und der Sonne. Die Seitenkanäle schnüren in Höhe der Chakren den Zentralkanal so ein, daß in diesem kein Wind fließen kann: Die tantrischen Übungen zielen darauf ab, die in den Nadis fließenden Winde in den beiden Seitenkanälen zu sammeln und dann im Zentralkanal aufzulösen. Physiologischerweise geschieht dies nur einmal im Leben und zwar an seinem Ende.

Der tantrische Adept durchlebt also in der Meditation den Prozeß des Sterbens – ein gefährlicher Weg, der ohne die Führung eines Meditationsmeisters scheitern muß. Gelingt es, die Einschnürungen des Zentralkanals zu beseitigen, so können sich die solaren und lunaren Energien aus den Seitenkanälen vereinigen und aus der Berührung der gegensätzlichen Energien entspringt der göttliche Funke; oder buddhistisch ausgedrückt: Aus der Vereinigung der Gegensätze erwächst dann das reine Erleuchtungsbewußtsein. Anklänge an diese Anschauung finden sich durchaus auch in der gnostischen und alchemistischen Literatur des Abendlandes sowie in der Yin-Yang-Theorie der chinesischen Philosophie.

Die Kanäle (*Nadis*) sind nicht physiologisch, sondern psychologisch und dynamisch definiert, somit nichts Feststehendes. Das erklärt auch, warum in den verschiedenen religiösen und medizinischen Texten die Lage der Nadis und ihre Verbindungen miteinander unterschiedlich angegeben werden. Dieses Nervensystem des feinstofflichen Körpers wird nur in der meditativen Schau sichtbar, die im übrigen auch vom Meditationsmeister dem spirituellen Stand des Adepten angepaßt wird. Die tantrischen Kanäle sind beim normalen Menschen nur latent vorhanden und werden erst durch die Meditation geöffnet.

Das Chakra- und das Nadi-Yoga waren bereits zur Zeit Buddhas Bestandteil der indischen Tradition, wobei das hinduistische System die statische Seite der Chakren betont, die es mit den Grundelementen und Kräften des Universums identifiziert. Sie sieht die Chakren dementsprechend als objektiv existent an. Der tibetische Tantrismus hingegen beschäftigt sich mehr mit den dynamischen Funktionen der Nadis und Chakren, mit der Umwandlung der in ihnen fließenden subtilen Energien und der damit verbundenen subtilen Bewußtseinsanteile in immer höhere Bewußtseinsstufen, die latent in jedem Menschen vorhanden sind und seine Buddha-Natur ausmachen. Gelingt die Transformation, dann kann sich das Bewußtsein von allen Verhaftungen an den Zustand der Stofflichkeit und Triebhaftigkeit lösen.

So repräsentieren denn die fünf, manchmal auch sechs Chakren der tibetischen Tradition verschiedene Ebenen der menschlichen Potenzen. Das Wurzel- und das Nabelzentrum sind die Ebene des Irdischen, Erdhaften und der elementaren Kräfte, entsprechend Erde und Wasser. Das Scheitel- und das Kehlzentrum sind die Ebene, auf welche die kosmischen, universalen Kräfte einwirken. Sie sind mit den Elementen Äther und Wind verbunden. Das dazwischenliegende Herzzentrum – Element „Feuer" – ist die Ebene des Menschen, der je nach seiner spirituellen Entwicklung dem Irdischen verhaftet bleibt oder sich nach oben zum universalen Bewußtsein hin öffnen und erweitern und darin seine Buddhanatur verwirklichen kann.

Die Chakren werden mit bestimmten Meditationsgottheiten, den *Dhyani-Buddhas*, ihren Mantras und Farben verbunden. Der Meditierende kann sich einfach das Strömen der Energie in den Nadis vorstellen oder aber leuchtende Mantrasilben in den Chakren oder gar sich selbst als Gottheit visualisieren; dies besonders in der Meditation des Kalachakra Tantra.

Kehren wir von diesen spirituellen Höhenflügen wieder zurück in den Bereich der Medizin. Der feinstoffliche Körper insgesamt unterliegt dem Einfluß der Planeten, durch deren Schwingung Makrokosmos und Mikrokosmos verbunden werden. Seine Energie enthält er aus solarer und lunarer kosmischer Energie und zwar mit der Atmung: Die Atmung durch die rechte Nase – man kann das üben – verbindet den feinstofflichen Körper mit der Sonne, durch die linke mit dem Mond.

Er pulsiert im Tages- und Monatsrhythmus, entsprechend dem Auf- und Niedergang der Sonne innerhalb eines Tages und des Mondes innerhalb eines Monats. Wir wissen ja, wenn auch eher undeutlich und unterbewußt, daß alles Werden, Wachsen und Vergehen in der Natur vom Sonnenlicht abhängig ist und daß das Phänomen von Ebbe und Flut oder auch die monatliche Blutung der Frauen, um nur zwei Beispiele zu erwähnen, mit dem Mond in Zusammenhang stehen bzw. in monatlichen Zyklen wiederkehren.

Auch die feine Substanz, die von den weißen und roten Tropfen im Scheitel- und im Nabelzentrum abgegeben wird, hat lunare und solare Aspekte. Der weiße Tropfen wird mit dem Wasser und damit mit dem Mond verbunden, der rote mit dem Feuer und damit mit der Sonne. Sie stammen ursprünglich aus dem Samen und dem Menstruationsblut der Eltern. Anteile der beiden essentiellen Tropfen vermischen sich zu einer einheitlichen Substanz, die sich mit der Windenergie und dem Blut durch den ganzen Körper bewegt, ohne sich mit letzterem zu verbinden. Sie bewegt sich punktförmig fort. Mit anderen Worten, sie bewegt sich und verharrt wieder; sie pulsiert. Der Astrologe kann bestimmen, wohin sie sich bewegt und wo sie sich in einem gegebenen Zeitraum aufhält. Diese subtile Substanz oder Energie – beide Begriffe lassen sich im feinstofflichen Bereich immer gleichsinnig anwenden – kann man sich auch als energiereiche Strahlen vorstellen, die z.B. durch Moxibustion, am falschen Ort und zur falschen Zeit gegeben, geschädigt werden können; die Lebenskraft mindert sich dann. Physisches Zeichen einer solchen Störung kann etwa ein Ausschlag um den

Mund herum, auch im Bereich der Sexualorgane sein oder aber eine Gürtelrose, die nach unserer Ansicht oft Ausdruck einer vorübergehenden oder bleibenden Schwäche des Immunsystems ist.

Von dieser Feinsubstanz ist eine andere begrifflich zu trennen. Sie heißt *Dhang* und wird schon von dem indischen Arzt *Susruta* erwähnt. Sie entspricht der vitalen Essenz und ist das Endprodukt des Verdauungsprozesses. Sie erhält das Leben, gibt den Sinnen Klarheit und dem Körper „Leuchtkraft", ist also für langes Leben und gutes Aussehen verantwortlich. Dhang heißt Strahlung oder Leuchten und sammelt sich im Herz-Zentrum, dem Sitz des „unzerstörbaren Tropfens". Dhang und die Feinsubstanz aus den essentiellen Tropfen sind sich in vielem ähnlich, haben aber verschiedene Herkunft und geben zusammen dem feinstofflichen Körper seine Energie.

Es ist sehr schwierig, diese verschiedenen subtilen Energien begrifflich voneinander zu trennen. Dhang wird z. B. in den tantrischen Texten nicht besonders herausgearbeitet und spielt eher in der Medizin eine Rolle. Andererseits gibt es aber auch den Begriff der tantrischen Medizin. Verschiedene Namen haben in den verschiedenen Texten auch eine verschiedene Bedeutung, je nach dem Zusammenhang, in den sie gestellt werden. Insofern sollte dieses Kapitel auch nur als Versuch angesehen werden, den feinstofflichen Körper, der einerseits der Träger der Lebensenergie ist, aber andererseits erst in der Meditation entdeckt und nutzbar gemacht werden kann, einigermaßen verständlich zu beschreiben.

Dhang wird gemindert durch schlechte Ernährung, Spannung, Streß, Frustration, durch übermäßigen Sex und Blutverlust. Dadurch kommt es zu einer Störung des feinstofflichen Körpers, der ja durchaus nicht geisthaft vorzustellen ist, sondern entsprechend der früher erläuterten Entwicklung aus der viskösen, joghurtähnlichen Masse im Herzen des Embryos auch materielle Substanz hat, wenn auch in sehr feiner Form. Wir haben auch schon gehört, daß die Körpersäfte in einem zyklischen Rhythmus pulsieren, entsprechend den Tages- und Jahreszeiten sowie dem Lebensalter. Für den feinstofflichen Körper gilt ähnliches. Sein Rhythmus steht in ständigem Wechselspiel sowohl mit den Planeten, dem Klima und der Ernährung – als den Faktoren der Außenwelt – als auch mit Bewußtsein und Emotionen als den Faktoren der Innenwelt. Es sind also die gleichen Faktoren, die wir früher bei der Erörterung der Wind-Krankheiten kennengelernt haben. Wir sagen in unserer Terminologie: Wind-Krankheiten sind psychosomatische Krankheiten. Man könnte auch sagen, Wind-Krankheiten sind vornehmlich Krankheiten des feinstofflichen Körpers. Diese Aussage ist aber nur bedingt richtig, da es viele Windstörungen gibt, die mit konkreten äußeren Faktoren zu tun haben, welche den feinstofflichen Körper nicht tangieren. Sobald aber Bewußtsein und Emotionen oder psychologisch ausgedrückt: Ängste, Spannungen, Depressionen und unkontrolliert triebhaftes Verhalten übermächtig werden, dann ist immer auch der feinstoffliche Körper betroffen.

Der tibetische Lama wird in seiner metaphysischen Ausdrucksweise dann davon sprechen, daß böse Geister und Dämonengifte das Pulsieren der Energie im feinstofflichen Körper blockieren. Die Folge können u. a. Krebs, Psychosen und Geisteskrankheiten sein.

Chakra-Heilung

Im Zusammenhang mit religiösen Heilmaßnahmen spricht man auch von einer *Dharma-Medizin*, im Gegensatz zur gewöhnlichen *Pflanzen-Medizin*. Ziel der Behandlung ist die Aufhebung von Blockaden im Energiesystem des feinstofflichen Körpers, die zu einer Erkrankung im geistig-seelischen Bereich geführt haben und bei uns vom Psychia-

Heilung durch den Glauben	
Chakren-Heilung	bei Krankheiten durch böse Geister und Dämonen, bei psychiatrischen Krankheiten
Handauflegen	bei Krankheiten durch böse Geister
Yoga, Atemübungen, Meditationen	bei Schleim-Krankheiten, psychogenen Krankheiten
Gebete und Mantras	bei Wind-Krankheiten, unterstützen die Heilkraft anderer Therapien
Visualisationstechniken	bei Wind-Krankheiten, psychogenen Krankheiten, unterstützen die Heilkraft anderer Therapien

ter oder – in ihrer weniger dramatischen Form – von Psychotherapeuten behandelt werden.

Insbesondere die Behandlung von Geisteskrankheiten ist eine solche spiritueller Art, die sogenannte *Chakra-Heilung*, die nur durch hohe Lamas vorgenommen werden darf und nicht Sache des Arztes ist. Ich denke, daß sie nicht nur Glauben, sondern eine gewisse spirituelle Erfahrung auch seitens des Patienten voraussetzt. Wenn sie versagt, dann mag dies ein Zeichen dafür sein, daß hier eine karmische Krankheit vorliegt, die man besser in Ruhe läßt.

Ich habe jedenfalls beobachten können, daß sowohl von Seiten der tibetischen Ärzte als auch von der Umgebung eines psychotischen Kranken eine den westlichen Arzt frappierende, extreme Zurückhaltung geübt wird, anstatt westliche Medikamente einzusetzen, die in solchen Fällen durchaus helfen können. Mit dem jedoch, was hierzulande in esoterischen Zirkeln als Chakra-Heilung in Wochenendseminaren gelehrt wird, hat die Dharma-Medizin natürlich nichts zu schaffen.

Der Lama visualisiert zunächst eine mystische Keimsilbe – z. B. OM – die aus der Leere herabkommt. Sie repräsentiert die Essenz der Meditationsgottheit, sei es des Medizinbuddhas, eines Dhyani-Buddhas oder einer anderen Gottheit. Der Lama projiziert sie auf seinen eigenen Kopf oder auf den Kopf des Kranken. In der Visualisation brechen dann aus den Chakren der Gottheit farbige Strahlen hervor, die von den entsprechenden Chakren des Kranken absorbiert werden. Sie werden als Verkörperung des Erleuchtungskörpers des Buddhas, seiner Sprache und seines Geistes gedacht und in der Visualisation mit den Keimsilben OM, AH und HUNG verbunden. Vom Scheitel-Chakra gehen weiße Strahlen aus, sie reinigen die feinstofflichen Kanäle, den grobstofflichen Körper und beseitigen negative karmische Zustände. Rote Strahlen vom Kehlkopf-Chakra reinigen die Sprache, negative Gefühle und das Prana. Die blauen Strahlen, die vom Herz-Chakra ausgehen, reinigen den Geist, die feinstoffliche Substanz und beseitigen geistige Verwirrung. So wird die Buddha-Natur des Kranken geweckt und gestärkt und alle Gifte, die sich in den Chakren angesammelt haben – z. B. die von Dämonen – werden zerstört.

Auch das Handauflegen, das sogenannte „Empowerment of the Hand", wird vor allem bei Geisteskrankheiten zur Heilung benutzt, aber auch bei anderen Erkrankungen, bei denen man den Einfluß böser Geister vermuten kann. Auch diese Methode wird nur von Lamas durchgeführt und niemals durch Ärzte. Etwas ähnliches habe ich im

Rituelles Heilen

Kloster Drepung bei Lhasa beobachten können: Ein Lama berührte mit einem Metallstab die schmerzenden Stellen der Pilger. Diese Stöcke benutzten früher die Lamas, die für Zucht und Disziplin im Kloster verantwortlich waren.

Es gibt auch Pillen, die von hohen Lamas hergestellt werden. Sie haben eine mystische Natur und werden Sterbenden gegeben, damit sie während des Sterbens keine Schmerzen erleiden müssen; zum anderen sollen sie das Bardo-Wesen reinigen und stärken, damit es ungefährdet alle Stadien der Nachtodesphase bis zur Wiedergeburt bewältigen kann.

In diesem Zusammenhang soll auch nicht unerwähnt bleiben, daß es ebenso zu den Pflichten des Arztes gehört, dem Patienten nach seinen Möglichkeiten zu helfen, mit Würde und Kontrolle den Bardo zu betreten.

Yoga, Meditation und Atemübungen

Ganz im Gegensatz zu dem, was sich so mancher hier im Westen von einer östlichen Medizinlehre erwarten mag, gehören Yoga, Meditation und Atemübungen nicht zu den Techniken, die vom Arzt quasi verschrieben werden. Sie sind auch weder bei Laien in irgendeiner Weise verbreitet noch werden sie von niederen Mönchen zur Gesunderhaltung oder als Therapie durchgeführt. Erst nach einem Studium der buddhistischen Glaubenslehre von ca. 15 Jahren werden die Lamas damit konfrontiert.

Diese Methoden, die heute in Laienkreisen des Westens eine ungleich größere Verbreitung haben als im Osten, sind ganz sicher in früherer Zeit ein Teil der Heilpraktiken gewesen, zumindest in den Klöstern. Dies gilt nicht zuletzt für China, wo bis heute bestimmte yogische Körper- und Atemübungen eine weite Verbreitung haben, inzwischen jedoch völlig losgelöst von ihrem ursprünglichen metaphysischem Hintergrund. Denn auch diese Techniken zielen auf den feinstofflichen Körper ab und sollen die Kanäle reinigen, in denen die Wind-Energie zusammen mit dem Blut fließt, damit die Lebensenergie stützen und den Körper gesund erhalten.

Wir haben in einem früheren Kapitel gelesen, daß eine falsche Meditationspraxis zu erheblichen Störungen von Wind und damit zu einem Ungleichgewicht der Säfte führt. Falsche Meditation macht krank. Jeder, der sich im Westen mit Meditation ernsthaft beschäftigt hat, wird dies bestätigen können. Kompetente Führung ist hier, wie bei allen spirituellen Praktiken, die Vorbedingung des Erfolgs.

Für das Yoga gilt ähnliches insofern, als Yoga die Körperhitze vermehrt und so zu einer Störung von Galle führen oder bei einer schon bestehenden Galle-Krankheit diese verschlimmern kann. Yoga spielt aber für die normalen Tibeter von den hier zu besprechenden Techniken wohl die geringste Rolle. Das bei uns sehr verbreitete Yoga der „Fünf Tibeter" ist ihnen völlig unbekannt.

Etwas anders verhält es sich mit Atemübungen, die nicht schwierig durchzuführen und eher ungefährlich sind. Die Mönche hatten früher verschiedene Atemtechniken, es werden neun verschiedene Arten beschrieben, die aber im Exil nicht mehr genützt werden. Einige von ihnen sollen hier wiedergegeben werden. Alle möglichen Abwandlungen davon finden sich auch in der indischen und chinesischen Medizinliteratur.

Es ist wichtig, daß sich der Übende auf ein bestimmtes Objekt oder einen Gedanken konzentriert. Anderenfalls atmet er „leer". Dies wiederum kann Herzprobleme schaffen und lebensverkürzend wirken. Nach tibetischer Anschauung ist es optimal, wenn eine Person täglich 21 000 mal ein- und ausatmet. Dies ist der sogenannte *normale Atem* – er geht aus dem Körper heraus und kommt nicht wieder. Davon unterschieden wird der *Atem des langen Lebens*. Er kommt wieder zurück, aber nur, wenn der natürliche Atem ihn nicht blockiert. Atmet man zu schnell, dann wird dies der Fall sein, und die Lebensdauer wird verkürzt. Das Ziel der Atemübungen ist die Aufrechterhaltung des natürlichen Gleichgewichtes zwischen den drei Säften oder – im Fall einer bereits bestehenden Störung – ihre Wiederherstellung.

Der Übende sitzt mit gekreuzten Beinen. Die linke Hand ruht unter der rechten im Schoß. Während er so ganz aufrecht sitzt, soll er sich entspannen und gleichzeitig versuchen, sich zu konzentrieren. Es ist am besten, die Übungen auf nüchternen Magen am frühen Morgen zu machen. Mit einem Finger schließe man dann das rechte Nasenloch und atme ruhig nur durch das linke. Dies macht nur anfangs Schwierigkeiten. Man konzentriere sich darauf, wie die Luft – hier gleichbedeutend mit dem Prana – von den Hüften über den Nabel, die Brust und die Kehle bis zum linken Nasenloch aufsteigt. Es ist unreine, schmutzige Energie, die man sich schwarz vorstellen soll. Bei der Ausatmung muß man sich denken, daß sich die unreine Luft in der Erde und nicht in der Luft auflöst, denn sonst würde sie die Umwelt ja weiter verpesten.

Nun wird die Visualisation geändert und man stellt sich vor, daß die Quintessenz der fünf Elemente, sauber und von weißer Farbe, durch das linke Nasenloch einströmt. Sie fließt durch den links von der Wirbelsäule gelegenen Kanal abwärts über die Kehle, die Brust und den Nabel zu den Hüften: In dem rechten Kanal zirkuliert das Blut.

Diese Übung, wie auch die folgenden, soll man dreimal wiederholen. Sie reinigt den Körper von der schädlichen Energie, die mit der Begierde verbunden ist. Wir erinnern uns, daß sie eines der Drei Gifte des Geistes und als Krankheitsursache mit dem Saft Wind gekoppelt ist.

Bei der nächsten Übung halte man das linke Nasenloch zu, um den Körper von der unreinen Energie zu reinigen, die mit Haß und damit mit dem Saft Galle verbunden ist. Man konzentriere sich auf die Galle, jetzt als Organ gedacht. Sie findet man, wenn man das rechte Ohrläppchen mit dem Mittelfinger anfaßt. Der Punkt, wo die Spitze des Ellbogens am Brustkorb anliegt, ist in etwa die gesuchte Position.

Man stelle sich dann vor, daß von der Gallenblase die unreine Energie, von dunkler, gelbroter Farbe, durch den Nabel, das Herz und die Brust bis zum rechten Nasenloch aufsteigt. Man atme aus und lasse die schmutzige Energie sich wiederum in der Erde auflösen. Der Übende atme jetzt wiederum die Quintessenz der fünf Elemente, diesmal durch das rechte Nasenloch, ein und spüre in Gedanken ihrem Strömen über die Kehle, das Herz und den Nabel bis zur Galle hin nach.

Mit der folgenden Atemübung soll der Körper von der Verblendung und der Unwissenheit – dem Schleim assoziiert – gereinigt werden. Der Saft Schleim hat seine normale Position im Hirn, das deshalb wegen der metaphysischen Verbindung zwischen Unwissenheit und Schleim auch als der *Sitz der Unwissenheit* gilt.

Seine schmutzige Energie hat eine rauchgraue Farbe und ist verantwortlich für ein schwaches Gedächtnis, Depressionen, Kopfschmerzen, Spannungen und ähnliche Beschwerden. Sie wird über ein kleines Loch ausgeatmet, das man sich genau in der Mitte zwischen den beiden Augenbrauen vorstellen soll. Dabei achtet man wiederum darauf, daß sie sich nicht in der Luft, sondern in der Erde auflöst. Dann atme man wieder wie zuvor die Quintessenz der fünf Elemente ein, führe die Atemluft durch die Nasenmitte bis zum Hirn und entwickele Freude darüber, daß die unreinen Energien jetzt alle aus dem Körper verschwunden sind.

Jemand, der in dieser Art Visualisation etwas weiter fortgeschritten ist, kann sich dann auch vorstellen, daß die unreine Windenergie den Körper als schwarzer Vogel verläßt, die Energie der Galle als Schlange und die von Schleim als fettes Schwein mit roten Augen. Diese Tiere symbolisieren die Drei Gifte und werden ähnlich in der Nabe des Lebensrades abgebildet.

Der letzte Schritt besteht dann darin, sich vorzustellen, daß die schmutzigen Energien, die mit bestimmten Krankheiten wie geschwollenen Knien, einer Herzkrankheit oder kranken Augen verbunden sind, mit der Atemluft den Körper verlassen und mit der Einatmung durch die reine Energie der fünf Elemente ersetzt werden. Solche Visualisationen, die sich auf ganz konkrete Krankheiten beziehen, schließt man an die beschriebenen drei Übungen an, die für sich allein, rein medizinisch gesprochen, zur Alltagsprophylaxe von Wind-Problemen geeignet sind.

Gebete, Mantras und die Visualisation des Medizin-Buddha

Diese spirituellen Techniken werden auch vom Arzt angewendet, um die Wirkung anderer Heilmaßnahmen in einem Prozeß psychischer Aufladung zu verstärken. Der Arzt verwandelt sich dabei in den Medizinbuddha, singt Mantras und überträgt mit seinem Atem die Macht der Gottheit auf die Medizin und – unausgesprochen – auf den feinstofflichen Körper.

Dieser schwingt oder pulsiert, wie wir bereits gesehen haben. Bei einem Kranken sind diese Schwingungen jedoch gestört. Durch das Beten von Mantras, also von speziellen Formeln, in denen geheiligte Silben aneinandergereiht rhythmisch wiederholt werden, werden die Schwingungen wieder harmonisiert. Das Mantra des Medizin-Buddha heißt beispielsweise auf tibetisch: OM NAMO BAGAWATE BEKAND-SA GURU BENDURJA PRABA RADSAJA TATAGATAJA ARHATE

SAMJAK SAMBUDDHAJA TEJATA OM BEKANDSA BEKANDSA MAHA BEKANDSA RADSA SAMOGATE SOHA – Zu deutsch heißt das etwa: „Ich verehre den Tathagata, den Arhat, den Vollkommen Erleuchteten, den Erhabenen Meister des Heilens, den König im Lapislazuli-Glanz: Ehre sei dem Heiligen, dem Heilen, dem Höchsten Heilen!"

Gebete und Mantras werden ganz besonders bei Behandlungen mit Moxibustion und der Goldenen Nadel benutzt, selten bei den anderen äußerlichen Heilmethoden. Aber auch der Patient selbst kann mithelfen, die Wirkkraft seiner Kräuterpillen, insbesondere der Juwelenpillen, zu stärken, indem er vor ihrer Einnahme über sie das Mantra des Medizin-Buddha oder seiner eigenen Schutzgottheit spricht oder singt.

Relativ häufig wird in Verbindung mit Gebeten und Mantras die Visualisation des Medizin-Buddha, der in acht Manifestationen auftreten kann, als zusätzliche spirituelle Heilmaßnahme – ebenfalls bei einer Behandlung mit Moxibustion und der Goldenen Nadel – angewendet: Vom himmelblauen Körper des Buddha gehen vielfarbige Strahlen aus, weiße vom Scheitel-Chakra, rote vom Kehlkopf-Chakra und blaue vom Herz-Chakra. Er wird deshalb, wir haben das schon berichtet, auch der strahlende König genannt, dessen Strahlung die Drei Gifte zerstört und die drei Säfte in ihr harmonisches Gleichgewicht bringt.

Entscheidend für die Heilkraft dieser Visualisation ist es, vor seinem geistigen Auge das Leuchten zu sehen, das von den Chakren der Gottheit ausgeht. Diese wird dabei in der Regel als auf dem Kopf des Arztes sitzend vorgestellt. Dieser und gegebenenfalls auch der Patient werden ganz konkret visualisieren, daß die Strahlen die Stelle oder das Organ treffen, das geheilt werden soll. Einfacher ist die Vorstellung, daß sie den ganzen Körper des Kranken durchdringen, ihn reinigen und transformieren. Es ist also im Prinzip die gleiche Technik, wie ich sie weiter oben für die Chakra-Heilung beschrieben habe. Am häufigsten werden weißes und blaues Licht visualisiert und neben anderen Gebeten wird dabei auch immer das Mantra des Medizin-Buddha gesprochen oder gesungen.

Darüber hinaus kann sich aber auch der Arzt in seiner Vorstellung in den Medizin-Buddha verwandeln. Er selbst wird zum strahlenden König und wird den Kranken auffordern, ihn, den Arzt, als Gottheit zu visualisieren und die von seinem Körper ausgehenden weißen, roten und blauen Strahlen in seinen Körper aufzunehmen. Eine andere

Variante besteht darin, daß der Patient selber, falls er die nötige Erfahrung und Übung besitzt, den Medizinbuddha – dann als auf seinem Kopf sitzend – visualisiert, auch wenn der Arzt selbst nicht anwesend ist. Es ist dies eine Art meditativer Selbstbehandlung, durch welche eingedrungene oder angesammelte schmutzige Energien vernichtet und die drei Säfte wieder ausbalanciert werden können.

Noch umfassender ist die Visualisation, daß der Medizinbuddha seine vielfarbigen Strahlen in alle bestehenden Welten aussendet, wo sie von allen Buddhas und Heiligen aufgenommen und mit ihrer eigenen, extrem reinen Strahlung von Körper, Rede und Geist angereichert werden. Wenn sie in den Körper des Medizinbuddha zurückkehren, dann ist dieser der allmächtige Heiler, der alle Gifte zerstören und alle 404 Krankheiten heilen kann.

Das ist dann aber schon eine tantrische Übung, die den Rahmen des medizinisch Notwendigen und zeitlich Machbaren sprengt. Ich führe sie hier nur deshalb an, um zu zeigen, wie fließend die Übergänge zwischen spirituellen Heilmaßnahmen und meditativer Erfahrung sind: Tibetische Medizin ist eben immer – noch? – buddhistische Medizin.

Eine ähnliche Visualisationstechnik in Verbindung mit dem Medizin-Buddha wird vor allem auch bei der Herstellung der Arzneien benutzt. Der Medizin-Buddha wird gewöhnlich ikonographisch so abgebildet, daß er in seiner rechten Hand eine mystische Pflanze, die sogenannte „Vollständig Siegreiche Myrobalane" oder „Arurah" hält. Sie kommt immer mit dem Erscheinen eines neuen Buddha in die Welt und kann die Krankheiten aller drei Säfte heilen. Die *Myrobalane* ist nebenbei bemerkt eine sehr häufige Pflanze und in fast allen kombinierten Pflanzenheilmitteln der Tibeter mit enthalten.

In der linken Hand hält der Medizin-Buddha eine Bettelschale, manchmal schaut auch ein Teil einer Myrobalane daraus hervor. In der Schale befindet sich der Nektar (Ambrosia oder „Armrita") der Myrobalane. Der Arzt oder der Heiler, der seine Arzneien noch selbst herstellt, visualisiert nun, daß der Nektar aus der Schale des Medizin-Buddha tropft und die Medizin mit ihrer mystischen Heilkraft anreichert. Das gilt natürlich besonders für die Herstellung der Juwelenpillen; aber auch bei anderen Gelegenheiten, bei denen eine bestimmte Medizin in ihrer Wirkung verstärkt werden soll, wird der Arzt diese spirituelle Technik anwenden, immer in Verbindung mit dem Beten des Mantras des Medizinbuddhas.

Die beschriebenen Visualisationen haben immer nur den Sinn, die Wirkung anderer Heilmaßnahmen interner oder externer Art zu verstärken; sie sind kein Heilmittel an sich. Das ist nur die Chakra-Heilung, deren Anwendung auf solche Krankheiten beschränkt ist, bei denen Dämonen und böse Geister und/oder karmische Einflüsse im Spiel sind. Nur hier tritt der *Hohe Lama*, der Meister der Metaphysik, als Heiler in Erscheinung.

Exorzistische Riten

Man kann an Dämonen und böse Geister glauben oder auch nicht. Im übertragenen Sinne sind sie nichts anderes als negative, geistige Einstellungen des Kranken, von denen er im Laufe der Zeit so besessen wird, daß keine anderen Gedanken mehr Platz haben. Der beste Weg, eine krankmachende geistige Einstellung zu ändern, ist natürlich die Praxis des Dharma. Nur damit kann man die Drei Gifte an der Wurzel zerstören. Den meisten Menschen dürfte dieser Weg jedoch versperrt bleiben, teils weil die dazu notwendige Einsicht, teils weil die geistige Führung und die Ausbildung fehlen, sich spirituell weiterzuentwickeln. Hier bleibt dann nur die Dämonenaustreibung übrig – so Arzt und Patient an Dämonen glauben, was heute diesseits und jenseits des Himalaya noch sehr oft der Fall ist.

Die tibetische Medizin unterscheidet 3 mal 360 Geister, die den Drei Giften zugeordnet werden. Es sind dies männliche, weibliche und die Schlangengeister oder Nagas. Wir haben dies weiter oben schon erwähnt. Zu den Dämonen, auf deren Einteilung wir hier nicht weiter eingehen wollen, gehören auch solche, die negative planetarische Einflüsse verkörpern. Ihr bevorzugtes Zielorgan ist das Hirn. Hier schlagen sie blitzartig zu, weshalb denn die Epilepsie und der Schlaganfall zu den Krankheiten gehören, welche von Dämonen verursacht werden. Die Diagnose einer Besessenheit ergibt sich aus den klinischen Symptomen und kann, auch wenn dies sehr schwierig sein soll, durch die Pulstastung und die Urinanalyse verifiziert werden.

Bön-Schamanen im Himalaya gelten als besonders bewandert in exorzistischen Riten, die schon vor der Einführung des Buddhismus ihre hauptsächliche Heiltechnik waren. Die Bönreligion ist, das sollte man hier nachtragen, später mehr oder weniger in den Buddhismus integriert worden und hat bis in die Gegenwart hinein in Tibet eigene Klöster besessen. Vor allem in Osttibet gibt es noch zahlreiche Bön-Anhänger, die sich allerdings in Glauben und Kult nicht wesentlich von den anderen tibetischen Sekten abheben.

In einem tibetischen Flüchtlingslager in Nepal wurde einmal ein Kind von einem tollwütigen Hund gebissen und erkrankte mit allen klinischen Zeichen der Tollwut. Bei uns wäre es verloren gewesen. Man rief den Schamanen *Wangtschuk*. Unter bestimmten Riten, die weiter unten beschrieben werden, legte er ein Tuch auf den Bauch des Kindes, saugte mehrmals kräftig daran und spie vor den erstaunten Augen der Umstehenden mehrere kleine Hunde von der Größe neugeborener Mäuse auf den Tisch, auf dem sie dann, allen sichtbar, herumliefen. Sie hatten die Farbe und die Zeichnung des tollwütigen Hundes, der das Kind gebissen hatte. Nachdem jeder sich so überzeugt hatte, daß das Dämonengift aus dem kleinen Körper entfernt worden war, verschluckte der Schamane die hundeähnlichen Wesen vor den Augen der Zeugen, damit sie kein weiteres Unheil anrichten konnten. Das Kind wurde daraufhin wieder gesund.

Der uns diese Geschichte erzählte, war der tibetische Arzt des Lagers, in dem das Kind lebte. Er hatte auch eine Ausbildung in westlicher Medizin und erschien uns durchaus als praktisch denkender, nüchterner Arzt. Die gleiche, fast unglaubliche Erzählung haben wir übrigens von anderer Seite in etwa der gleichen Version gehört.

Meine Frau und ich hatten schon in Dharamsala von Wangtschuk gehört, daß er als Meister der Kunst gelte, insbesondere Nieren- und Gallensteine aus dem Körper zu entfernen. Da meine Nierensteine mir häufig arge Schmerzen bereiteten, dachte ich, ich könne es ja auch einmal mit dem Schamanen versuchen. Wir reisten ihm nach Nepal nach und fanden ihn schließlich in dem besagten Flüchtlingslager am Fuße des Annapurna.

Bei Vollmond, kurz nach Sonnenuntergang, betraten wir die Hütte des Schamanen. Einzig die Butterlampen auf dem Hausaltar erhellten den rauchgeschwärzten Raum. Wangtschuk saß in einfacher bäuerlicher Kleidung im Lotussitz auf seinem Bett. Um sich herum hatte er rituelle Gegenstände wie eine Glocke, Handtrommeln, einen Donnerkeil und andere ausgebreitet. Dazu kam eine Flasche mit Tschang, dem tibetischen Bier, die wir hatten mitbringen müssen. Damit wurden später die Geister besänftigt.

Unvermittelt begann der Schamane die Handglocke und die Trommel in einem schnellen Rhythmus zu schütteln und verfiel dabei in einen monotonen Singsang, mit dem er die Bön-Götter anrief. Stück für Stück legte er ein zeremonielles Schamanengewand an und sah am Ende einem Indianerhäuptling nicht unähnlich. Er verwandelte sich dann, wie uns der gleichfalls anwesende tibetische Arzt leise zuflüsterte, in einen Tiger. Plötzlich brach das Singen abrupt ab. Wangtschuk bat mich, meine rechte Nierengegend frei zu machen, spannte ein rotes Gazetuch darüber und setzte mit der Geste eines routinierten Operateurs ein Kuhhorn auf die Stelle, unter der sich der Nierenstein vermuten ließ. Er saugte heftig daran, nichts passierte. „Ob ich sicher sei, daß der Stein auf dieser Seite sitze", wollte er wissen; „ziemlich sicher". Wieder begann er sein Ritual, diesmal verwandelte er sich in einen Adler. Er wiederholte seine „Operation" auf der gleichen Seite und zeigte uns diesmal strahlend einen mandelgroßen Stein in dem roten Tuch, noch feucht und mit Blutspuren, etwas kantig und für einen Nierenstein ungewöhnlich geformt. Wir nahmen ihn mit. Wangtschuk konnte allerdings überhaupt nicht begreifen, warum man den bösen Geist, den man ja loszuwerden trachtete, wieder mit nach Hause nehmen wollte. – Nierenkoliken habe ich seitdem, das sind nunmehr acht Jahre, nicht mehr gehabt, wenngleich der Stein auf dem Röntgenbild noch zu sehen ist. Er ist aber seither auch nicht mehr gewachsen.

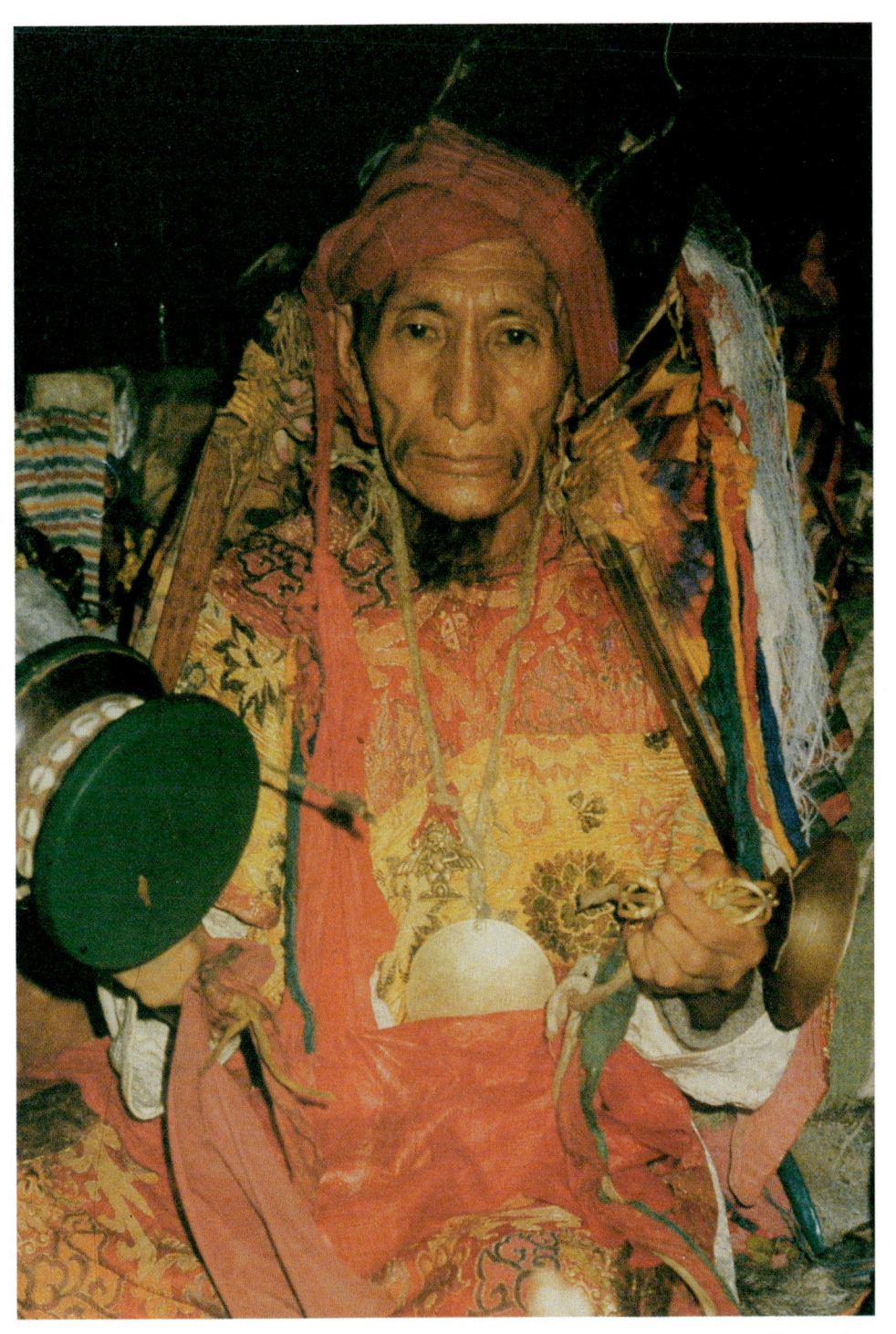

Der Bön-Schamane Wangtschuk

*Rituale
bei Geburt und Sterben*

Ein Kind wird geboren

Im Kontext der tibetischen Medizin lassen sich Medizinisches und Religiöses, Kräuterpillen und Ritual oft nicht voneinander trennen. Man muß sich immer vor Augen halten, daß eine reine Darstellung der Krankheitslehre ein Gerippe ohne Fleisch und Blut bleiben muß, wenn man nicht ihre Verzweigungen bis in das tägliche Leben der Tibeter hinein vor Augen hat. Wir wollen uns nun einmal ansehen, wie sich dies auf so elementare Vorgänge wie Geburt und Sterben auswirkt.

Wenn die Zeit der Geburt nahe ist, soll die Schwangere kalorienreiche Kost essen wie Milch, Fleisch und kräftige Suppen, damit die Kraft der Winde in ihrem Körper gedämpft wird. Unmittelbar vor der Geburt werden Fäden in fünf verschiedenen Farben durch eine Nadel gezogen, die an der Tür befestigt wird oder man zeichnet eine Svastika aus Gerstenmehl auf ein Stück schwarzes Tuch und schüttet dieses vor der Tür aus – das beruhigt böse Geister. Um die Geburt zu beschleunigen, wird ein Fisch mit zwei Augen aus einem kleinen Stück Butter modelliert, dann wird ein bestimmtes Mantra 1 000 mal über dem Butterfisch gesprochen, den die werdende Mutter dann in einem Stück, den Kopf voran, schluckt. Oder es werden eine Truthahnfeder und acht Haarbüschel von einem Bären – soweit vorhanden – zusammen verbrannt. Die Asche kommt in ein Glas Wasser, darüber wird das gleiche Mantra 100 mal rezitiert. Wenn die Mutter das Wasser ausgetrunken hat, wird sie bald entbinden.

Wenn die Schwangere fühlt, daß die Stunde der Entbindung naht, soll sie Buttertee, süßen oder schwarzen Tee trinken, die alle kühlende Eigenschaften haben und Bier, Zwiebeln und Knoblauch mit ihren heißen und sauren Eigenschaften meiden, da sie das Baby schläfrig machen können. Um zu verhindern, daß die Gebärmutter während der Geburt aus der Scheide herausgedrückt wird, träufelt man der Schwangeren ein bißchen warme, geschmolzene Butter oder Tschang auf den Bauch. Sie hockt sich dann auf dem Bett hin und wird bald gebären. Sofort nach der Geburt soll sie sagen: „Mein Kind, du bist aus unserem Herzen geboren worden. Mögest Du 100 Jahre leben und 100 Herbste sehen. Mögest Du ein langes und gutes Leben haben, alle Fährnisse bestehen und Glück, Wohlstand und Freude erleben."

Wenn die Nabelschnur abgeschnitten ist, wird eine Paste aus der indischen Kostuswurzel und Butter auf den Nabel gestrichen. Das Kind wird dann in handwarmem Wasser gebadet, das mit Safran aus

Kaschmir – er gilt als der beste – parfümiert ist. Das soll dem Kind eine gute Hautfarbe geben. Nach dem Bad wird das Baby in weiche Tücher gewickelt, die vorher mit einem speziell gesegneten Weihrauch beräuchert worden sind: Dies geschieht, um böse Geister zu vertreiben.

Bevor der Säugling dann zum ersten Mal an die Mutterbrust gelegt wird, zeichnet man ihm mit Safranwasser die Wurzelsilbe HRIH auf die Zunge. Dies soll dem Kind die Kraft der weisen Rede geben. Außerdem bekommt es einen Teelöffel Wasser vermischt mit etwas Muskat, um es vor den Erdgöttern zu schützen und schließlich einen Hauch einer Mischung aus Butter und Honig. All dies, um langes Leben und Glück zu bringen. Soll das Kind weise und intelligent werden, eine angenehme Stimme und ein gutes Gedächtnis haben, dann gibt man ihm etwas von einer Mixtur aus sechs verschiedenen Kräutern auf die Zunge, die unter anderem die Frucht der Myrobalane, Ingwer und zwei Sorten Pfeffer enthält und in der Milch einer weißen Ziege gekocht wurde.

Die Plazenta, die als extrem unrein gilt, muß tief begraben werden, so daß sie von Hunden nicht ausgebuddelt werden kann, und zwar in einer bestimmten Himmelsrichtung, die vom Monat abhängt, in dem die Geburt stattfindet.

Am Tage nach der Geburt oder am nächstfolgenden günstigen Tag, der durch den Astrologen bestimmt wird, reinigt man das Haus und brennt medizinischen Weihrauch im Haus und auf dem Dach ab. Gesicht und Hände der Mutter werden mit Wasser, gemischt mit ein bißchen Milch, gewaschen. Ein Angehöriger sprenkelt mit einem Kiefernzweig etwas Milch über Mutter und Kind, wobei er sagt: „Ich opfere diese reinigende Milch, damit alle Unreinheiten verschwinden mögen." Dann überreichen alle Angehörigen der Mutter und dem Kind einen Begrüßungsschal, der Glück bringen soll. Erst dann steht das Haus für glückwünschende Gäste offen. Würden sie schon vorher eingelassen, könnte das Kind krank werden.

Die Namensgebung erfolgt viel später, häufig wird darum ein hoher Lama gebeten: Als wir mit dem *Ngari Rinpoche*, dem jüngeren Bruder des Dalai Lama, in Ladakh unterwegs waren, hatten sich in schöner Regelmäßigkeit vor seinen Klöstern Dutzende von Familien aufgereiht. Sie hielten ihm ihre Kleinkinder entgegen, er segnete sie und gab ihnen seinen Namen.

Das Klare Licht des Todes

Die tibetischen Ärzte können den nahenden Tod schon ziemlich früh am Puls erkennen. Auch wir hier bei uns fühlen ja den Puls des Sterbenden, es ist dies aber eher ein Ritual als eine Diagnose oder korrekter: Prognose. Es gibt auch körperliche Zeichen, die auf der Korrespondenz zwischen bestimmten Körper- und Sinnesorganen, entsprechend der Pulslehre, beruhen: Wenn das Herz seine Kraft verliert, dann zieht sich die Zunge zusammen, und der Sterbende kann nicht mehr richtig sprechen. Wenn die Leber ihre Tätigkeit einstellt, dann zeigt sich das an den Augen. Sie können nicht mehr richtig bewegt werden, der Kranke schaut meist starr nach oben. Die Milz ist mit den Lippen verbunden. Wenn sie versagt, dann kann man den Mund nicht mehr geschlossen halten, die Unterlippe fällt nach unten. Wenn sich die Lungen nicht mehr richtig ausdehnen können, dann schließen sich die Nasenlöcher, die Atmung wird schwer und unregelmäßig; schließlich stellen auch die Nieren ihre Funktion ein, und der Sterbende kann nichts mehr hören, da die Nieren mit den Ohren und dem Gehör korrespondieren.

Wer es ganz genau wissen will, kann auch selber prüfen, ob er bald sterben wird: Wenn man an einem stillen Ort beide Ohren mit den Zeigefingern verschließt und ein Summen hört, ist sicher, daß kein Problem besteht. Ganz anders sieht es aber aus, wenn man überhaupt nichts hört.

Betrachtet jemand im Mondlicht seinen Schatten, während er steht und sieht, daß der Kopf keinen Schatten wirft, dann ist ziemlich wahrscheinlich, daß er bald sterben wird. Setzt er sich dann hin und streckt einen Arm aus und sieht, daß auch dieser keinen Schatten wirft, dann heißt das nichts anderes, als daß er in kürzester Zeit tot sein wird.

Auch wenn man ein Bad genommen hat, und die Haut ist insgesamt noch naß, während die Gegend um das Herz herum aber bereits trocken ist, so ist das ebenfalls ein Zeichen des nahen Todes.

Einem Sterbenden gibt man in heißem Wasser zerdrückt eine gesegnete Pille zu trinken, kurz bevor sein Atem stockt. Zum gleichen Zeitpunkt soll er auch ein oder zwei Stücke einer Reliquie mit Butter gemischt schlucken. Das Sprichwort sagt: „Die letzten Worte sind der letzte Wille, die letzte Nahrung ist die Reliquie und das letzte Getränk ist die gesegnete Pille." Beim Sterben sollen Frauen und Kinder nicht anwesend sein, falls der Sterbende ein Mann ist, damit er sich in seinen letzten Lebensmomenten nicht mit Sorgen um seine Familie belastet. Beim Sterben einer Frau sollte das eigentlich nicht anders sein, auch wenn es so nicht ausdrücklich erwähnt wird.

All die Vorgänge, die in der Schwangerschaft neun Monate gebraucht haben, um zur Reife zu gelangen, vollziehen sich nun im Sterben in kürzester Zeit in rückwärtiger Bewegung: Als erstes löst sich das Element Erde auf, das mit dem Sehen verbunden ist. Der Kranke kann seine Augen nicht mehr öffnen oder schließen. Er sieht ganz dünn aus, und die Glieder haben keine Kraft mehr. Dann löst sich das Element Wasser auf, verbunden mit dem Hören. Mund und Nase trocknen völlig aus. Der Sterbende kann nichts mehr hören und hat, obgleich noch bei Bewußtsein, keine Gefühlsregungen mehr. Das, was um ihn herum passiert, läßt ihn gefühlsmäßig gleichgültig. Das Bewußtsein engt sich immer mehr ein. Das Element Feuer, verbunden mit dem Riechen, löst sich als nächstes auf. Der Körper wird kalt, die Atmung krampfhaft, und der Kranke kann keine Gerüche mehr unterscheiden. Auch die Verbindung des Bewußtseins mit den Personen, die dem Sterbenden teuer waren, verflüchtigt sich. Er kann sich nicht mehr an ihre Namen oder Gesichter erinnern. Als letztes der Elemente löst sich Wind auf, verbunden mit Schmecken und dem Tastsinn. Die Atmung kommt zum Stillstand, die Zunge wird blau und die äußere Welt hört für das Bewußtsein auf zu existieren. Alle diese Vorgänge sind mit bestimmten Lichterscheinungen verbunden.

In der letzten Phase des Sterbens ziehen sich die 72 000 Winde aus den peripheren Kanälen des feinstofflichen Körpers in die beiden Seitenkanäle zurück. Sie umschnüren nicht mehr länger den Zentralkanal in seiner oberen Hälfte, so daß die Winde zunächst von oben in ihn einströmen und sich in ihm auflösen. Der weiße Tropfen im Scheitel-Chakra sinkt nach unten zum Herzen hin. Dann lösen sich auch die Umschnürungen des unteren Teiles des Zentralkanals. Auch dort strömen Winde ein, und der rote Tropfen im Nabelzentrum steigt nach oben.

Wenn der weiße Tropfen hinunter sinkt, hat der Sterbende eine leuchtend weiße Erscheinung. Steigt dann der rote Tropfen nach oben auf, hat er eine rotleuchtende Erscheinung. Wenn die Winde in den Zentralkanal von oben und unten eintreten und sich in der Höhe des unzerstörbaren Tropfens im Herz-Zentrum treffen, dann hat er eine dunkle, schwarze Erscheinung, ähnlich einer Ohnmacht.

Es bleibt jetzt nur noch der lebenserhaltende Wind übrig; jene allerfeinste Energie, die in dem unzerstörbarem Tropfen ruht, der nicht vergeht und mit dem allerfeinsten Bewußtsein, das in die nächste Wiedergeburt eingeht, untrennbar verbunden ist.

Nach der Auflösung aller grobstofflichen Elemente des Körpers und auch des feinstofflichen Körpers bleiben nur diese allersubtilsten Kräfte übrig und werden jetzt aktiviert. Das ist mit einer vollkommen klaren Lichterscheinung verbunden, die dem gänzlich leerem Himmelsraum zu vergleichen sein soll oder – etwas konkreter – vielleicht einem ganz klaren Himmel ohne Wolken, aber auch ohne Sonne, wie man ihn in großen Höhen im Transhimalaya durchaus erleben kann.

Dies „Klare Licht" des Todes erlebt jeder Sterbende in seinem letzten Lebensmoment. Niemand kann mehr darüber sprechen. Wir erinnern uns, daß es das Ziel der höchsten tantrischen Yogatechniken ist, diesen Prozeß der Auflösung in der Meditation zu durchleben. Mit dem Erlebnis des *Klaren Lichtes* erfährt der Tantriker zugleich die Leerheit alles Seienden (*Sunyata*) und damit die Erkenntnis der letzten Realität aller Erscheinungen jenseits unseres normalen Wahrnehmungsvermögens.

Wenn das Energie- und Kräftesystem des feinstofflichen Körpers zusammengebrochen ist und sich aufgelöst hat, können auch die beiden essentiellen Tropfen nicht mehr im Körper gehalten werden. Sie verlassen ihn durch die Nasenlöcher oder nach anderen Texten auch durch die Sexualorgane.

Die Überführung des allerfeinsten Bewußtseins in die Bardophase gelingt am besten, wenn ein tantrischer Meister zugegen ist. Seine metaphysischen Kräfte bewirken vielleicht, daß das Bardowesen den Körper durch das Scheitel-Chakra verläßt. Nur dann ist eine gute Wiedergeburt als Mensch oder auch als Deva (*Halbgott*) wirklich garantiert. Es kann bis zu drei Tagen dauern, bis dieses geschieht, deshalb soll vorher keine Bestattung stattfinden. – Die Bestattung erfolgte in Tibet, in dem man die Leiche den Geiern zum Fraß vorwarf, nachdem sie zerhackt worden war. Im Exil werden die Toten, wie dies in Indien üblich ist, verbrannt.

Opfer- und Reinigungsrituale werden durch Lamas an bestimmten Tagen im Haus des Toten abgehalten: Am Ende der ersten, der zweiten und der dritten Woche und, wichtiger und ausgedehnter, am 28. Tag nach dem Tode. Man glaubt, daß die Mehrzahl der Bardowesen ihre Wiedergeburt am Ende dieser Phase bereits gefunden haben. In jedem Fall ist dies aber am 49. Tag der Fall, weshalb an diesem Tag wiederum ausgedehnte Zeremonien durchgeführt werden. Auf sie soll hier aber nicht weiter eingegangen werden.

*Sanftes Heilen
mit tibetischer Medizin
in Ost und West?*

Das Krankheitsspektrum der Tibeter im Exil

Das größte Problem unter den tibetischen Flüchtlingen ist die Tuberkulose. Ein Drittel aller Tibeter hat offene Tuberkulose, trotz einer bei 97 % der Neugeborenen durchgeführten BCG-Impfung und allgemeinem Gebrauch nur abgekochter Milch. Die Ursachen für das Versagen der Impfung sind unklar. Die Erfolge der Behandlung Tuberkuloseerkrankter sind teils wegen der Indifferenz der Patienten, teils aufgrund von Personal- und Geldmangel immer noch unzureichend.

Sehr häufig ist auch die Hepatitis A, die sogenannte „Reise-Hepatitis", aufgrund der teilweise sehr unzureichenden hygienischen Verhältnisse und des schlechten Wassers. Die Diagnose erfolgt rein klinisch, sodaß nicht in Hepatitis A und Hepatitis B – nur die letztere wird chronisch – unterschieden werden kann. Es muß deshalb offen bleiben, ob die gehäuft auftretende Leberzirrhose eine Folgeerkrankung nach durchgemachter Hepatitis B ist, entsprechend der hohen Durchseuchung mit dem entsprechenden Virus in ganz Asien.

Häufig, aber unproblematisch, sind Wurminfektionen mit Band-, Maden- und Spulwürmern. Alle Kinder werden routinemäßig mit einem allopathischen Breitbandwurmmittel behandelt. Hakenwürmer gibt es nur in tiefergelegenen Tälern und Ebenen. Die Malaria tertiana kommt im Bereich der tibetischen Siedlungen in der Monsunzeit vor, Tropica-Infektionen sind sehr selten, ebenfalls das Trachom, eine Augenerkrankung der Tropen, und Lepra.

Meningitis-Epidemien mit zahlreichen Erkrankungen und häufig auch Todesopfern sind saisonal bedingt und treten jährlich in größerem oder kleinerem Umfang auf. Vorbeugende Impfungen werden meines Wissens nicht durchgeführt.

Sehr viele leiden unter Magen- und Darmstörungen durch Bakterien und Viren, durch unzureichende Ernährung oder falsche Zubereitung der Nahrungsmittel, aber auch auf nervöser Basis. Die Tibeter haben die Gewohnheit, sich Tage vorher ihr Essen zuzubereiten. Dies war zwar im sehr viel kälteren Tibet in Ordnung, muß aber in Indien zwangsläufig zu Problemen führen, zumindest im Sommer. Magengeschwüre sollen häufig sein, können aber oft mangels entsprechender technischer Unterssuchungsmöglichkeiten nicht korrekt diagnostiziert werden.

Hautkrankheiten durch Pilze und Skabies sind wie überall in den Tropen sehr verbreitet und werden von den Tibetern auch als Ausdruck seelischer Störungen angesehen. Wahrscheinlich ist aber die schlechte Körperhygiene der Exiltibeter die wichtigste Ursache. Geschlechtskrankheiten sind bei Indern sehr viel häufiger, weil bei den Tibetern die Prostitution unbekannt sein soll.

Von den sogenannten Zivilisationskrankheiten sind die koronare Herzkrankheit – bei uns der Killer Nr. I – und damit der Herzinfarkt eher selten. Dafür sind aber der Bluthochdruck sowie Herzschwäche und Schlaganfall als Folgekrankheiten, aber auch Herzklappenfehler sehr verbreitet. Hier spielt sicher der übermäßige Genuß von Buttertee, vor allem in den Klöstern, eine Rolle, der durch seinen starken Salzgehalt den Hochdruck begünstigt.

Atemwegserkrankungen wie chronische Bronchitis, Asthma und Heuschnupfen sind bei den Tibetern seltener als bei Indern. Dafür haben viele Tibeter Rücken- und Gelenkschmerzen aufgrund von Verschleiß und übermäßiger körperlicher Arbeit. Dicke Menschen sieht man bei den Tibetern kaum. Infolgedessen ist auch die Zuckerkrankheit selten. Über andere, als Risikofaktoren bedeutsame Stoffwechselstörungen, wie zu hohe Blutfette und hohe Harnsäure, liegen keine Daten vor. Sie können als sogenannte Blutunreinheit über den Puls diagnostiziert werden. Statistiken gibt es jedoch darüber nicht.

Bei den Krebsformen stehen Erkrankungen an Magen- und Speiseröhrenkrebs im Vordergrund und sind eher häufig; Brustkrebs ist dagegen selten. Die Heilungschance hängt vom seelischen Zustand ab. Auch energiereiche Nahrung, Alkohol und Rauchen begünstigen nach Meinung der Tibeter das Krebswachstum. Wir sind auf das Problem schon früher ausführlich eingegangen.

Blinddarm- und Mandelentzündungen findet man seltsamerweise bei den Tibetern so gut wie überhaupt nicht. Sie werden von den Ärzten eigentlich nur bei westlichen Reisenden gesehen. Eine Erklärung für dieses Phänomen kann niemand geben.

Depressionen und seelische Störungen sollen sehr selten sein. Etwa 5 % der Patienten haben psychisch verursachte Leiden aufgrund von „Unglücklichsein und familiären Problemen". Selbstmorde soll es nicht geben. Nach meiner Einschätzung sind aber psychosomatische Störungen unter den Tibetern wahrscheinlich nicht seltener als unter westlichen Menschen. Da sie aber als rein somatisch verursacht, eben als Säftestörung begriffen werden, rangieren diese Fälle für die Statistik unter Wind-Krankheiten und nicht unter „seelischen Störungen" unserer Terminologie.

Auffallend ist, daß die Zahnheilkunde total vernachlässigt ist. Die Gebisse der Tibeter sind in einem katastrophalem Zustand. Woran dies liegt, ist nicht ganz klar, ob die Zahnheilkunde eher unbekannt ist, weil sie nicht unter eine Störung der drei Säfte subsummiert werden kann oder ob andere Gründe, z. B. Gleichgültigkeit oder das Fehlen von ausgebildeten Zahnärzten hier eine Rolle spielen, muß offen bleiben. Es gibt in der tibetischen Tradition sechs verschiedene Zahninstrumente, die aber nicht mehr benutzt werden. Seit neuestem arbeitet aber am Delek-Hospital eine junge englische Zahnärztin, die für die nötigsten Behandlungen sorgt. Sie arbeitet dort mit einem Stipendium norwegischer Zahnärzte, die auch für die notwendige Technik gesorgt haben. An eine zahnerhaltende Medizin ist natürlich vorerst nicht zu denken.

Die Neugeborenen-Sterblichkeit ist bei den Tibetern geringer als bei Indern. Entbunden wird zu Hause, Hebammen gibt es nicht. Eine Empfängnisverhütung durch die Pille wird aus religiösen Gründen von orthodoxen tibetischen Ärzten nicht empfohlen, dagegen soll die Spirale an Beliebtheit zunehmen. Auch die Frauen lehnen teilweise die Einnahme der Pille ab, da dadurch eine Wiedergeburt als Mensch willentlich verhindert wird. Trotzdem propagiert die tibetische Frauenorganisation die Pille und sie wird dabei auch von einigen Lamas durchaus unterstützt. Wie häufig Abtreibungen sind, ist mir nicht bekannt.

Es ist sehr schwer, Informationen über das Krankheitsspektrum im alten Tibet zu erhalten. Damals gab es keine Krankenstationen oder Hospitäler. In schwierigen Fällen kamen die Ärzte ins Haus. Es gab damals viele Geschlechtskrankheiten, Masern, Diphterie und Wurmkrankheiten, die allesamt gut zu heilen waren. Bronchitis und Asthma gab es kaum, auch keine Allergien und Herzinfarkte. Dagegen waren Magenkrankheiten und Nierenprobleme, rheumatische Erkrankungen, auch Herzneurosen, Schlaganfall durch hohen Blutdruck und die Epilepsie häufig. Als Todesursachen wurden besonders chronische Magengeschwüre und Krebse des Magens und der Gebärmutter gefürchtet. Es scheint sich hier also nicht allzuviel geändert zu haben. Auf das Krankheitsspektrum der Tibeter in der Autonomen Region von Tibet gehen wir in einem anderen Zusammenhang im letzten Kapitel ein.

Traditionelle Medizin zur Gesundheitsversorgung der Dritten Welt

Der tibetische Arzt deckt im wesentlichen das Krankheitsspektrum ab, das wir – wie schon erwähnt – in den niedergelassenen Praxen hierzulande auch sehen. Wohlgemerkt aber ohne technische Hilfen, mit preiswerten Medikamenten und ohne die steigenden Kosten, die unser Gesundheitssystem bald unerschwinglich machen. Das kostet immerhin, einschließlich der Kosten für Lohnfortzahlungen, mehr als 200 Milliarden Mark allein in der Bundesrepublik Deutschland, von denen 150 Milliarden von der gesetzlichen Krankenversicherung aufgebracht werden müssen. Insofern wäre die tibetische Medizin ein ideales System zumindest für die Gesundheitsversorgung der Dritten Welt, ähnlich dem bereits von der Weltgesundheitsorganisation für diesen Bereich anerkannten Ayurveda: Die tibetische Medizin hat aber gegenüber letzterem den Vorteil einer weitgehend zentral überwachten Arzneimittelherstellung.

In den Industrieländern stehen pro Kopf und Jahr etwa 320 US Dollar für das Gesundheitswesen zur Verfügung. In den Entwicklungsländern sind es nur ganze 11 $, von denen acht allein in den großen Städten ausgegeben werden. Hier leben aber nur 10 % der Gesamtbevölkerung, die restlichen 90 % leben auf dem Lande und haben häufig genug keinen Zugang zu westlicher Medizin, insbesondere nicht zu ihren allopathischen Medikamenten. Man rechnet mit 1,3–2,5 Milliarden Menschen, auf die das zutrifft.

Das Konzept der *Primary Health Care*, das 1978 auf einer Weltgesundheitskonferenz als bester Weg zum Ziel „Gesundheit für alle im Jahre 2000" proklamiert wurde, ist sicher gut und gangbar. Wir haben es schon im Zusammenhang mit dem Delek Hospital kennengelernt. Es zielt darauf ab, Basiswissen über Ernährung, Hygiene und Wasserversorgung zu vermitteln und Schwangere und Kleinstkinder zu beraten und zu betreuen. Durch Impfungen und auf anderen Wegen können endemische Krankheiten verhindert und kontrolliert werden. Schließlich sollen die häufigsten Krankheiten, wie beispielsweise die Tuberkulose bei den Tibetern, behandelt und die wichtigsten Arzneimittel kostengünstig oder kostenlos verteilt werden.

Hierzu braucht man nicht nur engagierte Ärzte, welche das nötige Wissen an Sozialarbeiter weitervermitteln können, sondern auch erhebliche Gelder, vor allem für die Aufrechterhaltung und die Kontrolle der notwendigen Sozialdienste und Sozialstationen. Ein Hauptproblem dabei: Diese Gelder stehen – nicht nur bei den Tibetern – aber nicht oder nicht in ausreichendem Maße zur Verfügung.

Es wird deshalb immer häufiger gefordert, sich der traditionellen Medizinsysteme in den Entwicklungsländern zu bedienen, die es in mehr oder weniger institutionalisierter Form fast überall gibt. Die Einbeziehung traditioneller Heiler stößt aber überall offenbar auf große Schwierigkeiten und konnte nicht einmal in dem relativ kleinen, überschaubaren Bereich der tibetischen Flüchtlinge in Indien organisiert werden.

Es ist nicht ganz klar, warum dies so ist, ob Ignoranz auf beiden Seiten eine Rolle spielt, so daß man einfach die Notwendigkeit einer Zusammenarbeit nicht sehen kann oder ein Herabsehen auf das jeweilig andere System. Auch wenn gesagt wurde, daß bei den Tibetern die Patienten vom traditionellen Arzt zum westlich ausgebildeten Doktor gehen und umgekehrt, je nachdem, wie ihnen geholfen wird, dann bedeutet dies aber noch lange nicht, daß beide Systeme nach einem festen Konzept miteinander kooperieren.

Meines Wissens ist die Einbeziehung der traditionellen Medizin in das allgemeine Gesundheitswesen nur in der Volksrepublik China mehr oder weniger konsequent durchgeführt worden. Soweit sich das auf kurzen Reisen beurteilen läßt, wobei vor allem ein Einblick in die Verhältnisse in ländlichen Gegenden kaum gewonnen werden kann, scheint die Kooperation gut zu funktionieren. In jedem Fall sollte es möglich sein, den Erfahrungsschatz der jeweiligen traditionellen Heilkunde einzubringen. Dem stehen dann aber wieder die Skepsis beratender westlicher Ärzte und Pharmakologen entgegen, welche mit einer bemerkenswerten Prinzipientreue personal- und kostenintensive Vorbedingungen fordern. Etwa entsprechend dem bundesrepublikanischem Arzneimittelgesetz, welches den Nachweis der Wirksamkeit und Unbedenklichkeit für alle 500 z.Zt. im Handel befindlichen Pflanzenmittel fordert. 150 davon sind seit dem Inkrafttreten des Gesetzes bereits vom Mark verschwunden, unter ihnen viele, mit denen leichtere Befindlichkeitsstörungen gut und kostensparend therapiert werden konnten. Sie dürfen vom Kassenarzt nicht mehr verschrieben werden, statt dessen kann er ohne weiteres auf teure Medikamente, z. B. auf Antibiotika bei harmlosen Bronchitiden ausweichen. Schließlich gibt sich der heutige Patient auch meist nicht mehr mit dem guten Rat, zu inhalieren und Umschläge zu machen, zufrieden.

Die Durchführung einer vom Gesetz geforderten klinischen Studie für ein pflanzliches Medikament, das etwas über seine Wirksamkeit aussagen kann, kostet etwa 500 000 DM. Eine vollständige chemische, pharmakologische, toxikologische und klinische Untersuchung auch nur einer Arzneipflanze kostet 1 Million DM. Solche Forderungen erledigen sich deshalb für ein Land der Dritten Welt von selbst. An eine synthetische Herstellung der in den traditionellen Pflanzen enthaltenen wirksamen Einzeldrogen läßt sich schon gar nicht denken, kostet doch eine solche Entwicklung mehr als 200 Millionen Dollar und dauert zehn und mehr Jahre.

Beruhigt werden die Pharmakologen durch Projekte, wie sie z. B. die thailändische Regierung mit Hilfe von 2 Millionen DM deutscher Entwicklungsgelder durchführt. Sie hat ein Institut mit 50 Mitarbeitern eingerichtet, in dem über mehrere Jahre hinweg die genannten Untersuchungen an genau vier (!) Heilpflanzen durchgeführt werden sollen. Was dies im Endeffekt anderes bewirken kann, als nur den wissenschaftlichen Ehrgeiz der Projektleiter zu befriedigen, bleibt absolut unklar.

Die andere Möglichkeit, traditionelle Heilpflanzen entsprechend der von der Tradition vorgegebenen Indikation und in der vorgeschriebenen Dosis ohne aufwendige Forschungsvorhaben zu akzeptieren, wirkt auf westliche Berater eher beunruhigend. Sie fürchten, daß die Medikamente schädliche Nebenwirkungen haben könnten. Daß dies auch bei pflanzlichen Heilmitteln nicht ausgeschlossen ist, weiß jeder, der einen Einblick in ein traditionelles System gewonnen hat. Daß die Nebenwirkungen weit geringer sind als die, welche wir in unserer täglichen Praxis durch die Verschreibung allopathischer Mittel sehen, wird aber nicht erwähnt. Nicht umsonst werden die Beipackzettel unserer Medikamente immer länger. Wahrscheinlich könnte man die Angst vor Nebenwirkungen ganz vergessen, wenn man die Verschreibung der Medikamente in den Händen der traditionellen Heiler, die damit umgehen können, beließe: Schließlich sind traditionelle Arzneien oft schon jahrhundertelang im Gebrauch.

Aber kommen wir zur tibetischen Medizin zurück. Auch wenn sie zur Gesundheitsversorgung in der Dritten Welt beitragen kann, dann stehen dem doch leider die Schwierigkeiten bei der Erlernung der Pulsdiagnostik etwas entgegen. Sie ist die unabdingbare Voraussetzung bei der Verschreibung der Medikamente. Aber welcher nicht-traditionelle Arzt, besonders hier im Westen, hat schon die Zeit und die Möglichkeit, 2–5 Jahre damit zu verbringen, die Pulsdiagnostik mehr oder weniger perfekt zu erlernen. Solange braucht man aber dazu, jedenfalls nach Meinung der tibetischen Ärzte. Wenn man etwas Abstriche an der Perfektion macht, dann findet man allerdings auch in Pakistan und Indien genügend traditionelle Ärzte, welche die Pulsdiagnostik mehr oder weniger gut beherrschen. Jedenfalls gut genug, um entsprechende Heilmittel im Sinne des Konzeptes der Primary Health Care zu verschreiben und ihre Einnahme zu überwachen. Das heißt also nicht für jede Krankheit, aber doch für die wichtigsten, die für die Volksgesundheit und für die Volkswirtschaft die größte Rolle spielen – sofern es dafür traditionelle Heilmittel gibt. Das ist zwar im Bereich der Infektionskrankheiten nicht der Fall, trifft aber für viele andere Krankheiten durchaus zu.

Ein weiteres Hindernis sind die Engpässe der Arzneimittelproduktion. Letztere läßt sich wahrscheinlich ohne Qualitätsverschlechterungen nicht mehr wesentlich erhöhen. Zumindest dann nicht, wenn man sich nicht dazu entschließt, die Pflanzen aus dem Hochhimalaya durch andere zu ersetzen. Dazu kommt noch das Problem, inwieweit die tibetische Medizin außerhalb des soziokulturellen Umfeldes, in dem sie gewachsen ist, praktiziert werden kann: Auf beide Probleme gehen wir in den nächsten Abschnitten noch näher ein.

Padma 28: Die sanfte Kräuterpille aus der Schweiz

Ich hatte schon erwähnt, daß die Exiltibeter versuchen, die Probleme, die ihnen durch die zunehmende Arzneimittelproduktion entstehen, zumindest teilweise dadurch zu lösen, daß sie Kulturen von Hochhimalayapflanzen anlegen. Dies ist aber ein Projekt, daß erst in der Planungsphase ist. Die Möglichkeit, Pflanzen aus anderen Hochgebirgsregionen zu verwenden, ist blockiert, da weder Geld noch ausgebildete Ärzte oder Pharmakologen zur Verfügung stehen, welche diese Aufgabe auch nur ansatzweise erfüllen könnten. Man müßte also die Möglichkeit prüfen, ob Pflanzen der gleichen Gattung, die in Indien oder in anderen Regionen angekauft werden können, die gleiche Wirkung haben, was natürlich ebenfalls viel Geld kostet.

Letztenendes ist aber die Auswahl der Pflanzen in den tibetischen

Rezepturen, von denen sicher ein großer Teil ursprünglich aus der ayurvedischen Medizin stammt, schon einmal den umgekehrten Weg gegangen. Es war sicher nicht möglich unter den damaligen und schließlich bis in dieses Jahrhundert fortdauernden Umständen, bei denen eine Reise von Tibet nach Indien und zurück ein Jahr dauern konnte, etwa alle in den indischen Rezepturen beschriebenen Pflanzen zu importieren. Man hat also im Laufe der Zeit einen Teil der indischen Pflanzen durch solche aus dem tibetischen Hochland ersetzt. Dies ist, wir wissen dies aus vergleichenden Untersuchungen indischer Sanskrittexte und tibetischer Medizinliteratur, offenbar häufig geschehen, ohne daß die Namen der Pflanzen geändert wurden. Warum sollte also heute nicht der umgekehrte Weg möglich sein?

Gerade zu dieser Frage gibt es hochinteressante Experimente, die seit etwa 1980 in der Schweiz von der Padma AG durchgeführt werden. Es handelt sich um das Präparat *Padma 28,* das eine sehr exotische Geschichte hat: Zur Zeit der Herrschaft des Kublai Khan bekehrten sich die Mongolen zum tibetischen Buddhismus und übten eine Zeitlang auch die Herrschaft in Tibet aus. Mit dem Buddhismus haben sie auch die tibetische Medizin übernommen, die sich über die innere und äußere Mongolei bis in die Steppen der Kalmücken in Südrußland und zu den sibirischen Burjäten ausbreitete.

Aus einem burjätischen Kloster kam 1857 ein Lama-Arzt, der übrigens sein Geschlecht auf den Dschingis Khan zurückführte, nach Petersburg. Er hatte die von ihren Ärzten aufgegebene, todkranke Frau des russischen Generalgouverneurs von Ostsibirien geheilt und war von diesem nach Petersburg eingeladen worden. Sein Name war *Sultim Badma,* später nannte er sich Alexander Badmajew. Der sibirische Kräuterdoktor erreichte bald eine solche Berühmtheit in Petersburg, daß der Zar den damals 70jährigen damit beauftragte, die Vier Tantras zu übersetzen. Dieser Plan ist allerdings nie vollständig zur Ausführung gekommen.

Badmajew ließ einen jüngeren Bruder nachkommen, der sich taufen ließ und sich *Pjotr Badmajew* nannte. Auch er war ein Mönchsarzt, studierte aber in Petersburg auch westliche Medizin und erhielt 1877 die Approbation als russischer Arzt. Wahrscheinlich war er es, der die vielen Rezepturen, welche die beiden Kräuterärzte aus ihrem Kloster mitgebracht hatten, an die in St. Petersburg gegebenen Möglichkeiten anpaßte: Die Pflanzen aus dem Hochhimalaja in den ursprünglich tibetischen Rezepten, die weder bei den Burjäten noch in Rußland greifbar waren, sind damals oder vielleicht auch schon früher durch

Pflanzen der gleichen Gattung aus tiefer gelegenen Zonen ersetzt worden.

Auch Pjotr Badmajew suchte einen Nachfolger. Es wurde dies sein Neffe, der bereits als Achtjähriger in das Stammkloster der Badmajews geschickt worden war. Vladimir Badmajew studierte ebenfalls in Rußland Medizin und arbeitete gleichzeitig in der Praxis seines Onkels, der inzwischen Hofarzt von Zar Nikolaus II. geworden war. Nach der Oktoberrevolution 1917 ging er nach Warschau und eröffnete dort eine Praxis als Arzt der traditionellen Medizin. Er verstarb 1961, seine beiden Söhne, denen er das Rezept von Padma 28 vererbte, leben heute als Ärzte in den USA.

Eine wichtige Rolle in dieser Geschichte spielt auch der polnische Graf *Cyrill von Korvin-Krasinski*. Er suchte seinerzeit in Warschau Dr. Badmajew wegen einer Krankheit auf, mit der die anderen Doktoren nicht zurecht kamen. Badmajew heilte ihn und es entwickelte sich in der Folge ein enges Lehrer-Schüler-Verhältnis: Der Graf schrieb die Lehren der traditionellen Medizin, die ihm der Doktor gab, nieder und gab sie später, als er schon längst – als Pater Cyrill – gelehrter Mönch der Benediktinerabtei *Maria Laach* geworden war, unter dem Titel „Die tibetische Medizinphilosophie", heraus. Sie weicht allerdings erheblich von dem ab, was wir in diesem Buch erörtert haben. Auch Pater Cyrill, der 1992 hoch betagt verstorben ist, hatte bei der Vermarktung von Padma 28 anfangs der 80er Jahre seine Hand im Spiel.

Die Tibeter stehen dem Präparat mißtrauisch gegenüber, sei es, weil es sich um eine mongolische Rezeptur handelt, sei es, weil die Hochhimalayapflanzen des ursprünglichen Rezeptes durch andere ersetzt worden sind und sie deshalb dem Präparat eine Wirkung nicht zutrauen: Die einzelnen Ingredienzien werden heute sämtlich auf dem Arzneimittelmarkt gekauft, nach dem Originalrezept gemischt und von der Schweiz aus in Pillenform vertrieben.

Genau diese Einstellung ist aber unberechtigt. Es sind inzwischen mit modernsten naturwissenschaftlichen Methoden zahlreiche Untersuchungen durchgeführt worden, die Padma 28 wahrscheinlich zu dem am besten untersuchten Pflanzenheilmittel gemacht haben. Aber gerade das macht möglicherweise die Interpretation der Forschungsergebnisse für die tibetischen Ärzte schwierig, weil sie ein erhebliches immunologisches und biophysikalisches Wissen verlangt, über das auch hierzulande der durchschnittliche Arzt nicht verfügt.

Padma 28 besteht aus 21 Kräutern, die, wie Spitzwegerich, Schöllkraut, Teufelswurz oder persischer Flieder, für sich allein genommen keine besondere spezifische Wirkung erwarten lassen. Auch drei verschiedene Arten der Myrobalane sind in der Rezeptur enthalten, außerdem acht Heilpflanzen, die in verschiedenen Varianten sowohl in Europa als auch in der östlichen Hemisphäre, speziell in Indien und im Himalaya, aber nicht im Hochhimalaya, vorkommen. Zwölf Kräuter kommen nur in Indien und im Himalaya vor, zwei stammen aus anderen asiatischen Ländern und nur ein Bestandteil – isländisches Moos – existiert nur in Nordeuropa. Die Rezeptur ist übrigens von dem früher erwähnten Dr. Dhonden aus Dharamsala, der auch in der Botanik sehr erfahren ist, in Bezug auf die quantitative und qualitative Zusammensetzung geprüft und als korrekt begutachtet worden.

Seine beeindruckendste Wirkung hat Padma 28 beim intermittierenden Hinken oder Raucherbein als Folge einer Arteriosklerose und scheint darin den marktgängigen Mitteln überlegen zu sein. Wenn ein Patient auf seinem ersten Weg von der U-Bahn in meine Praxis, eine Strecke von vielleicht 250–300 m, zweimal stehenbleiben muß, diese Strecke aber schmerzfrei bewältigt, nachdem er Padma nur eine Woche lang eingenommen hat, dann ist das schon sehr beeindruckend und erscheint dem Kranken fast wie ein Wunder. Natürlich tritt das nicht in schöner Regelmäßigkeit bei jedem Patienten auf. Eine andere Indikation ist die chronische Bronchitis bei Kindern, die ein schwaches Immunsystem haben. Hier bringt Padma 28 nebenwirkungsfrei nach einer Behandlung von 1–6 Monaten, wenn nicht eine Heilung, so doch eine erhebliche Reduzierung der akuten Schübe und eine wesentliche Einsparung an allopathischen Mitteln, besonders an Antibiotika, die ja ihrerseits das Immunsystem beeinträchtigen.

Ein speziellere Anwendungsmöglichkeit ist die chronische Hepatitis B. Hier wendet die Schulmedizin derzeit Alpha-Interferon an, mit einer 50:50 Chance der Überführung der Virusinfektion in eine für die Leber unschädliche Phase. Padma 28 hat hier wahrscheinlich keine größere Chance, die Langzeitbehandlung kostet aber nur den Bruchteil einer Interferon-Behandlung und greift weniger massiv in das Immunsystem ein.

Schließlich gebe ich Patienten mit einer HIV-Infektion, die noch symptomlos oder aber im sogenannten *Prä-Aids-Stadium* sind (das heißt, bevor die Krankheit voll ausgebrochen ist), Padma 28. Es besteht der Eindruck, daß dadurch das Immunsystem so gestärkt wird, daß sich das volle Krankheitsbild erst Jahre später entwickelt. Eine Heilung ist auch mit Padma 28 allerdings nicht möglich. Der Kranke kann damit aber die Zeit, von der an er die nebenwirkungsreichen, allopathischen Mittel nehmen muß, hinausschieben. Immunologische Untersuchungen mit modernster Technik haben den Nachweis einer entsprechenden Wirksamkeit der Kräuterpillen bei AIDS-Kranken erbracht und gezeigt, daß durch Padma 28 spezielle Teilsysteme des Immunsystems so aktiviert werden, daß dadurch das Gleichgewicht zwischen eingedrungenen Viren und der Immunantwort des Körpers stabilisiert wird und es nicht zu einer ungehinderten Vermehrung der Viren in den Immunzellen kommen kann.

Mit biophysikalischen Untersuchungen wurde kürzlich nachgewiesen, daß die schwache Biostrahlung der sogenannten *Freßzellen* des Immunsystems durch Padma 28 verstärkt wird. Die Freßzellen leuchten heller in Anwesenheit von Padma, die Pille verändert also das Lichtfeld im menschlichen Organismus: Licht bestimmter Wellenlänge stößt aber bestimmte biochemische Prozesse im Immunsystem an, die heilend wirken.

Es liegt nahe, das Mittel nicht nur in der Therapie immunologisch definierter Krankheiten einzusetzen, sondern auch in der Vorsorge. Hier kommen vor allem Diabetiker, Raucher und Kranke mit mehrfachen Stoffwechselstörungen in Frage, die alle ein erhöhtes Risiko haben, an schwerer Arteriosklerose zu erkranken. Auch Krebspatienten, die bestrahlt oder operiert worden sind, können möglicherweise durch eine Nachbehandlung mit Padma 28 zur Verhütung von Metastasen profitieren. Untersuchungen hierzu liegen aber noch nicht in ausreichender Zahl vor.

Insgesamt zeigt sich, daß die Wirksamkeit eines komplexen Pflanzenheilmittels durchaus beweisbar ist und nicht in der Grauzone der sogenannten *Erfahrungs-* oder *alternativen Medizin* ein von der Schulmedizin belächeltes Mauerblümchendasein führen muß. Zum anderen ist durch die umfangreichen klinischen, tier- und laborexperimentellen Untersuchungen zu Padma 28, die hier natürlich nicht alle referiert werden können, darüber hinaus der Beweis erbracht worden, daß der Ersatz von Hochhimalaya-Pflanzen durch Pflanzen der gleichen Gattung aus tiefer gelegenen Zonen die Wirksamkeit tibetischer Rezepturen durchaus nicht aufhebt. Da ein Teil der tibetischen Rezepte in Sanskrit vorliegt, könnte man ohne größere Schwierigkeiten einfach auf die darin genannten Pflanzen zurückgreifen. Aber es muß wohl noch viel Wasser den Ganges hinabfließen, ehe es in diesem Sinne zu einer Kooperation westlicher und tibetischer Pharmakologen kommen kann. Auch erstere stehen dem Präparat genauso skeptisch gegenüber wie die Tibeter, diesmal, weil es sich um eine tibetische, mithin also exotische Kräuterpille handelt.

Tibetische und westliche Medizin im Vergleich

Es ist modisch geworden, die westliche Medizin als inhumane Apparatemedizin oder als reinen Reparaturbetrieb zu apastrophieren bzw. zu diskriminieren. Daran mag im Einzelfall Wahres sein, auf das Ganze gesehen sind solche Äußerungen sicher unberechtigt; man vergißt über den naheliegenden Vorwürfen zu leicht, daß es den Menschen in der westlichen Welt besonders gutgeht, aber auch denen im Osten gesundheitlich noch nie so gut gegangen ist wie heute. Die Kindersterblichkeit ist drastisch gesenkt worden, die Menschen werden immer älter. Die verheerenden Seuchenzüge vergangener Jahrhunderte sind durch entsprechende Massenimpfungen gestoppt worden. Die modernen Narkosetechniken erlauben Operationen selbst im höchsten Alter und die Operationstechniken selbst sind immer mehr verfeinert worden. Hier sollte man nicht voreingenommen urteilen, sondern den unglaublichen Fortschritt sehen, welchen der Siegeszug der modernen Medizin über die ganze Welt den Menschen gebracht hat.

Das bedeutet natürlich nicht, daß wir nicht Mißstände abstellen und als Ärzte unsere Einstellung gegenüber unseren Patienten nicht immer wieder korrigieren sollten. Freilich bedarf es auch einer Änderung in der Einstellung der Patienten selbst, die vom Arzt nur allzu häufig alles nur Menschenmögliche an technischer Diagnostik erwarten.

Es ist unbestritten, daß die westliche Medizin somatisch orientiert ist und daß der Einsatz aller Möglichkeiten der modernen technischen Medizin nur in 10 – 20 % aller Kranken überhaupt notwendig ist. Die Mehrzahl unserer Patienten hat entweder mehr oder weniger belastende Befindlichkeitsstörungen oder leidet an Funktionsstörungen psychosomatischer Art, für die jedoch die gesamte Medizintechnik zur Ausschlußdiagnostik herangezogen wird. Das hat mit dem Sicherheitsbedürfnis von Arzt und Patient, auch mit möglichen rechtlichen Konsequenzen bei einer Fehldiagnose und schließlich auch mit der

Auslastung des Geräteparkes, über den fast jede Praxis neben den Krankenhäusern verfügt, zu tun. Es ist insofern fast tröstlich zu sehen, daß auch die tibetische Medizin, wenn sie sich einmal dem westlichen Denken geöffnet hat, ganz offensichtlich den gleichen Weg beschreitet. Wir werden dies im letzten Kapitel noch weiter ausführen.

Das ungelöste Problem der modernen Medizin sind die chronischen Krankheiten, wie der Bluthochdruck, Herzinfarkt, Schlaganfall, Diabetes und andere Stoffwechselstörungen und der Krebs. In ihrer Verursachung spielen sicher „falsches Denken" und „falsches Verhalten" einerseits und Umweltprobleme andererseits eine gewichtige Rolle. Mit einer technisch orientierten Medizin läßt sich diese Problematik nicht lösen. Nun sollte man aber darüber auch nicht vergessen, daß diese Faktoren in der Alltagsarbeit unserer Ärzte doch immerhin oft größere Beachtung finden als in der Medizin der Dritten Welt, auch wenn Gesundheitsvorsorge und Gesundheitsberatung in unserem Land aus gesundheitspolitischen Gründen sehr klein geschrieben werden. In der Dritten Welt sind nämlich, ganz im Gegensatz zu uns, Ernährung, Arbeitsbedingungen und psychosoziales Verhalten bei den Massen oft in gar keiner Weise zu ändern. Die Schilderung der praktischen Handhabung der tibetischen Medizin in Nordindien hat ja deutlich gezeigt, daß gerade die erwähnten Krankheitsursachen, die in der Theorie der tibetischen Medizin so wichtig sind, meist kaum zu ändern sind, zum Teil auch wegen der enormen Indolenz der armen Bevölkerung. Entsprechende Krankheiten können deshalb durch theoretisch noch so fein differenzierte Behandlungsmaßnahmen nicht angegangen werden. Es sei denn, und das ist der springende Punkt gerade bei den Tibetern, daß der Kranke seine Leiden kraft seines Glaubens bewältigt, vor allem wenn es sich um Störungen handelt, die wir als psychosomatisch klassifizieren. Natürlich spielt dabei auch der Glaube an die wundertätigen Kräfte der tibetischen Heiler eine nicht zu unterschätzende Rolle.

Auf der anderen Seite sind wir im hier im Westen psychosomatischen und psychotherapeutischen Modellen und außerschulischen Methoden sehr viel weiter geöffnet als die Mediziner in den Ländern der Dritten Welt. Dort, ich denke hier besonders an Indien, gibt es zwar die ganzheitlichen Theorien, doch in der Praxis kann mit der traditionellen Medizin nicht einmal die medizinische Basisversorgung garantiert werden. Diese praktische Einsicht bedeutet nun keinesfalls, daß man sich als westlicher Arzt in irgendeiner Weise aufgrund seiner anderen, naturwissenschaftlichen Schulung überlegen fühlen sollte. In der Praxis zählt eben nicht die bessere Theorie, sondern ob man seine

Theorie in praktisches Handeln und Heilen umsetzen kann. Entscheidend hierfür ist dabei die Persönlichkeit des Arztes, das ist im Osten nicht anders als im Westen.

Mich hat immer die Frage sehr beschäftigt, inwieweit man die tibetische Medizin in den Westen quasi exportieren kann. Die empirischen Grundlagen der tibetischen Medizin wären bei genügendem Zeitaufwand auch von einem westlichen Arzt zu erlernen. Dieser würde jedoch wahrscheinlich nach tibetischer Auffassung immer nur punktuelle Erfolge erzielen können, denn nur ein Arzt, der selbst dem *Bodhisattva-Ideal* folgt – siehe dazu das folgende Kapitel –, kann mehr erreichen. Erst durch die Verknüpfung der Drei-Säfte-Lehre mit buddhistischer Metaphysik in ihrer tantrischen Ausprägung, eben mit der Betonung des Bodhisattva-Ideals, wird die tibetische Medizin zur buddhistischen Medizin und damit für einen Nicht-Buddhisten kaum noch nachvollziehbar. Sie unterscheidet sich dadurch ja auch von allen anderen traditionellen Medizinsystemen; denn die Lehre, daß die Drei Gifte des Geistes im Hintergrund jeder Krankheit stehen, daß also jeder für seine Krankheit und damit auch für seine Gesundung selbst verantwortlich ist und sie nur durch eine Änderung seiner inneren Einstellung bewältigen kann, ist einmalig.

Dazu kommen auch noch die erwähnten Schwierigkeiten bei der Übernahme der Pulsdiagnose und der tibetischen Pflanzenheilmittel. Ein Import dieser Arzneien ist aufgrund der hier geltenden gesetzlichen Vorschriften nicht möglich, jedenfalls nicht generell, sondern nur in individuellen Fällen. Ohne die Kräuterpillen ist es aber unmöglich, tibetische Medizin zu praktizieren. Sie sind das Rückgrat der Therapie, wie wir gesehen haben. Daher ist also zu fragen, wie ein Arzt agieren soll, der in unser hiesiges soziales Gesundheitssystem eingebunden ist, und buddhistische Medizin praktizieren will? Die älteren Ärzte in Dharamsala haben mir vorbehaltlos bestätigt, daß dies kaum, jedenfalls nicht mit dem gewünschten umfassenden Erfolg möglich sei.

Trotzdem kann man natürlich aus der Beschäftigung mit der tibetischen Medizin – sowohl in seinen theoretischen als auch in seinen praktischen Aspekten – als Arzt wie auch als Patient Gewinn ziehen. Da ist einmal die Auffassung von Krankheit als einem dynamischen Prozeß, der uns fort von einem rein organbezogenen hin zu einem ganzheitlichen Denken führt. Natürlich ist uns im Westen diese Einstellung nicht absolut fremd. Sie wird aber im Praxis- und vor allem im Krankenhausalltag oft zu wenig berücksichtigt. Wir wissen zwar mit dem Verstand, daß falsches Denken und falsches Verhalten im Hintergrund vieler Krankheiten stehen, bemühen uns aber immer noch zu wenig, dies dem Kranken klar zu machen. Dieser glaubt, darin auch unterstützt durch die Medien, seinerseits an die Wundermacht der technischen Medizin; d.h. aber auch, daß er die organbezogene Diagnose fordert, die mit technischen Untersuchungen zu untermauern ist. Ich habe dies kürzlich wieder einmal sehr deutlich beobachten können, als ich in Lhasa in der Sprechstunde des früheren Leibarztes des verstorbenen *Panchen Lama* für westliche Patienten saß. Was der Arzt diesen anhand seiner Pulsdiagnose sagte, war ihnen eher unverständlich. Sie forderten immer wieder Hilfe nicht für bestimmte Beschwerden, nach denen der Arzt sie fragte, sondern sie brachten fertige Diagnosen mit, umfangreich dokumentiert in vielen Schriftstücken, die der tibetische Arzt nur flüchtig und lustlos durchblätterte.

Immerhin ist aber in den letzten Jahren doch auch in der Schulmedizin, wenn auch vorerst nur am Rande, eine deutliche Hinwendung zu einem ganzheitlichen Denken zu beobachten. Wir wollen hier deshalb etwas zu einigen neueren Erkenntnissen der modernen Medizin abschweifen, die zu diesem Umdenken geführt haben: Danach stellt der menschliche Organismus ein nach außen, oder anders ausgedrückt, zum Makrokosmos hin offenes, komplexes System dar, das wie alle biologischen Systeme eine rhythmische Natur hat; es schwingt. Krankheit ändert die Schwingung, man kann auch sagen: wenn sich die Schwingung ändert, wird der Mensch krank. In diesem schwingenden System wiederholen sich bestimmte Prozesse. Wir kennen inzwischen eine Fülle solcher Pulsationen im Körper, die aufzuzählen hier Seiten füllen könnte, die aber zu spezifisch sind, um medizinische Laien zu interessieren. Jeder aber kennt das Pulsieren des Herzens und damit des Blutes. Aber auch die Mitochondrien, kleinste Zelleinheiten, pulsieren im Minutentakt. Wichtige Stoffwechselprozesse, wie z. B. die ATP-Synthese, laufen rhythmisch ab. Es gibt sogenannte vegetative Rhythmen im 1,5 Sekundentakt; andere biologische Rhythmen laufen in Minuten, in sieben, in zwanzig, in dreißig Tagen oder in zwölf Monaten ab. Wir wissen auch seit kurzem, daß eine Arznei eine jeweils verschiedene Wirkung hat, bzw. daß man geringere oder größere Dosen braucht, je nachdem, zu welcher Tageszeit sie gegeben wird. Diese Tatsache war in der chinesischen traditionellen Medizin schon lange bekannt und wurde auch therapeutisch genutzt. Auch die tibetische Medizin kennt, wie wir gehört haben, solch besonders günstigen Tageszeiten für die Einnahme von Medikamenten.

Es gibt ein besonderes Fach innerhalb der Medizin, die *Chronobiologie*, welche diese Fakten studiert. Da es aber an einen einzigen Lehrstuhl in Deutschland gebunden ist, kann man sich vorstellen, wie lange es dauert, bis solches Wissen, das eigentlich der alten Erfahrungsmedizin entstammt und von der Schulmedizin bislang als unwissenschaftlich und ungenau verpönt wurde, Eingang in das tägliche therapeutische Handeln des Arztes findet.

Auch die moderne Chaostheorie, die zunehmend in der Medizin populär wird, hat Parallelen in der traditionellen Lehre der Tibeter. Sie besagt vereinfacht, daß nichts im Körper in streng geordneten naturgesetzlichen, statischen Bahnen verläuft. Es gibt keine Statik in biologischen Prozessen. Sie laufen vielmehr am Rande des Chaos ab und müssen mit einem großen Aufwand an Energie ständig in einem äußerst labilen Gleichgewicht gehalten werden. Man spricht hier von *rückgekoppelten Systemen*, bei denen kleinste und nicht faßbare Ursachen ungeheuer verstärkte Wirkungen haben. Das biologische System muß die Möglichkeit zur Anpassung an äußere Einflüsse (Klima, Umwelt etc.) haben. Dies ist nur gegeben, wenn biologische Rhythmen nicht fixiert sind. Starre Ordnung ist lebensfeindlich. Leben ist eine Gratwanderung zwischen lebensfeindlicher Ordnung und Chaos.

Diese dynamische Betrachtungsweise biologischer Vorgänge ist der bisherigen, die mehr von statischen Einheiten ausgeht, von der Zelle angefangen bis zu komplexen Organen, diametral entgegengesetzt. Änderungen in diesen dynamischen Abläufen können verheerende Wirkungen haben. Trotzdem hat der Organismus immer die Tendenz, die Ordnung wiederherzustellen. Wir bezeichnen dies als Selbstheilungstendenz des Körpers, die durch eine sanfte Medizin sicher besser angeregt wird als durch chemische Präparate mit einem breiten Nebenwirkungsspektrum. Hier besteht doch eine verblüffende Parallele zu den Vorstellungen der Tibeter, besonders zu ihrer Säftelehre, aber auch zur Lehre vom feinstofflichen Körper.

Auch die enge Vernetzung der Psyche mit dem Immun-, dem endokrinen und dem Nervensystem, welche sämtlich die gleichen chemischen Botenstoffe, sogenannte *Neurotransmitter*, benutzen, ist in diesem Zusammenhang interessant. Sie ist uns erst seit einigen Jahren bekannt und sozusagen die Matrix für eine ganzheitliche, dynamische Betrachtungsweise des Menschen und entspricht in vielem der tibetischen Auffassung von Winden und ihrer Energie in ihren verschiedenen grob- bis feinstofflichen Abstufungen.

Schließlich sei hier noch eine Entdeckung erwähnt, die kürzlich amerikanischen Wissenschaftlern gelungen ist. Danach nimmt ein einfaches Gas, das Stickstoffmonoxid, eine chemisch aggressive Verbindung aus einem Stickstoff- und einem Sauerstoffatom, vielfältige Aufgaben im Immunsystem, im Gehirn und im Kreislauf wahr. Das Gas ist dank seiner geringen Größe in der Lage, gleichsam durch Wände zu gehen. Statt sich wie die bereits genannten Neurotransmitter an eine speziell zu ihnen passende „Antenne", also an Rezeptoren in der Außenhülle der Zielzelle zu binden, kann es direkt in die Zellen eindringen. Es besitzt eine Überlebenszeit von nur wenigen Sekunden und setzt in dieser Zeit im Zellinneren die Produktion zelleigener Signalstoffe in gang, die ihrerseits wiederum spezifische Zellreaktionen auslösen. Stickstoffmonoxid ist an der Steuerung der Weite der Blutgefäße beteiligt, kann von bestimmten Abwehrzellen des Immunsystems wie eine Art Kampfgas benutzt werden und beeinflußt wahrscheinlich auch Lernprozesse im Hirn. Wenn man derartige Nachrichten über diese neue Klasse von Signalstoffen liest, mit denen Nervenzellen ihre Botschaften weiterreichen, denkt man natürlich sofort wiederum an die Winde der tibetischen Medizin, die alle dynamischen Prozesse im Körper steuern und „Träger des Bewußtseins" sind.

Keineswegs sollte man dies natürlich so interpretieren, als wäre die Säftelehre sozusagen ein vorwissenschaftlicher Vorläufer der Chaostheorie oder dergleichen. Macht man sich aber als Arzt die Vorstellungen der tibetischen Medizin zueigen – natürlich nicht buchstabengetreu –, verinnerlicht man also ihre Medizinphilosophie, daß alle Lebensvorgänge dynamische Prozesse sind, dann wird man für das eigene Arbeiten als Arzt auch im Westen durchaus einen Gewinn haben, auch wenn man sie nicht vollständig praktizieren kann.

Schließen wir dieses Kapitel mit dem Fazit eines Dialogs über Ganzheitsmedizin in Wien 1991: „Der Mensch muß wieder zum Zentrum des Kosmos werden, und der Patient muß seelischen Beistand auf der Basis von Religion und Philosophie haben. Es ist die Aufgabe des Arztes, dieses zu vermitteln". Jeder Blick über die Grenzen des eigenen Systems hinaus, also auch der Dialog mit der tibetischen Medizin, dem dieses Buch dienen soll, wird in diesem Sinne Frucht tragen.

*Der Weg
der tibetischen Medizin
in die Zukunft*

Die Ethik des tibetischen Arztes

Wir hatten schon festgestellt, daß in der Praxis ein Medizinsystem nur so gut ist wie seine Ärzte. Natürlich muß man eine gründliche und systematische Ausbildung voraussetzen. Der gut ausgebildete Mediziner muß aber noch lange nicht ein guter Arzt sein und umgekehrt. Es kommt also auch noch auf etwas anderes an, das man nicht lernen kann und das ist die ethische Einstellung: die innere Einstellung zum Kranken. Sie ist sicher nicht bei jedem tibetischen Arzt in gleicher Weise ausgeprägt, war aber bei denen, mit denen ich persönlichen Kontakt hatte, sehr beeindruckend und nachahmenswert, ohne daß sie selbst je darüber ein Wort verloren hätten.

So wie bei uns der hippokratische Eid schon aus den Anfängen der Heilkunde stammt, gab es auch bei den tibetischen Ärzten schon sehr früh einen ethischen Kanon. Er soll vom König *Tri Song Detsen* (792 bis 798) verkündet worden sein und ist in der Biographie von *Yuthok Yontan Gonpo* nachzulesen. Wir geben hier die geforderten Eigenschaften und die Pflichten eines Arztes verkürzt wieder:

„Ein Student soll seinem Lehrer vollständig gehorchen, aber auch Geduld mit ihm haben, fleißig sein und ein gutes Verhältnis zu seinen Mitstudenten suchen. Wenn er nicht eine genaueste Kenntnis der Medizinbücher hat, dann wird er Krankheiten nicht diagnostizieren können, so wie ein blinder Mann kein Gold erkennen kann.

Ein Arzt muß intelligent sein, eine schnelle Auffassungsgabe und ein gutes Gedächtnis haben. Er soll von edler Geburt sein, sonst wird er von den Leuten nicht respektiert.

Er muß Liebe und Sympathie für die Kranken entwickeln und immer den Wunsch haben, allen Lebewesen zu helfen. Er darf nicht einen Patienten vor dem anderen bevorzugen, sondern muß alle gleich behandeln. Die Ausscheidungen seiner Patienten darf er nicht als Unreines verachten, sonst wird er Krankheiten nicht erkennen können. Ein Arzt muß praktische Erfahrung haben und alle medizinischen Techniken, z. B. das Einführen von Medizin in den Darm, Aderlässe und Moxibustion beherrschen. Er muß auch seine Medizin selbst zubereiten können, sonst ist er wie ein Soldat, der ohne Waffen in den Krieg geht.

Seine Ausstrahlung auf seine Mitmenschen soll angenehm sein und so, daß sie sein Verständnis spüren und Mut und Selbstvertrauen gewinnen. Er sollte auch die Gewohnheiten und Gebräuche der einfachen Menschen kennen und sich dementsprechend benehmen können. Er muß Mitleid mit den Armen haben und nicht geldgierig sein.

Der Arzt muß selbst das Verlangen haben, erleuchtet zu werden, er soll den Medizinbuddha als Hüter der Medizin ansehen und die Medizin selbst als etwas sehr Wertvolles, das alle Wünsche erfüllt, ähnlich einem ewig fließendem Nektar. Ein Arzt, dem die notwendigen Qualitäten fehlen, ist wie ein Dämon, der nicht Gesundheit gibt, sondern Leben nimmt. Ein Doktor dagegen, der alle geforderten Eigenschaften hat, wird Ruhm und Wohlstand erlangen und er wird als Stellvertreter des Medizinbuddha Beschützer der Hilflosen sein."

Der uralte Kanon des tibetischen Arztes zeigt, daß dieser sich von Anfang an immer als buddhistischen Arzt verstanden hat. Er soll nicht aufs Geld achten, sondern seinen Lohn in dem Guten sehen, das er getan hat. Wenn ein Arzt sich vorstellt, daß der Kranke sein Vater oder seine Mutter in einem früheren Leben gewesen sein könnte, dann wird er ihm in einer Haltung der Liebe und Geduld begegnen. Die Patienten werden zu ihm strömen, und er hat keine Werbung nötig. Neben materiellem Wohlstand kann sein höchster Lohn die Erleuchtung schon in diesem Leben sein.

Bei jeder Behandlung soll der Arzt auch bedenken, wie schwierig es ist, eine menschliche Wiedergeburt zu erlangen. Nur durch sie kann die Befreiung erreicht werden, nur der menschliche Körper kann zum Träger des Erleuchtungsbewußtseins werden. So ist das Heil des Leibes für den buddhistischen Arzt auch die Voraussetzung für das Heil der Seele und er hat die Verpflichtung, mit seiner Kunst zur Vollendung seines Mitmenschen beizutragen. Wenn er sich in den Medizinbuddha transformiert, dann wirkt seine Medizin nicht nur wie jedes andere profane Heilmittel auch, sondern darüber hinaus wie der Segen des Buddha.

Durch diese Einstellung, daß das letzte Ziel des Menschen die Verwirklichung seiner Buddhanatur ist und daß die Medizin ganz wesentlich zu diesem Ziel beiträgt, wird die tibetische Medizin, um es noch einmal zu betonen, zu einer buddhistischen Medizin. Der Arzt, der dem *Bodhisattva-Ideal* folgt – der Bodhisattva ist, wie schon früher gesagt, ein Erleuchteter, der auf den Eingang in das Nirvana verzichtet, in den Kreis der Wiedergeburten wieder eintritt und mit Liebe und Erbarmen allen lebenden Wesen hilft – wird ganz andere heilende Kräfte entwickeln und ein ganz anderes Charisma haben als ein profaner Arzt.

Natürlich wird der religiöse Hintergrund der tibetischen Medizin, ja das regelrechte Verflochtensein von buddhistischer Metaphysik mit empirischer medizinischer Erfahrung, sofort Skeptiker auf den Plan rufen. Diese mögen dann von einer magisch betonten Medizin sprechen. Aber ist nicht vielleicht der Verlust des Glaubens an die magischen Kräfte der religiösen Symbole eine wichtige Ursache für die Zunahme der psychosomatischen Störungen im Westen, denen die Medizin so hilflos gegenübersteht? Verglichen mit der Dritten Welt haben sich in den letzten 100 Jahren unsere psychosozialen Verhältnisse objektiv gesehen nur ständig verbessert, einschließlich einer medizinischen Überversorgung, wie sie in früheren Jahrhunderten undenkbar war und auch in den meisten Ländern der Erde kaum realisierbar ist. Trotzdem werden die Menschen im Westen immer unglücklicher, angstvoller, mißtrauischer und zugleich anspruchsvoller. Wir sehen aber auch, daß selbst bei hoffnungslosen Fällen eine Arztpersönlichkeit, die Vertrauen ausstrahlt und Hoffnung vermitteln kann, ungeahnte Erfolge haben mag, auch wenn nicht immer die erhoffte Heilung eintritt.

Nach Meinung der derzeit in Dharamsala für das Gesundheitswesen Zuständigen muß das Ethos der buddhistischen Medizin mit seinem Bodhisattva-Ideal, daß man sich gesund erhalten muß, um anderen helfen zu können, mehr betont werden, als dies bisher nach außen hin der Fall war. Der *Dalai Lama* selbst hat mit einer Ansprache auf einem Medizinerkongreß in Bangalore 1989 den Anstoß zu dieser Propagierung einer buddhistischen Medizin gegeben.

Sollte die tibetische Medizin wieder einmal der Vorreiter einer neuen Welle buddhistischer Missionierung, diesmal in Richtung Westen werden? Ist es das Karma der Tibeter, ihr Land zu verlieren, aber den Westen zu gewinnen? Sollte die Medizin, in welcher Transformation auch immer, hierbei eine wichtige Rolle spielen? Fragen, die wir nicht beantworten können. Die zunehmende Popularität des Dalai Lama als spiritueller buddhistischer Führer, die immer größer werdende Zahl tibetischer religiöser Zentren im Westen und schließlich die immer häufigeren Reisen tibetischer Lamas und Ärzte in westliche Länder, um hier Belehrungen zu geben und Vorträge zu halten, lassen doch sehr in diese Richtung denken.

Buddhistischer Fundamentalismus und die Medizin

Es ist zur Zeit ganz offen, welchen Weg die tibetische Medizin gehen wird. Auffällig ist jedoch, daß in praktisch allen Veröffentlichungen tibetischer Ärzte, die ins Englische übersetzt worden sind, fast stereotyp die Lehre der *Vier Tantras* wiedergegeben wird, ohne die geänderten Lebensverhältnisse bezüglich Klima, Ernährung und sozialen Umständen besonders zu betonen; soweit sie sich auf das alte Tibet beziehen, verschweigen sie, daß die dort hochentwickelte akademische Medizin nur punktuell zur Basisversorung der Bevölkerung zur Verfügung gestanden hat. Die tibetische Medizin wird also in gewisser Weise idealisiert.

Die offiziellen Institutionen der Medizin im Exil werden von den alten, erfahrenen Ärzten, die ihre Ausbildung noch in Tibet bekommen haben, geprägt, sowie von Funktionären, die der ehemaligen Oberschicht entstammen. Hier ist die zunehmende Tendenz zu beobachten – die sicher auch in einem gewissen Zusammenhang mit der Ausbreitung des tibetischen Buddhismus im Westen steht – die tibetische Medizin nicht als Ergänzung der westlichen Medizin zu sehen, sondern im Gegenteil als die Lösung all der Probleme zu propagieren, welche die westliche Medizin bis heute nicht hat lösen können. Es ist also eine Art neuer Fundamentalismus entstanden, welcher die buddhistischen Aspekte der tibetischen Medizin in den Vordergrund rückt: Tibetischer Buddhismus und tibetische Medizin als Heilsbringer.

Die Tibeter meinen, daß bei einem Wettbewerb der modernen Medizin mit der traditionellen Lehre die letztere als Sieger herauskomme. In den alten Systemen sei die Antwort zu allen heutigen Problemen bereits enthalten und die moderne Medizin könne Lehren und Techniken der alten Medizin nur zu ihrem Vorteil in ihr eigenes System integrieren. Ein nicht-buddhistischer Arzt habe möglicherweise nicht die gleiche Heilkraft wie ein tibetischer Arzt, weil ihm die rituellen und spirituellen Aspekte der Therapie fehlen. Trotzdem bleibe natürlich immer noch die Heilkraft der Pflanzen. Er, der Nicht-Buddhist, müsse nur getreulich den verschiedenen Lehren und Instruktionen der Tantras folgen.

Die jüngeren Ärzte, die in Indien geboren sind, haben da zum Teil eine ganz andere Einstellung. Für sie ist der Gedanke nicht unmöglich, die tibetische Medizin von der buddhistischen Metaphysik zu entkoppeln. Sie wollen mit dem verbleibenden Lehrgebäude ganz pragmatisch Medizin in der Dritten Welt betreiben. Dieser Konflikt wird in keiner Weise offen ausgetragen. Aber er ist latent durchaus vorhanden und es wäre auch merkwürdig, wenn es nicht so wäre.

Aus der Umgebung des Dalai Lama ist häufiger zu hören, daß die Vertreibung aus Tibet nicht nur eine Katastrophe, sondern auch eine große Chance bedeute, im politischen Bereich ein Demokratieverständnis zu erwerben und neue Modelle der Herrschaftsform zu entwickeln. Niemand kann sich so recht vorstellen, das alte Feudalsystem, sollte es zu einer Einigung mit den Chinesen kommen, wieder einzuführen. In einem Vortrag 1992 forderte der schon erwähnte Ngari Rinpoche, Bruder des Dalai Lama, sogar eine Entflechtung von Staat und Kirche, also ein säkularisiertes Tibet.

Auch im religiösen Bereich sind durch die wachsende Zahl von Anhängern des tibetischen Buddhismus im Westen ganz neue Akzente gesetzt worden. Die Vorherrschaft der ordinierten Religiösen aus den Klöstern, welche das religiöse und auch das soziale Leben im alten Tibet bestimmten und auch heute noch im Exil prägen, ist hier gegenüber einer autarken und häufiger – vor allem in den USA – feministisch geprägten Laienschaft weit in den Hintergrund getreten. Meditation und Kontemplation werden im Westen durch Laien weit mehr gepflegt, als das je unter Tibetern üblich und möglich war. Und schließlich haben auch tibetische Lamas, welche große Gemeinden im Westen gegründet haben, wie *Tarthang Tulku* und *Choegyam Trungpa* zu einer ganz neuen, dem westlichen Verständnis angepaßten Sprache gefunden, die die Rezeption des Buddhismus ungeheuer erleichtert hat.

Da nun einmal die westliche Medizin im Osten schon seit über 100 Jahren beherrschende Lehre und Praxis geworden ist, muß es irgendwann auch zu einer zumindest sprachlichen Anpassung der tibetischen Medizin an die westliche Schulmedizin kommen. Entsprechende zaghafte Versuche tibetischer Autoren in dieser Richtung, etwa bei der Übersetzung der Vier Tantras westliche Medizinterminologie zu benutzen, haben sich aber bisher als ein Fehlschlag erwiesen. Sie führen eher zu groben Mißverständnissen als zu einem besseren Verständnis.

Der Konflikt zwischen Fundamentalismus und Pragmatismus wird im nächsten Jahrzehnt ausgetragen werden. Auch die Exiltibeter werden der Entscheidung nicht ausweichen können, ob sie die reine traditionelle Lehre in Konkurrenz mit der westlichen Medizin in Indien und im Westen erhalten wollen und können, oder ob sie sich, wie die ayurvedische und die chinesische traditionelle Medizin, pragmatisch an die westliche Medizin anpassen.

Traditionelle Medizin in der Autonomen Region von Tibet

Wie nicht anders zu erwarten, hat sich die traditionelle Medizin in der Autonomen Region von Tibet ganz anders entwickelt. Nach wie vor ist sie im *Mentse Khang* institutionalisiert. Es hat mir allerdings etwas Mühe gemacht, den Mentse Khang zu finden, weil weder der junge chinesische Dolmetscher noch die Leute, die er nach dem Weg fragte, jemals etwas von einem Mentse Khang gehört hatten. Die alten Gebäude sind abgerissen worden. Dafür hat man in unmittelbarer Nähe des *Jokhang*, des Haupttempels von Lhasa, ein modernes Hospital gebaut, das jetzt *Traditional Medicine Hospital of the Tibet Autonomous Region* heißt.

Es besitzt 200 Betten und eine große Out-Patient-Clinic, also eine Ambulanz mit einem Durchgang von 500 bis 600 Patienten täglich. Im Hospital arbeiten zur Zeit fünf Professoren, 26 Assistenz-Professoren, 50 Abteilungsleiter und 93 weitere Ärzte, die z.T. auch Lehrer am räumlich getrennten *Tibetan Medical College* sind. Dieses hat zur Zeit etwa 300 Studenten, jedoch nicht den Status einer Universität. Wie früher ist dem Komplex auch heute ein Astrologie-Department angeschlossen, das als Forschungszentrum fungiert und z. B. jährlich den neuen Kalender herausgibt, aber keine Studenten ausbildet. Die Astrologie ist aber nach wie vor ein Teil des Lehrstoffes.

In dem Krankenhaus gibt es drei innere Abteilungen, eine Kinderabteilung, eine gynäkologische Abteilung und eine Abteilung für traditionelle chinesische Akupunktur. Außerdem stehen eine Röntgenabteilung, ein großes Labor, eine EKG- und auch eine Ultraschall-Abteilung zur Verfügung. Auch Operationen werden durchgeführt. Diese Sparten westlicher Medizintechnik werden von 20 tibetischen Ärzten mit westlicher Ausbildung betreut. Zur Zeit werden auch zwei oder drei Tibeter in westlicher Pharmakologie ausgebildet. Es gibt zudem eine Forschungsabteilung, die sich mit der Sammlung und Ordnung der Medizinliteratur und mit der tibetischen materia medica beschäftigt. Nähere Einzelheiten waren nicht zu erfahren. Jedenfalls versucht man hier nach modernen wissenschaftlichen Methoden zu arbeiten.

Die Fabrik, in der die Heilkräuter verarbeitet werden – wie in Dharamsala sind es 2 000 Tonnen pro Jahr – liegt am Stadtrand. Die maschinelle Verarbeitung erfolgt in genau der gleichen Weise und mit den gleichen Maschinen, wie sie weiter oben für das *Tibetan Medical Institute* in Dharamsala beschrieben wurden.

Insgesamt soll es noch 1 000 traditionelle Ärzte in Tibet geben. Genaue Zahlen kennt man nicht, weil die Ärzte in den von Tibetern besiedelten, jetzt chinesischen Provinzen außerhalb der Autonomen Region nicht zu erfassen sind. Im ganzen gebe es mehr chinesische als tibetische Ärzte. Es ist auch nicht genau bekannt, wie viele tibetische Ärzte es zur Zeit gibt, die in China in westlicher Medizin ausgebildet worden sind.

Die Grundlage der Lehre sind nach wie vor die Vier Tantras und der Kommentar des Regenten *Sangye Gyatso*. Die gesamte medizinische Literatur ist vorhanden, außerdem sind in der Bibliothek des Hospitals ein Teil der 79 Thangkas (Rollbilder) ausgestellt, die der Regent seinerzeit in Auftrag gegeben hatte. Auf ihnen ist der gesamte Inhalt der Vier Tantras in unmißverständlicher Form dargestellt. Die Thangkas liegen übrigens auch als Buch in einer tibetisch-chinesischen und in einer tibetisch-englischen Version vor.

Buddhistische Philosophie ist nur noch insoweit Teil des Lehrstoffes, als sie in den Vier Tantras ausdrücklich erwähnt wird und Teil der Medizin ist. Dies ist natürlich eine nur mäßig exakte Beschreibung. Es gibt keine spezielle Lehre vom feinstofflichen Körper, die in der Tat nicht Teil der medizinischen, sondern der tantrischen Lehren ist. Aber die *Drei Gifte des Geistes* werden durchaus auch heute noch als die metaphysische Basis jeder Krankheit gesehen. Dem Karma als Krankheitsursache wird kein besonderes Gewicht beigemessen, obwohl es entsprechend seiner Nennung in den Medizintexten im Unterricht erwähnt wird. Offiziell glaubt man natürlich auch nicht mehr an Dämonen und Geister, aber da sie im Volksglauben immer noch existieren, müsse man darauf eingehen. Es ist dies die gleiche Einstellung, die wir schon weiter oben als Aussage des Leibarztes des Dalai Lama referiert haben.

Wir hatten auch schon den Ausspruch des Astrologen in Dharamsala erwähnt, daß nach seiner Meinung die Medizin in Lhasa im Abstieg sei, weil sie Buddhismus und Astrologie im Lehrplan ausgeklammert habe. Infolgedessen habe ich mich für diese Frage natürlich ganz besonders interessiert. Es ist nun sicher so, daß der Buddhismus offiziell zwar als Religion wieder anerkannt wird, aber es wird ihm in gar keiner Weise der gleiche Stellenwert zugemessen wie bei den Exiltibetern. Trotzdem war ganz deutlich herauszuhören, daß buddhistische Metaphysik nach wie vor die Grundlage der traditionellen Medizinlehre ist, wenn auch eher versteckt und nicht so explizit, wie in den vorangehenden Kapiteln geschildert. Einer meiner Interview-Partner meinte, meine Fragen in dieser Hinsicht hätten ihn doch sehr zum Nachdenken angeregt. Ein anderer sagte klipp und klar, ohne Buddhismus gäbe es keine tibetische Medizin mehr. Die Studenten lernen auch Englisch und Chinesisch und am Ende ihres Studiums westliche Anatomie und außerdem Botanik. Dies ist sicher ein wichtiger Vorzug gegenüber dem Studium in Dharamsala.

Die Diagnostik ist die gleiche wie bei den Exiltibetern. Eine bedeutsame Änderung ist allerdings, daß alle Patienten einen Laborcheck erhalten und gegebenfalls mit Röntgen, EKG und Ultraschall untersucht werden. Auch benützen alle Ärzte ein Stethoskop. Man verläßt sich also z. B. in einem Fall, bei dem eine Lungenkrankheit anhand der Pulse diagnostiziert wird, nicht mehr allein auf die Pulsdiagnose, sondern läßt eine Röntgenuntersuchung vornehmen, schon allein, um eine Lungentuberkulose auszuschließen. Die Kooperation zwischen traditioneller und westlicher Medizin ist hier verwirklicht worden.

Die Pharmakologie ist ähnlich strukturiert wie in Dharamsala. Probleme der Pflanzenidentifizierung sind in Tibet die gleichen. Es gibt allerdings noch keinen Mangel an Pflanzen aus dem Hochhimalaya, die in der Regel von Bauern oder von Nomaden gepflückt werden und die im Austausch für ihre Anlieferung an das traditionelle Hospital fertige Arzneien erhalten. Einmal im Jahr gehen Studenten und Professoren auch auf Pflanzensuche, wie dies schon früher üblich war. Für ganz besonders wertvolle Arzneien werden auch Lamas hinzugezogen, die die entsprechenden Rituale durchführen. Auch unter den Ärzten gibt es noch einige ältere Mönchsärzte, welche die alten Riten (Mantras, Gebete etc.) durchführen, „wenn dies von den Patienten gewünscht wird".

Es stehen etwa 1 000 Einzelingredienzien zur Verfügung, woraus

350 verschiedene Pillen gemacht werden. Minerale, Metalle und Juwelen gibt es etwa 30 und nochmals die gleiche Anzahl tierischer Produkte. Die Juwelenpillen seien in ihrer Wirkung besser als die von Dharamsala – was zu beweisen wäre, da ihre Basis (*Ngochu Tsothel*) von Dr. Choedrak selbst, dem Chefarzt des TMI in Dharamsala vor seiner Ausreise nach Indien in Lhasa hergestellt worden ist.

Man bemüht sich, von der Pille als einziger Darreichungsform wegzukommen. Im Moment werden aber fast nur Pillen hergestellt, in letzter Zeit gibt es allerdings auch Tees und Tropfen. Die Rezepturen werden nach festgelegten Gewichtsangaben angefertigt, wobei aber möglicherweise nur Gewichtsanteile von 1–5 oder mehr angegeben werden, nicht aber Gramm oder Kilogramm. Es wurde mir aber nicht erlaubt, ein solches Rezeptbuch, das ich flüchtig sehen konnte, zu fotografieren. Bei der Pillenherstellung fehlt noch ein sicherer Standard in bezug auf die einzelnen Chargen. Die Pillen werden von Lhasa aus in ganz China verteilt. Ein Export in das Ausland findet kaum statt. Daneben stellen aber in ländlichen Gegenden lokale Heiler ihre Medizin auch noch selbst her; also auch hierin gibt es keinen Unterschied zu den Exiltibetern.

Auch in der Therapie gibt es natürlich keine prinzipiellen Unterschiede. Die Akupunktur wird in ihrer chinesischen Form benutzt, außerdem verwendet man die Kauterisation, also das Brennen mit einem heißen Eisen, die Behandlung mit der Goldenen Nadel und die Moxibustion. Auch Massagen werden gegeben, wenngleich auch in chinesischer Art als Ganzmassagen.

Das Spektrum der Krankheiten ist dem oben geschilderten ähnlich. Die Infektionskrankheiten haben durch den Tourismus und die schnelle Übertragbarkeit infolge der Busverbindungen zugenommen: Man kommt von Lhasa aus in zwei Tagen mit dem Bus nach Turkistan, noch schneller nach Osttibet – früher dauerte das Tage und Wochen. Vor 1959 habe es sehr viel weniger Tuberkulosefälle gegeben, danach hätte sie sehr zugenommen, seien aber jetzt wieder im Abnehmen. Es gibt keine Malaria; Hepatitis ist unter Nomaden verbreitet, stellt aber kein Problem dar. Auch Wurmbefall ist eher unter den Nomaden zu finden. Nach 1959 seien die Geschlechtskrankheiten – im Gegensatz zu früher – fast vollständig ausgerottet worden, durch den Tourismus nehmen sie aber wieder etwas zu. Hautkrankheiten sind häufig, Allergien dagegen selten; wenn welche auftreten, dann sind es Hautallergien. Die tibetische Medizin sei besser bei chronischen Krankheiten, bei Epilepsie und fraglich auch bei Diabetes, aber Genaues wisse man nicht.

Das Hauptproblem sind derzeit die gastrointestinalen Krankheiten vom Magengeschwür bis zum Magenkrebs, der aus unbekannten Gründen häufiger wird. Auch ist der Fettkonsum der Tibeter viel zu hoch, sodaß Stoffwechselstörungen zunehmen. Es gibt viel Bluthochdruck mit Schlaganfall als Folge, vor allem bei Mönchen. Der Herzinfarkt tritt im Gegensatz zu früher häufiger auf, vor allem bei den Reichen und den Funktionären, die mehr unter Streß ständen. Dafür gibt es kaum Asthma. Gallenblasen- und Nierensteine kann man auflösen, sofern es sich eher um Sand als um ausgebildete Steine handelt. Auch die psychischen Krankheiten sind im Zunehmen begriffen durch das gehäufte Auftreten familiärer Probleme mit Scheidungen, durch die Jagd nach Geld und die Überbevölkerung.

Es ist in diesem Zusammenhang nicht uninteressant zu erwähnen, daß weltweit die Depressionen zugenommen haben und insbesondere immer häufiger jüngere Altersgruppen befallen. Die Weltgesundheitsorganisation hat als Ursache den Bruch mit Traditionen, den Verlust an religiösen Bindungen, Vereinsamung, Beziehungslosigkeit und den Zerfall der Familienstrukturen genannt. Genau das also, was die Ärzte in Lhasa meinen. Ich denke, daß die weitgehende Unterdrückung des Buddhismus in den vergangenen Jahrzehnten hierfür auch eine erhebliche Rolle spielt. Es ist auch sehr auffallend, daß die Exiltibeter, die kulturell und sozial durch das einigende Band des Glaubens bis heute zusammengehalten worden sind, bisher von der weltweiten Zunahme depressiver Erkrankungen verschont geblieben sind.

Wie die Exiltibeter, so leiden auch die tibetischen Ärzte in Lhasa unter chronischem Geldmangel. Sie meinten sogar, daß die in Dharamsala besser dran seien, da es dort wenigstens Sponsoren gäbe. Man wußte im übrigen sehr genau Bescheid, was jenseits des Himalaya vorgeht.

Aus dem Fenster des traditionellen Hospitals blickt man auf den Barkhor, den großen Platz vor dem Jokhang. Dort unten sieht man ein buntes Gewimmel von Pilgern in ihren Landestrachten aus allen Teilen Tibets und der angrenzenden chinesischen Provinzen. Man hat hier durchaus den Eindruck, daß der Buddhismus sehr lebendig ist und man kann im Moment (Herbst 1992) nichts mehr von den Repressionen bemerken, von denen Besucher früherer Jahre berichtet haben. Was sich allerdings dahinter abspielt, bleibt verborgen.

Auch im Hospital selbst vermitteln die Bibiliothek im obersten Geschoß, in der die Medizin-Thangkas ausgestellt sind und die mit einem großen Wandbild des Medizin-Buddha geschmückt ist und ein weiterer Raum, der eine Art kleines Medizinmuseum darstellt, durchaus eine sakrale Atmosphäre. Hier brennen Butterlampen vor der Statue von Yuthok dem Älterem, der der tibetischen Medizin zum Durchbruch verholfen hat und als Inkarnation des Medizin-Buddha gilt. Die Schlüssel zu diesen Räumen verwahrt übrigens ein junger Mönch.

In Lhasa ist die tibetische Medizin unter dem Zwang der Verhältnisse offensichtlich konsequent den Weg gegangen, die pragmatische Kollaboration mit der westlichen Medizin zu suchen. Man kann zweifellos hier nicht mehr von einer buddhistischen Medizin sprechen, sind doch buddhistische Metaphysik in der Lehre und buddhistische Rituale und Praktiken in der Therapie weit in den Hintergrund gerückt. Aber es steht ebenso außer Zweifel, daß es diesen buddhistischen Hintergrund immer noch oder wieder gibt. In den nächsten Jahren wird sich zeigen, ob auch die tibetische Medizin im Exil einen ähnlichen Weg, wenn auch sicher sehr viel langsamer, gehen wird. Jedenfalls ist dieses – seit dem 7. Jahrhundert unverändert bestehende – Medizinsystem im Wandel begriffen. Es wird sich den aus dem Westen kommenden Denkmustern nicht entziehen können und wer weiß, vielleicht entsteht daraus eine fruchtbare, neue und heilbringende Synthese.

Literaturverzeichnis

Asshauer, E.: Die Akupunktur, Delphin Verlag, München 1985
Asshauer, E.: Tibetische und chinesische Medizin: Ein Vergleich. Dt.Z. Akupunktur 27, 137, 1984
Clifford, T.: Tibetan Buddhist Medicine and Psychiatry. The Diamond Healing. The Aquarian Press, Wellingborough, N. H., 1984
Dash, B.: Tibetan Medicine, Library of Tibetan Works and Archives, Dharamsala 1980
Dhargyey, N.: Kalacakra Tantra, Library of Tibetan Works and Archives, Dharamsala 1985
Dhonden, Y.: Gesundheit durch Harmonie. Einführung in die tibetische Medizin, Diederichs Verlag, München 1990
Dhonden, Y . and J. Kelsang: The Ambrosia Heart Tantra. Tibetan Medicine,Series No. 6, Library of Tibetan Works and Archives, Daramsala 1983
Dhondup, K. (Hrsg.): Lectures on Tibetan Medicine by Lady Dr. Lobsang Dolma Khangkar, Library of Tibetan Works and Archives, Dharamsala 1985
Finckh, E.: Grundlagen der tibetischen Heilkunde (Bd.I), Med. Lit. Verlagsgesellschaft, Uelzen 1975
Finckh, E.: Grundlagen der tibetischen Heilkunde (Bd.II), Med. Lit. Verlagsgesellschaft, Uelzen 1985
Goltz, D.: Studien zur altorientalischen und griechischen Heilkunde. Therapie-Arzneizubereitung-Rezeptstruktur, Sudhoffs Archiv, Beiheft 16, Franz Steiner Verlag, Wiesbaden 1974
Govinda, A.: Grundlagen tibetischer Mystik, O. W. Barth Verlag, Weilheim 1982
Heide, L.: Traditionelle Heilpflanzen in der Gesundheitsversorgung der Dritten Welt, Phytotherapie 12, 1, 1991

Hunke, S.: Allahs Sonne über dem Abendland, Deutsche Verlagsgesellschaft, Stuttgart 1964

Kaufmann, R.: Die Krankheit erspüren, Piper Verlag, München 1985

v. Korvin-Krasinski, C.: Die tibetische Medizinphilosophie, Origo Verlag, Zürich 1953

Lati Rinbochay and J.Hopkins.: Death, Intermediate State and Rebirth in Tibetan Buddhism, Snow Lion Publ., Ithaca, N. Y. 1985

Laufer, H.: Tibetische Medizin, Fabri Verlag, Ulm 1991 (Nachdruck)

Meyer, F.: Gso-Ba Rig-Pa. Le système médical tibétain, Centre National de la Recherche Scientifique, Paris 1981

Porkert, M.: Die chinesische Medizin, Econ Verlag, Düsseldorf/Wien 1982

Rapgay, L.: The Art of Tibetan Medical Urinalysis, Eigenverlag, Dharamsala 1986

Rechung Rinpoche, J. K.: Tibetan Medicine, University of California Press, Berkeley and Los Angeles 1976

Sigerist, H. E.: Anfänge der Medizin (Bd.II), Europa Verlag, Zürich 1963

Sournia, J.-Ch.: Die arabische Medizin, in: Illustrierte Geschichte der Medizin (Bd.II), Andreas und Andreas Verlag, Salzburg 1990

Schöner, E.: Das Viererschema in der antiken Humoralpathologie. Sudhoffs Archiv, Beiheft 4, Franz Steiner Verlag, Wiesbaden 1964

Tarthang Tulku: Selbstheilung durch Entspannung, Scherz Verlag, München 1985

Thakkur, Ch.: Ayurveda. Die indische Heil- und Lebenskunst, Bauer Verlag, Freiburg 1977

Tibetan Medical Thangka of the Four Medical Tantras. Tibetan-English Edition, People's Publishing House, Lhasa 1987

Tibetan Medicine. Series No.1–9, Library of Tibetan Works and Archives, Dharamsala 1980–1985

Tsarong, T. J.: Fundamentals of Tibetan Medicine, Tibetan Medical Centre, Dharamsala 1981

Tsarong, T. J., F.Meyer und E. Asshauer.: Tibet und seine Medizin. 2 500 Jahre Heilkunst, Pinguin Verlag Innsbruck und Umschau Verlag, München 1992

Vogel, H.G.: Similarities between various systems of traditional medicine. Considerations for the future of ethnopharmacology, in: J. Ethnopharmacology 35, 179, 1991

Zysk, K. G.: Ascetism & Healing in Ancient India. Medicine in the Buddhist Monastery, Oxford Univ.Press, New York/Oxford, 1991

Register

A

Aderlaß 172
Affe 78
Aids 97, 106
Akupressur 34f., 172, 174, 182, 240
Alexander der Große 24, 44
Alkohol 94, 99, 103, 156
Allergie 31, 163
alternative Medizin 16
Anamnese 102
Anatomie 239
Ängste 193
Anschauung 58
Antibiotika 26
Äpfel 99
Appetitlosigkeit 184
Aristoteles 20
Arzneimittelherstellung 123
Asthma 31, 215
Astrologe 191
Astrologie 61, 66, 137, 140, 239
Atemübungen 35, 196
Äther 61
Atisa 45
ATP-Synthese 228
Aufmerken 58

Avicenna 26
Ayurveda 29f., 32, 41, 156, 53, 72, 217

B

Baisajyaguru 52
Bardo Thödol 63
Bardokörper 63
Bardophase 212
Barfußdoktoren 140
Begierde 58, 86
Bier 152
Blase 81, 83
Blumenkohl 96
Blut 72
Blutdruckmessung 103
Bluthochdruck 226
Bodhisattva-Ideal 233f.
Bohnen 93
Bön-Schamanen 202
Botanik 239
Brahma 27, 52
Buddha 59, 87, 93, 148, 233
Buddha Kasyapa 52
Buddha Sakyamuni 49

Buddhismus 12, 17, 35, 236, 239, 241
Butter 94, 103
Buttertee 152, 154

C

Caraka 29
Chakra-Heilung 194
Chaos 229
China 40
Chirurgie 25, 40
Chronobiologie 40, 229
corpus hippocraticum 28
Cortison 32

D

Dalai Lama 12, 41, 87, 97, 132, 234
Dämonen 59, 87
Dämonenaustreibung 87
Delek Hospital 138
Depression 215, 241
Dhang 192
Dharma-Medizin 193
Dhava Misra 29
Dhyani-Buddha 191
Diabetes 31, 56, 162, 226, 241
Diät 30, 40, 156
Diätfehler 89, 93, 96
Dickdarm 81
Dioskurides 24
Drei Gifte des Geistes 55, 58, 86, 90, 148, 202, 238
Drei-Säfte-Lehre 28, 227
Dreifacherwärmer 83

Drepung 153
Drittes Auge 69
Droge 119f.
Dünndarm 81

E

Edler Achtfacher Pfad 58, 149
Ei 64
Eisen 61
Embryo 64, 66, 192
Embryologie 65
Empedokles 19
Energie 36, 63
Entbindung 208
Epilepsie 31, 87
Erbrechen 21
Erbsen 93
Erde 36, 61, 103
Erfahrungsmedizin 28
Erfüllung 58
Erleuchtete Wesen 64
Ernährung 94, 149, 154, 192, 217
essentielle Tropfen 69

F

Fasten 92
Feuer 36, 61, 82, 103, 211
Fieber 56
Fleisch 103, 151
Fleischbeschau 25
Folge-Tantra 55
Fötus 65
Freund-Feind-Regel 106
Fuchs 77

Fundamentalismus 236
Fünf Wandlungsphasen 61, 103

G

Galen 19
Galle 20, 59, 72, 79, 81, 198
Gallekrankheiten 55, 93, 112
Ganden 153
Ganzheitsmedizin 230
Ganzkörpermassage 182
Garuda 94
Geburt 208
Gedächtnis 91
geheime Lehren 55
Geier 77
Geist 21
Geister 87
Geisteskrankheiten 193
Geruch 118
Geschmack 118f.
Gesinnung 58
Gesundheitspolizei 25
Gewaltlosigkeit 12
Gicht 87
Gleichgewicht 72, 78
Gold 123, 165
Golden Moxa 142, 180
Goldene Nadel 178, 200, 240
Götter 87
Gymnastik 35

H

Halbedelsteine 18
Handauflage 194

Handeln 58
Harmonie 19, 30, 36, 61
Haß 58, 86
Hefe 99
Heilen 53
Heilkräuter 23
Heilpflanze 62, 117, 124, 161
Heilverfahren 16
heiße Krankheiten 86
Hepatitis 240
Herz 81
Herz-Chakra 200
Herz-Zentrum 67f.
Herzinfarkt 215, 226
Heuschnupfen 215
Hippokrates 18
Hirn 68, 81
Hitzekrankheiten 156
Holz 36, 61, 103
Homöopathie 31
Hor-Moxibustion 181
Huang Di 34
Hygiene 217

I

I-Ging 36
Ibn al Baikar 26
Ida 82
Immunsystem 223
Infektionskrankheiten 26, 163

J

Jahreszeiten 155
Juwelen 240

Juwelenpillen 48, 137, 166, 168f., 240

K

Kaffee 93, 99, 156
Kalachakra Tantra 188
Kalender 137
Kälte-Krankheiten 73, 86
Kanjur 45
Karma 60, 63, 87f., 238
Karotten 93
Kauterisation 83, 174
Kehlkopf-Chakra 200
Kindheit 95
klare Essenz 78
Knoblauch 94, 152
Konfuzius 35
Kontemplation 236
Kosmos 30, 62, 116
Krankheit 228
Kraut der Unsterblichkeit 40
Kräuter 16
Kräuterpillen 161, 208
Krebs 88
Kuhmilch 151
Kulturrevolution 12

L

Lang Darma 45
Lebensenergie 36, 69, 73
lebenserhaltender Wind 69
Lebensführung 58
Lebensrad 58
Leber 81

Leberleiden 31
Lehre von den Fünf Wandlungsphasen 36
Leitdrogen 41
Lepra 88, 106, 163
Löwe 78

M

Magen 81, 83
Magengeschwür 241
Magenkrebs 241
Magie 66
Mahayana 28
Mahayana-Buddhismus 45, 47
Makrokosmos 61, 130, 191, 228
Malaria 240
Marpa 46
Massage 183, 240
Massagetechnik 16, 35
Materie 21, 36, 66, 116
Maurya-König 44
Meditation 67f., 189, 196, 236
Medizin 12, 16, 25, 29, 96, 132, 140, 192
Medizinbuddha 47f., 52, 145, 200f., 233, 242
Medizinsystem 242
Megasthenes 44
Menschwerdung 60
Mentse Khang 49, 97, 237
Metall 36, 103, 240
Metaphysik 239, 242
Mikrokosmos 61, 130, 191
Milch 209
Milz 81, 83
Mineralien 18, 116, 160, 164, 240
Ming-Kaiser 35

Mitochondrien 228
Moxibustion 55, 83, 142, 150,
    156, 178, 200, 240
Musik 19
Mutter 64, 106
Myrobalane 52, 201, 209

N

Nabelchakra 69
Nadis 68, 83, 190
Naga-Krankheit 87
Nektar 233
Neurotransmitter 229
Ngari Rinpoche 209, 236
Niere 81, 83
Nirwana 61

O

Ölmassage 156
Opium 163
Orangen 96
Ordnung 229
Organismus 21, 78
Organuhr 40

P

P'an'ku 34
Padma (28) 221, 223
Pater Cyrill 222
Penicillin 32
Perlen 165

Pfeffer 94
Pflanzenheilkunde 26, 116
Pflanzenheilmittel 16, 30, 162
Pharmakologie 23, 55, 116, 140,
    237, 239
Photosynthese 124
Physiotherapie 181
Pille der Unsterblichkeit 41
Pingala 82
Planeten 87
Plato 19, 23
Polybos 20
Pragmatismus 236
Prana 90
Praxagoras 22
Priesterarzt 18
Primary Health Care 217, 220
Psyche 73
Psychosomatik 90
Pulsdiagnose 30, 102, 109
Pulsdiagnostik 35, 65, 81, 103
Pulslehre 34
Pythagoras 19

Q

Qualitätssicherung 32
Quintessenz der Fünf Elemente
    198

R

Rabe 77
Rad der Wiedergeburt 58
Ratna-Nerven 83
Reden 58

Reis 151
Reizblase 184
Religion 12
Rhases 26, 103
Rheuma 163
Rigpe Yeshe 53
Ritual 208

S

Säftelehre 72, 116
Salatgurken 93
Salz 99
Samen 67
Sangye Gyatso 48, 56, 238
Scheitel-Chakra 67, 200, 212
Schlafen 95
Schlaganfall 226
Schleier der Maja 61
Schleim 24, 59, 72, 83, 94
Schleim-Krankheiten 55, 111f.
Schluckauf 184
Schröpfen 21, 172
Schuppenflechte 87, 162
schwarzer Kanal 83
Schweinefleisch 93, 99
Schwitzen 21
Selbstbehandlung 183
Selbstheilungskraft 16
Senf 96
Sera 153
Sesamöl 152
Sexualhygiene 35
Shiva 93
Siddha-Ärzte 31
Simbhu-Organismen 98
Sitz der Unwissenheit 198

Song Tsen Gampo 44
Sonnenblumenöl 96
Sperma 64
Sport 92
Sterben 211
Stickstoffmonoxid 230
Stirnchakra 69
Streben 58
Streß 109, 192
subtile Winde 66
Susruta 27

T

Tanadug 48, 52
Tanjur 45
Tao 36
Tee 93, 99
Tibetan Childrens Village 139
Tibetan Medical & Astro Institut 49, 56, 97, 121
Tibetanische Totenbuch 63
Tierkreis 137
Tiger 78
Tod 62f., 210
Tri Song Detsen 45, 84, 232
Tuberkulose 56, 87, 111, 214

U

Unani-Medizin 27, 31
Universum 190
Unwissenheit 58
Urindiagnose 40, 109
Urindiagnostik 89

V

Vagbhata 29
Verblendung 58, 86
Verdauung 81
Vereinsamung 241
Versenkung 58
Verstopfung 184
Vier Edlen Wahrheiten 58
Vier Große Elemente 62
Vier Tantras 46, 54, 56, 182, 188, 235
Vier-Säfte-Lehre 20
Vladimir Badmajew 222
Volksmedizin 182
Vorsokratiker 19

W

Wanderarzt 18
Wasser 36, 61, 82, 103
weißer Kanal 83
Weizenmehl 96
Weltgesundheitsorganisation 30
Wiedergeburt 60, 63f., 233
Wind 59, 61, 72, 79, 82
Wind-Krankheiten 55, 73, 88, 90, 111
Wunderpulse 106
Wurzelchakra 68
Wurzeltantra 54

Y

Yile Kye 53
Yin und Yang 36, 40, 73
Yoga 16, 196
Yuthok der Ältere 53, 242
Yuthok der Jüngere 47
Yuthok Yontan Gonpo 46

Z

Zahnheilkunde 216
Zentralkanal 189
Zeugungsflüssigkeit 80
Ziegenmilch 93
Zucker 94, 99
Zungendiagnose 112
Zwei-Säfte-Lehre 20
Zwiebeln 152

Bildnachweis

Abb. S. 9: Jay Ullal/STERN; alle übrigen Abb.: E. Asshauer.

Heilkunst aus dem Fernen Osten

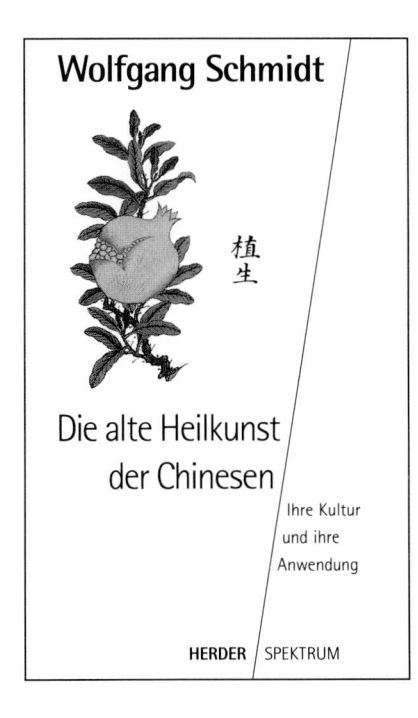

Wolfgang Schmidt
Die alte Heilkunst der Chinesen
Ihre Kultur und ihre Anwendung
Herder Spektrum
Band 4136
3-451-04136-7

Akupunktur, Shiatsu, natürliche Heilmittel - die alte Heilkunst der Chinesen neu entdeckt. In diesem grundlegenden Werk werden die Anwendungsbereiche, Praxis, Konzeption und kulturellen Hintergründe einer Medizin vorgestellt, die wie kaum eine andere von der ganzheitlichen Sicht des Menschen ausgeht: Ein Standardwerk der sanften Medizin für Gesundheit und ein langes Leben.

HERDER / SPEKTRUM

Heilkunst aus dem Fernen Osten

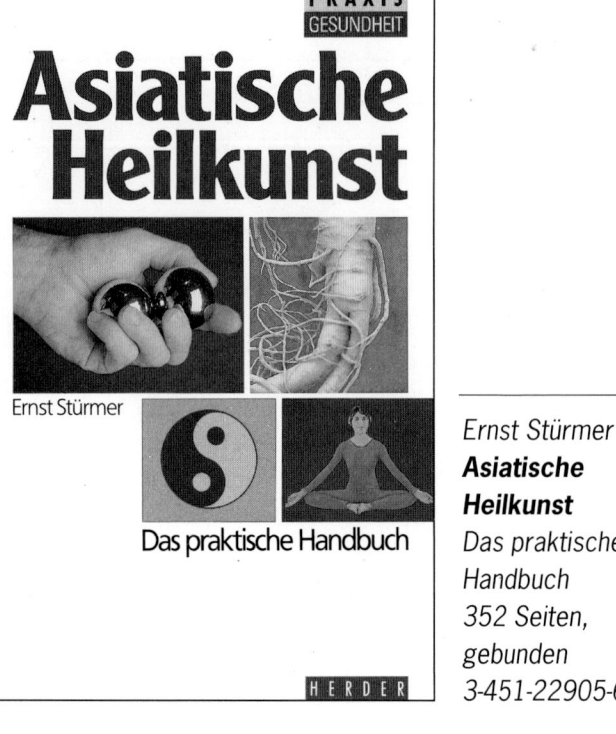

Ernst Stürmer
**Asiatische
Heilkunst**
Das praktische
Handbuch
352 Seiten,
gebunden
3-451-22905-6

Von Tai-Ji über Yoga, Meditation, Ernährung und Fasten, über Akupunktur, Akupressur, Moxibustion bis hin zur Anwendung von Heilfarben stellt dieses umfassende Handbuch die verschiedenen Heilmethoden Asiens dar und zeigt die Anwendungskombinationen bei unterschiedlichen Krankheitskomplexen. Das informationsreiche Werk ist allen eine nützliche Hilfe, die sich für alternative Heilmethoden interessieren.

HERDER